中医内科常见病证辨证思路与方法

主 编　陈湘君

副主编　何颂华　胡鸿毅　柳　文

编 委　(以姓氏笔画为序)

方　泓　朱凌宇　刘苓霜　孙建立

苏　励　李　欣　何颂华　沈　琳

张　玮　张振贤　张璐云　陈湘君

林　江　季　光　金亚明　茅建春

郑敏宇　胡鸿毅　柳　文　顾明昌

顾军花　顾　　　　伟　徐　辉

人民卫生出版社

图书在版编目（CIP）数据

中医内科常见病证辨证思路与方法 / 陈湘君主编
. —北京：人民卫生出版社，2020
ISBN 978-7-117-29947-3

Ⅰ.①中… Ⅱ.①陈… Ⅲ.①中医内科 – 常见病 – 辨
证论治 Ⅳ.①R25

中国版本图书馆 CIP 数据核字（2020）第 064823 号

| 人卫智网 | www.ipmph.com | 医学教育、学术、考试、健康，购书智慧智能综合服务平台 |
| 人卫官网 | www.pmph.com | 人卫官方资讯发布平台 |

中医内科常见病证辨证思路与方法

主　　编：陈湘君
出版发行：人民卫生出版社（中继线 010-59780011）
地　　址：北京市朝阳区潘家园南里 19 号
邮　　编：100021
E - mail：pmph @ pmph.com
购书热线：010-59787592　010-59787584　010-65264830
印　　刷：保定市中画美凯印刷有限公司
经　　销：新华书店
开　　本：710×1000　1/16　印张：28
字　　数：473 千字
版　　次：2020 年 6 月第 1 版　2020 年 6 月第 1 版第 1 次印刷
标准书号：ISBN 978-7-117-29947-3
定　　价：72.00 元

打击盗版举报电话：010-59787491　E-mail：WQ @ pmph.com
质量问题联系电话：010-59787234　E-mail：zhiliang @ pmph.com

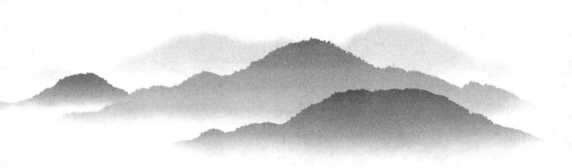

《中医常见病证辨证思路与方法丛书》编委会

序一

中医学是中华民族文化瑰宝中一颗耀眼的明珠,不仅承载着中国古代人民同疾病做斗争的经验和理论知识,同时也充满了中国优秀的传统哲学思想。这种医哲交融现象是许多学科都不具备的。中医辨证思路是中医学的核心理论之一,是中医临床的灵魂,是每个优秀中医临床医师必须掌握的临床技能。如何用最有效的方法使学习者掌握中医辨证思路是现代中医教育一直探索的课题。

为更好地引导学生掌握中医辨证思路,为学生构建系统的中医知识结构,指导中医基础知识灵活应用于中医临床,上海中医药大学附属龙华医院启动了《中医常见病证辨证思路与方法丛书》编写工作,该丛书集合了在中医领域成绩卓著、享有盛名的学者大家,艺精而道明,如杏林大家陈湘君教授、唐汉钧教授,以及龙华医院知名中医专家胡鸿毅教授、肖臻教授、刘胜教授、徐莲薇教授、姜之炎教授、莫文教授、裴建教授亲自负责编写工作。丛书内容涵盖中医内科、中医外科、中医妇科、中医儿科、中医骨伤、针灸等学科,着眼于中医学生临证思路与方法的培养,在常规教材关于疾病概念、病因病机、辨证施治等论述的基础上,系统整合各学科常见病证的知识体系,通过辨证思路图归纳总结诊治流程,通过病例思维程序示范提供诊疗范例。所用医案均经过精心挑选,力求通过名医名家的临证经历为学习者提供更广阔的诊疗思路,医案后辅以作者精心编撰的按语,对学习者在理论与临床实践结合基础上提高中医临床思辨能力大有裨益。全书渊源澄澈,见病知源,寓教于行间,可知其康济之怀。

风雨砥砺六十载,辉煌铸就一甲子,恰逢上海中医药大学附属龙华医院60华诞。多年来,医院始终坚持"质量第一、病人至上、继承创新、追求卓越"的使命,秉承"严谨、仁爱、继承、创新"的精神,已成为中医特色鲜明、学科底蕴深厚、岐黄人才辈出,集医疗、教学、科研为一体的现代化的著名综合性中医医院。值《中医常见病证辨证思路与方法丛书》即将付梓,综纪各科,膏泽后学,谨以为序,并祝龙华医院精医卓越,再绘新篇。

徐建光

2020 年 4 月 28 日

序二

　　中医药学是中华民族原创的医学科学,辨证论治是中医教育的核心。为引导学生建立初步的中医辨证思维,2002 年至 2007 年间,上海市名中医陈湘君教授、唐汉钧教授先后领衔编写了《中医内科常见病证辨证思路与方法》和《中医外科常见病证辨证思路与方法》两部教学参考书,为本套丛书的编写奠定了坚实的基础。

　　薪火相承,随着上海中医药大学附属龙华医院近 20 年的学科发展,以胡鸿毅、肖臻、刘胜、徐莲薇、姜之炎、莫文、裴建为代表的各学科青年名医迅速成长,内、外、妇、儿、骨伤、针灸六个学科团队,结合丰富的临床经验和先进的教学理念,高质量地完成了《中医常见病证辨证思路与方法丛书》的编写工作。这既是上海中医药大学附属龙华医院 60 年教育教学成果的展示,也是其 60 年学科建设经验的总结。纵观全书具有以下显著特色:

　　编写体例严格遵循中医思维的建构规律。围绕辨证思路与方法,全书以"概述、病因病机"言简意丰以助回顾基本知识,以"辨证注意点和辨证思路"提纲挈领引导学生建构中医思维方法,以"病例思维程序示范"带领学生模拟实践中医思维建构过程,寓妙用于流程导图,寄活变于典型医案,青年医师之辨证思路,至此始明。渐进式的编写设计,符合学生认知规律,有利于其提高学习效率,可谓创中医教育新范本。

　　编写内容诠释了传承与创新并重的内涵。病证选择上,衔接中医执业医师资格考试大纲、中医住院医师规范化培训和专科医师规范化培训细则等最新人才培养要求,补充完善各科常见病证范围;编写内容组织上,既继承总结前人临证经验,又及时融汇编者临证体会,同时还适当引入学科最新进展;编写形式设计上,贯穿全书的思维导图实为本套教参的点睛之笔,而一幅幅充满学科特色的配图更是增强了全书的直观性和形象性。

　　现今医书可谓汗牛充栋,诸青年医师诚难遍阅,值此 60 周年院庆,《中医常见病证辨证思路与方法丛书》即将付梓出版,厚不盈尺,而于各科常见病证揭要提纲,搜辑略备,使读之可遵道得路,开门即见山,堪为中医教育之宝筏也。

　　经过几代中医人的励精图治,上海中医药大学附属龙华医院已发展成为集医疗、教学、科研为一体,中医特色鲜明和中医优势突出的全国著名中医医院,努力实践着"在继承中创新发展,在发展中服务人民"的理念。作为一名龙医人,适逢甲子之年,展阅书稿,凡辨证论候,别具新裁,尤感于怀,及其命序,不辞而书,以寄龙华医院卫生济民之业,培育后学之功!

刘嘉湘

2020 年 4 月 28 日

前言

《中医内科学》是中医临床各学科的基础,我们编写本书的目的在于让读者学习《中医内科学》教材后,再参考本书,从而帮助读者掌握中医内科常见病证的临床辨证思路,提高其临床辨证能力。

《中医内科常见病证辨证思路与方法》第1版出版至今已17年,编者根据目前临床疾病谱的变化情况,增减了部分病证,其中绝大部分病证补充了医案,附了按语,与前一版相比,本版更注重中医理论内涵分析,更强调理论的临床应用,力求突出中医内科临床辨证方法的训练,有利于初涉临床者中医辨证能力的提高,因此可作为《中医内科学》的参考教材,同时又是中医内科教学模式与时俱进改革的一个探索。

本书处方用药计量单位均为克(g),书末附有方剂汇编。每个医案和经验方均注明出处以备查阅,介绍的中成药以《国家基本药物目录》所载药品为主。本书编写过程中得到了上海中医药大学及上海中医药大学附属龙华医院领导的大力支持及指导,在此表示由衷的感谢。为了进一步提高本书的质量,以供再版时修改,因而诚恳地希望各位读者、专家提出宝贵意见。

编者

2019年9月

目 录

感冒

【概述】

感冒是感受触冒风邪或时行病毒,引起肺卫功能失调,出现鼻塞、流涕、喷嚏、咳嗽、头痛、恶寒、发热、全身不适等临床表现的外感疾病,主要好发于春、冬二季。西医学的普通感冒、部分流行性感冒、急性上呼吸道感染等出现类似症状,即可参照本篇辨证施治。

【主要病因病机】

1. 外感时邪　感受风寒、风热、暑湿、时行病毒,卫表不和,肺失宣肃。
2. 体虚　机体气虚、阳虚、阴虚、血虚受邪、御邪无力、肺卫失调。

【辨证注意点】

1. 区分体虚感冒与实证感冒。
2. 实证感冒分清风寒、风热、暑湿。
3. 虚证感冒结合发病季节调整用药。

【辨证思路】

一、抓主症以定病位

临床表现纷繁,以“恶寒、发热”及“咳嗽、流涕”为主症,病机为卫表不和,肺失宣肃。

二、区分邪实感冒与体虚感冒

	邪实感冒	体虚感冒
发作频率	少	多
发病年龄	青壮年	中老年
素体状况	正气不虚	有气血阴阳不足
病程	短	长

三、邪实感冒

邪实感冒当分风寒、风热、暑湿,根据邪气性质、特点认识主要症状,具体分析。

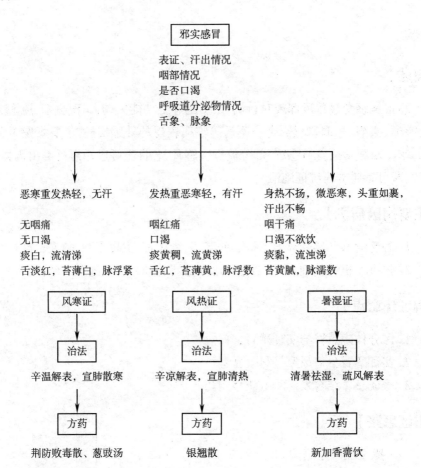

四、体虚感冒

体虚感冒应结合患者体质、感邪性质区分气血阴阳之不同,已知是感冒,则抓住气血阴阳不足之表现,是为重点。

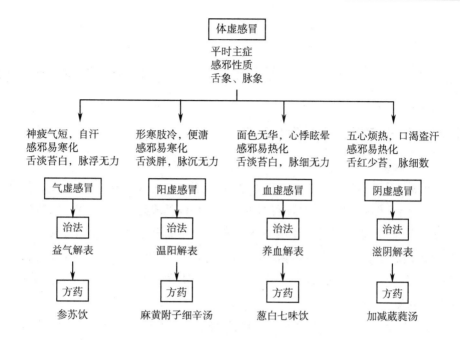

【病例思维程序示范】

邹某,男,60岁。1958年8月23日初诊。形瘦体弱,素易感冒,近因疲劳受凉,头项强痛,畏风,动则汗出,轻微咳嗽,消化不好已久,肠鸣,纳差,精神不振,脉左寸微,右寸微弦,两关弦虚,两尺沉弱,舌淡红苔薄白黏腻。

辨证思维程序:

第一步:区分邪实感冒还是体虚感冒。

根据此患者有反复感冒病史,素体虚弱,故考虑为体虚感冒。

第二步:根据此患者形瘦体弱,动则汗出,平时消化不良,肠鸣,纳差,精神不振,且两尺沉弱,苔薄白黏腻;近来因疲劳受凉后出现头项强痛畏风,左寸微浮,辨为肺脾气虚,卫外不固,感受风寒,属气虚感冒之证。

第三步:做相关检查。根据患者的病情可做必要的检查,如血常规、胸片,待表证除后可做免疫功能相关检查,如 IgG、IgA、IgM、淋巴细胞转化率等。

第四步:治疗。

因辨为肺脾气虚,外感风寒,法当益气健脾补肺,解表散寒,方取:建中汤合二陈汤化裁。

党参6g　桂枝4.5g　白芍6g　炙甘草4.5g　生黄芪9g　法半夏6g　陈

皮 6g　茯苓 6g　生姜 2 片　大枣 6 枚

（《中医内科医案精选》）

【医案、常用中成药及经验方】

一、医案

张某，男性，41 岁。1999 年 8 月 22 日初诊。4 天前因在空调下睡觉受凉后恶寒，全身酸楚，覆盖厚被恶寒不减，无汗出，伴鼻流清涕，头痛。次日起发热，自服退烧药，大量汗出后恶寒不减，5 小时后体温又升至 39.5℃以上，鼻流清涕不止，头痛。舌淡红，苔薄白，脉浮紧。体检：畏寒貌，咽略红，心率 102 次/min，律齐，两肺呼吸音清，未闻及干、湿啰音。证属：外感风寒束表，卫阳被遏。治拟：疏风散寒解表。

处方：荆芥 12g　防风 12g　淡豆豉 12g　羌活 9g　川芎 12g　柴胡 9g
白前 9g　白芷 9g　紫苏 9g　生姜 3 片　生甘草 3g

服 3 剂，并嘱煎煮至沸腾后 5 分钟即可。

二诊：药后体温降至 37.5℃左右，头痛、身体酸楚已除。今起咽痛，鼻流黄涕，伴咳嗽，咳痰色黄，时时微汗出，恶风，口干。舌边尖红，苔薄白，脉滑。证属：风寒之邪郁而化热，营卫失和，肺气失宣。治拟：疏风清热宣肺。

处方：金银花 12g　连翘 12g　桔梗 6g　芦根 15g　牛蒡子 9g　玄参 12g
金荞麦 15g　荆芥 9g　款冬花 9g　生甘草 3g

续服 3 剂，煎法同前。

三诊：体温平，稍有咽喉不利。舌淡红，苔薄白，脉小滑。处理：予以银黄含片善后。

按语：此案初起外感风寒，束于肌表，卫阳被遏，故见恶寒甚且无汗，全身酸楚；二诊时风寒之邪郁而化热，药当随证而变，从风热治之。由此可见，感冒之病风寒、风热之间常会相互转化，临诊应当详辨，不可拘泥于病初之证。

二、常用中成药

1. 风寒证　午时茶、川芎茶调颗粒。

2. 风热证　疏风解毒胶囊、连花清瘟胶囊、双黄连口服液、蓝芩口服液。

3. 暑湿证　藿香正气片（丸、胶囊）。

4. 气虚感冒　黄芪片（颗粒）、玉屏风颗粒。

5. 阳虚感冒　右归丸、金匮肾气丸。

6. 阴虚感冒　左归丸。

7. 血虚感冒　八珍颗粒、归脾丸、生血宝合剂。

三、经验方

1. 解毒汤(《中国中医秘方大全》)

功能:疏风解表,清热解毒,利咽止咳。

主治:上呼吸道感染、感冒。

组成:紫苏 15g　荆芥 15g　大青叶 30g　鸭跖草 30g　四季青 30g

用法:水煎服,日 1 剂,分 2 次服。

2. 十神汤(《中国中医秘方大全》)

功能:宣肺解表,祛风止痛,利咽止咳。

主治:上呼吸道感染(偏于风寒证)。

组成:葛根 10g　赤芍 10g　香附 10g　升麻 6g　陈皮 6g　川芎 6g　白芷
6g　紫苏 7g　麻黄 3g　甘草 3g

用法:水煎服,日 1 剂,分 2 次服。

3. 冬青叶汤(《中国中医秘方大全》)

功能:清热解毒,利咽止咳。

主治:上呼吸道感染(偏风热证)。

组成:鲜冬青叶 60g　蒲公英 30g

用法:煎汤代茶。

咳嗽

【概述】

咳嗽是指肺气上逆作声,或兼见咳吐痰液的病证,是常见的肺系疾患症状之一。西医学的上呼吸道感染、急性或慢性支气管炎、支气管扩张、肺炎等如以咳嗽为主症时,即可参照本篇辨治。

【主要病因病机】

1. 外邪侵袭　主要为风寒、风热、风燥侵袭,肺失宣肃,肺气上逆作咳。
2. 内脏功能失调　主要为肝、脾功能失调,上干于肺,或肺脏自病,肺失肃降,肺气上逆作咳。

【辨证注意点】

1. 应区分外感咳嗽与内伤咳嗽的不同。
2. 着重询问咳嗽的性质、诱发因素,必要时注意倾听患者咳嗽的声音。
3. 注意观察患者痰的色、质、量的变化。
4. 除询问有关肺系症状外,还应结合中医"十问"询问患者是否伴有他脏证情,要有整体观念。

【辨证思路】

一、首先应区别外感与内伤
辨证首先应区别外感咳嗽与内伤咳嗽。

	外感咳嗽	内伤咳嗽
病程	短	长
起病方式	快	慢
表证	有	无
诱因	外感风寒、风热、风燥	饮食、情志、素有肺系疾病

在一定条件下,外感咳嗽与内伤咳嗽会发生转化。外感咳嗽日久,肺体受损,逐渐转为内伤咳嗽;内伤咳嗽,肺脏亏虚,卫外不固,易受外邪引发或加重,故临床上应灵活区分。

二、外感咳嗽

外感咳嗽当分清风寒咳嗽、风热咳嗽、风燥咳嗽。

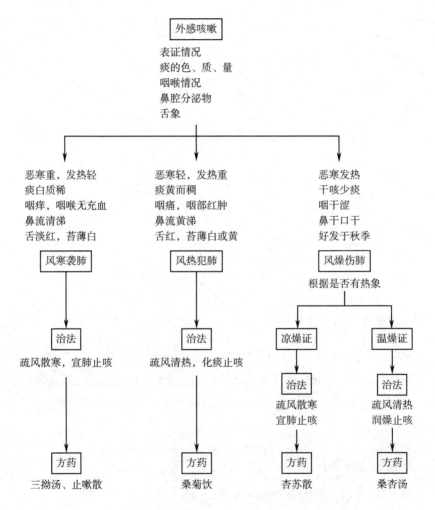

三、内伤咳嗽

当辨清病变所涉及的脏腑,注意询问患者饮食、嗜好、情绪、汗出情况、二便、口渴情况等。

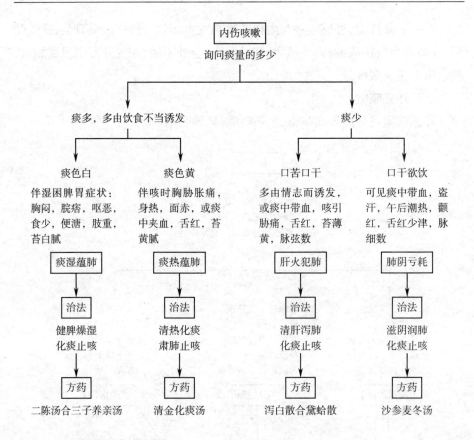

内伤咳嗽
询问痰量的多少

痰多，多由饮食不当诱发 / 痰少

痰色白
伴湿困脾胃症状：胸闷，脘痞，呕恶，食少，便溏，肢重，苔白腻

痰色黄
伴咳时胸胁胀痛，身热，面赤，或痰中夹血，舌红，苔黄腻

口苦口干
多由情志而诱发，或痰中带血，咳引胁痛，舌红，苔薄黄，脉弦数

口干欲饮
可见痰中带血，盗汗，午后潮热，颧红，舌红少津，脉细数

痰湿蕴肺 → 治法 → 健脾燥湿 化痰止咳 → 方药 → 二陈汤合三子养亲汤

痰热蕴肺 → 治法 → 清热化痰 肃肺止咳 → 方药 → 清金化痰汤

肝火犯肺 → 治法 → 清肝泻肺 化痰止咳 → 方药 → 泻白散合黛蛤散

肺阴亏耗 → 治法 → 滋阴润肺 化痰止咳 → 方药 → 沙参麦冬汤

【病例思维程序示范】

王某,男性,53 岁,1974 年 12 月就诊。患者咳嗽痰多,痰白清稀而量多,咳甚则喘息,遇寒加剧。此次自入冬发作,已经 5 个月余,经治疗亦不见好转,其症状特点是中脘及背心特别怕冷,饮食减少,精神不振,舌质淡,舌苔白而滑,脉沉弦而迟。

辨证思维程序：

第一步:分清该患者是外感咳嗽还是内伤咳嗽。

根据患者无恶寒发热,起病缓,病程较长(已经 5 个月余),伴有中脘及背心特别怕冷,饮食减少,精神不振,舌质淡,舌苔白而滑,脉沉弦而迟等症,可诊断为内伤咳嗽。

第二步:诊断为内伤咳嗽后辨明所属脏腑。

根据患者痰白清稀而量多,饮食减少,精神不振,舌质淡,舌苔白而滑,脉沉弦而迟,可考虑痰湿困脾;而痰白清稀,中脘及背心特别怕冷,苔白,脉沉迟等表示有寒象,故此患者应属脾阳不足,痰湿困脾,上干于肺。

第三步:做相关检查。

根据患者年龄已 53 岁,遇寒则咳嗽痰多加重,甚则喘息,且自入冬以来,已经 5 个月余,经治疗亦不见好转,可做以下相关检查:

1. 为明确是否有继发感染,需做血常规、胸片、痰培养加药敏等检查。

2. 为排除肺部肿瘤,应做肺部 CT、痰找脱落细胞等。

3. 为排除肺结核,可做痰找抗酸杆菌、结核菌素试验等检查。

第四步:治疗。

因为辨证属脾阳不足,痰湿困脾,上干于肺,所以治疗应温阳涤饮,降气化痰。

处方:茯苓 30g　肉桂 9g　焦白术 9g　炙甘草 6g　法半夏 12g　化橘红 12g　炙款冬花 15g　炙百部 15g　北细辛 1.5g

(《张海峰医案》)

【医案、常用中成药及经验方】

一、医案

杨某,女性,44 岁,2001 年 12 月 2 日初诊。反复干咳 2 个月余,伴咽喉干涩,偶有痰中带血丝,咳甚则两胁作痛,急躁易怒,时潮热汗出,失眠,口干口苦,月经已紊乱半年余。舌质红,少苔,脉弦细。体检:咽部慢性充血,两肺呼吸音略粗。辅检:血常规正常,胸片未见异常。证属:肝肾阴虚,肝火上炎犯肺,肺气失宣。治拟:滋补肝肾,清肝肃肺止咳。

处方:熟地黄 12g　枸杞子 12g　柴胡 10g　白芍 15g　栀子 9g　青黛 9g　玄参 12g　麦冬 15g　南北沙参(各)12g　首乌藤 15g　知母 12g　枇杷叶(包)12g　牡丹皮 9g　炙甘草 3g

服 7 剂。

二诊:药后咳嗽大减,未再咳血,咽干缓解,余症同上。舌质红,苔薄白,脉弦细。此乃肝火未尽,且患者处于更年期,肝肾不足,复加肝火伤阴日久,仍未复原。治拟:滋补肝肾之阴,清泻肝火,予滋水清肝饮调治 2 个月。

处方:熟地黄 12g　枸杞子 12g　柴胡 10g　白芍 15g　栀子 9g　青黛 9g

玄参 12g　麦冬 15g　南北沙参(各)12g　首乌藤 15g　知母 12g　枇杷叶(包) 12g　牡丹皮 9g　炙甘草 3g

续服 7 剂,煎法同前。

按语:经云:"五脏六腑,皆令人咳,非独肺也"。此患者处于更年之期,肝肾之精虚损,复因急躁易怒,情绪不畅,肝郁化火,木火刑金,以致肺气上逆,干咳不止,甚则引发两胁作痛。同时,肝火更损肝肾之阴,导致阴虚火旺,而见失眠,潮热汗出,口干口苦。由此可见,内伤咳嗽的辨证重在抓住脏腑功能失调所之处,找出某一病脏干肺的由来,才能切中病机,切忌见咳专治于肺。

二、常用中成药

1. 风寒袭肺　三拗片、半夏露、小青龙口服液、苏黄止咳胶囊。

2. 风热犯肺　急支糖浆、肺力咳、百咳净。

3. 风燥伤肺　金果饮、润肺膏、川贝枇杷糖浆(膏)。

4. 痰湿蕴肺　橘红痰咳液、二陈丸。

5. 痰热咳嗽　金荞麦片、祛痰灵。

6. 肝火犯肺　丹栀逍遥片。

7. 肺阴亏耗　百合固金丸、川贝枇杷膏。

三、经验方

1. 四佛合剂(《中国中医秘方大全》)

功能:清热解毒,化痰止咳,扶正固本。

主治:慢性支气管炎。

组成:四季青 15g　佛耳草 30g　苍耳草 30g　黄芪 30g　党参 45g

用法:上药制成 500ml 糖浆,每日 3 次,每次 20ml。

2. 痰饮丸(《中国中医秘方大全》)

功能:温补脾胃,除气化痰。

主治:慢性支气管炎。

组成:紫苏子 9g　白芥子 9g　莱菔子 9g　苍术 9g　肉桂 3g　附子 6g 甘草 6g

用法:研末,泛丸。每日 2 次,每次 14 丸(相当于生药 6g)。

3. 抗菌汤(《中国中医秘方大全》)

功能:清热解毒。

主治:大叶性肺炎、支气管肺炎。

组成:金银花 15g　紫花地丁 10g　野菊花 10g　蒲公英 15g　大青叶 10g

金钱草 10g　连翘 10g　枸杞子 10g

用法:水煎服,日 1 剂,分 2 次服。

4. 肺炎方(《中国中医秘方大全》)

功能:清热解毒。

主治:肺炎。

组成:蒲公英 30g　败酱草 45g　半枝莲 15g　虎杖 30g

辨证加减:热结于腑加大黄 15g,芒硝 9g,甘草 6g,玄参 15;湿热内恋加藿香 9g,佩兰 9g,六一散(包)30g;热盛伤阴加生地黄 15g,麦冬 9g,牡丹皮 15g,石斛 15g,玉竹 9g。

用法:水煎服,日 1 剂,分 2 次服。

哮病

【概述】

哮病又名哮证,是一种发作性的痰鸣气喘疾患。发时喉中哮鸣有声,呼吸气促困难,甚则喘息不能平卧。病经治疗缓解后可一如正常人,若无缓解则有哮喘持续。西医的支气管哮喘、慢性支气管炎急性发作可参照本篇辨证施治。

【主要病因病机】

1. 外邪侵袭　主要是外感风寒或风热之邪,或吸入花粉、烟尘等影响肺气宣降,致津液不布,聚液生痰,内伏于肺。

2. 饮食不当　主要是贪食生冷,嗜食酸咸甘肥、腥膻发物,伤及脾胃,运化失司,痰湿内生,上干于肺。

3. 体虚病后　主要是先天体质不强,肾气不足,属"母子相传"者;病后体弱,肺气耗损,如幼年患麻疹、顿咳,或反复感冒、咳嗽日久等,致肺气耗损,气不化津,痰饮内生;或耗伤肺阴,阴虚火旺,炼液成痰。

【辨证注意点】

1. 应明确哮病的诊断,与喘证相鉴别。哮病与喘证都是以呼吸困难为主要表现的病症,但哮病是一种反复发作的独立性疾病,在发生呼吸困难时必然伴喉中哮鸣有声;喘证则是以张口抬肩、呼吸气促、喉中无哮吼之声为主,是多种急、慢性疾病的一个症状。

2. 抓住主症,分清先兆症状、发作期及缓解期。一般情况下发作期多实证,缓解期多虚证。

3. 发作期询问痰的性质、诱发因素(如感冒、气候变化、情志失调、起居失宜等),辨明寒热偏盛。

4. 缓解期根据气喘程度、易感因素及全身情况,分清气血阴阳的偏虚及肺脾肾脏腑的定位。

【辨证思路】

一、辨别发作期、缓解期

明确哮病诊断后,应分清哮病属发作期或是缓解期。发作期哮病表现为呼吸急促、喉中痰鸣有声,胸膈满闷如窒;缓解期早期一如常人,晚期则呼吸急促,有轻微哮鸣音或无哮鸣音,伴有脏腑虚证。

二、发作期哮病应先辨清寒热

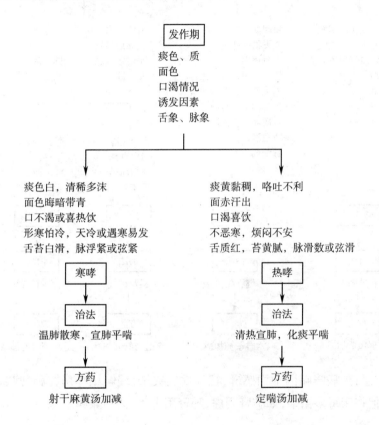

发作期
痰色、质
面色
口渴情况
诱发因素
舌象、脉象

痰色白,清稀多沫
面色晦暗带青
口不渴或喜热饮
形寒怕冷,天冷或遇寒易发
舌苔白滑,脉浮紧或弦紧

寒哮

治法
温肺散寒,宣肺平喘

方药
射干麻黄汤加减

痰黄黏稠,咯吐不利
面赤汗出
口渴喜饮
不恶寒,烦闷不安
舌质红,苔黄腻,脉滑数或弦滑

热哮

治法
清热宣肺,化痰平喘

方药
定喘汤加减

三、缓解期以虚证为主,需辨明肺、脾、肾之别

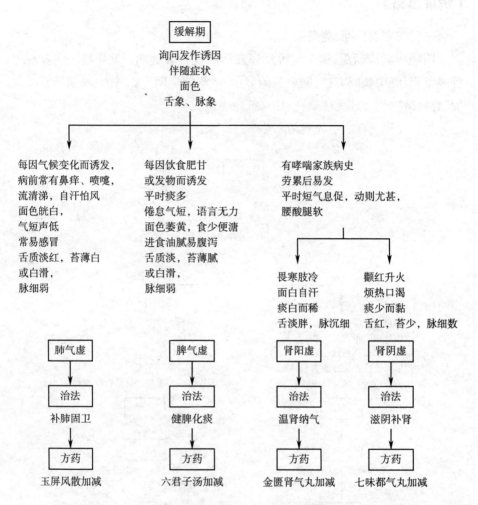

注意:久病哮喘因虚而感邪,往往虚实夹杂,缓解期哮病在肺、脾、肾各有特点,但临床每多错杂,如肺肾阴虚、脾肾阳虚等,治当兼顾。

【病例思维程序示范】

杨某,男,20岁,工人。经常发作性喉间哮鸣气急6年,入夏即发。最近哮喘又作,喘息抬肩,喉中痰鸣如锯,不能平卧,痰黄黏稠,咳吐不利,口渴喜冷饮,胸闷、心悸,疲乏无力,舌红两侧糜烂,舌苔薄白,脉象细数。X线检查为肺气肿表现。

辨证思维程序:

第一步:明确哮病的诊断。

根据此患者经常发作性喉间哮鸣气喘,不能平卧,故诊断为哮病无疑。

第二步:分清患者是缓解期哮病还是发作期哮病。

根据患者近日喘息抬肩、喉中痰鸣如锯、胸闷、心悸等症,当属哮病发作期。

第三步:分清患者属寒哮还是热哮。

根据患者哮喘入夏即发,痰黄黏稠,咯吐不利,口渴喜冷饮,舌红两侧糜烂,苔薄白,脉细数等症,有热象表现,故本患者属热哮。

第四步:做相关检查。

1. 为了解患者气道阻塞及肺功能情况,予肺功能检测。

2. 为了解患者缺氧和二氧化碳潴留程度,予动脉血气分析检测。

3. 为排除患者有继发肺部感染,需做血常规、痰培养,拍胸片。

4. 为进一步了解和避免过敏原,予 IgE、ECP 等检测。

第五步:治疗。

因为辨证属热哮,痰热郁肺,所以治疗应清热化痰,降气平喘。

处方:桑白皮 25g 地骨皮 15g 黄芩 15g 前胡 15g 百部 15g 生石膏 15g 地龙 25g 明矾 7.5g 陈皮 15g 紫菀 15g 当归 10g 甘草 5g

(《当代名医证治汇粹》)

【医案、常用中成药及经验方】

一、医案

夏某,男,56 岁。2005 年 12 月 7 日初诊。突发胸闷、喉中哮鸣、喘息 2 周。缘由今年夏天家中装修,9 月又外感,流涕,咳嗽。经输液抗感染治疗,略见平息,但 10 月初咳嗽加剧,伴喘息、声哑,输液后稍缓解。2 周前突发哮喘,至今喉中仍有痰鸣音,身热,汗出,胸部窒塞感。苔薄白稍腻,脉弦细。检查:IgE 780IU/ml,EOS 1.2×10^9/L,ECP 28.7μg/L。证属:哮病,痰气交阻,肺络壅塞。治拟:化痰通络,泻肺平喘。

处方:桑白皮 30g 白果 15g 胡颓子叶 15g 金荞麦 30g 黄荆子 30g 紫菀 15g 款冬花 15g 鬼箭羽 30g 泽漆 15g 蜈蚣 3g 全蝎 3g 柴胡 15g

法半夏 15g　制天南星 15g　甘草 10g

服 14 剂。

二诊:2005 年 12 月 21 日。病情好转,仍有轻度胸闷,鼻涕,喷嚏。

处方:桑白皮 30g　白果 15g　胡颓子叶 15g　金荞麦 30g　黄荆子 30g
紫菀 15g　款冬花 15g　鬼箭羽 30g　泽漆 15g　蜈蚣 3g　全蝎 3g　槐花 15g
法半夏 15g　制天南星 15g　甘草 10g

服 14 剂。

三诊:2006 年 1 月 4 日。服上方 4 剂后咳嗽明显好转,胸中亦觉畅快。至
7 剂后咳喘痰鸣又作,现咳嗽不畅,喉中似堵,咳痰不畅,胸闷仍有堵塞感,气
促、气短、疲乏,夜间咳嗽加重伴痰鸣音。苔薄白黄稍腻,脉弦细。

处方:蒲公英 30g　紫花地丁 30g　蜈蚣 3g　全蝎 3g　生半夏 15g　生天
南星 15g　鬼箭羽 30g　泽漆 15g　黄芩 10g　胡颓子叶 15g　金荞麦 30g　黄
荆子 30g　生黄芪 15g　淫羊藿 15g　甘草 10g

服 14 剂。

四诊:2006 年 1 月 17 日。诉口干,涕中血丝,病情明显好转,偶有咳嗽,痰
易咯出,喘平,痰鸣声已消,苔薄,脉细缓。拟方善后。

处方:蒲公英 15g　紫花地丁 15g　蜈蚣 3g　全蝎 3g　生半夏 15g　制天
南星 15g　紫菀 15g　款冬花 15g　前胡 15g　白前 15g　黄荆子 30g　金银花
15g　连翘 15g　生黄芪 30g　甘草 10g

服 14 剂。

按语:哮病发作期,症见胸闷难耐,气息粗涌,难以续接,甚则端坐呼吸、张
口抬肩。是为外感风邪引动伏痰,壅塞于胸中,肺气不能肃降。故首要散其风
邪,化其伏饮,下其壅逆之气,以泻肺下气、化痰饮、宣肺通络为组方原则,务求
通其壅滞。方中麻黄与杏仁之配,白前与前胡之伍乃宣肃并用,意在复肺脏之
宣肃之常。本例患者二诊后病情反复,哮喘虽不明显而痰浊阻塞,胸闷气短症
状加重,三诊易法半夏、制天南星为生半夏、生天南星,加强化痰、祛风、通络解
痉之力,病情遂得以缓解而取效。

二、常用中成药

1. 寒哮　小青龙口服液、半夏露、三拗片、咳喘六味合剂(龙华医院院内
制剂)。

2. 热哮　贝羚胶囊、鱼腥草片、猴枣散、祛痰灵、十味龙胆花颗粒。

3. 肺虚　金水宝、百合固金丸、润肺膏、玉屏风颗粒。

4. 脾虚　补中益气丸、人参健脾丸。

5. 肾阴虚　六味地黄丸、左归丸、大补阴丸、知柏地黄丸、二至丸。

6. 肾阳虚　固本咳喘片、蛤蚧定喘胶囊、金匮肾气丸、右归丸。

三、经验方

1. 清热定喘汤[《中国中西医结合杂志》1994(4):240]

功能:清热宣肺,降气平喘。

主治:发作期哮病(热哮型)。

组成:桑白皮 30g　鱼腥草 30g　生石膏(后下)30g　黄芩 15g　炙麻黄 10g　杏仁 10g　葶苈子(包)30g　半夏 10g　白果(打)20g　紫苏子 10g　甘草 6g　款冬花 10g

用法:水煎服,日 1 剂,分 2 次服。

2. 平喘饮[《山东中医学院学报》1995(4):253]

功能:温肺散寒,降气平喘。

主治:发作期哮病(寒哮型)。

组成:桂枝 10g　白芍 15g　炙甘草 6g　麻黄 10g　五味子 6g　紫苏子 10g 浙贝母 15g　半夏 15g　干姜 10g　细辛 10g(需久煎 30 分钟)

用法:水煎服,日 1 剂,分 2 次服。

3. 补肺片[《广西中医药》1995,18(3):3]

功能:补肺益气。

主治:缓解期哮病(肺虚型)。

组成:党参 20g　白术 15g　黄芪 20g　蛤蚧(碾粉吞服)2 对　防风 15g 五味子 6g　桔梗 10g

用法:水煎服,日 1 剂,分 2 次服。

4. 哮喘平[《中国医学学报》1992,7(4):55]

功能:健脾益气。

主治:缓解期哮病(脾虚型)。

组成:党参 20g　白术 15g　茯苓 15g　鸡内金 10g　焦麦芽 10g　焦山楂 10g　焦神曲 10g　甘草 6g

用法:水煎服,日 1 剂,分 2 次服。

喘证

【概述】

喘证以呼吸困难,甚至张口抬肩,鼻翼煽动,不能平卧为特征,严重者每致喘脱。可见于多种急、慢性疾病的过程。西医学的急、慢性支气管炎、肺炎、肺气肿、心源性哮喘、肺源性心脏病、肺结核、硅肺以及癔症等发生呼吸困难时,即可参照本篇辨治。

【主要病因病机】

1. 外邪侵袭　主要为风寒、风热侵袭,肺失宣降,肺气上逆作喘。
2. 内脏功能失调　如肝郁气逆于肺,脾湿上贮于肺,肾虚气失摄纳,肝、脾、肾功能失调干肺或肺脏自病,或因肺失宣降,肺气上逆,或因肺不主气,肾不纳气作喘。

【辨证注意点】

1. 应明确喘证的诊断,与短气、哮病相鉴别。
2. 应区别虚喘和实喘的不同。
3. 着重询问呼吸困难的性质、诱发因素、有无口唇发绀,能否平卧,伴随症状,以判断患者喘证的严重程度及与何脏相关。
4. 注意观察患者痰的色、质、量、味的变化以辨明喘证的寒热虚实性质。

【辨证思路】

一、喘证与短气的鉴别

	喘证	短气
相同点	呼吸困难	
不同点	呼吸幅度加大,频率加快,张口抬肩,严重者以端坐呼吸较舒,难以平卧或不能平卧,口唇末梢发绀	呼吸浅表微弱,不抬肩,得卧则舒,面色㿠白

二、区别实喘和虚喘

	实喘	虚喘
病程	短	长
起病方式	骤急	徐缓,时轻时重,遇劳即发
表证	有	无
诱因	外感风寒、风热	饮食、情志、劳欲、素有肺系疾病
呼吸	深长有余,呼出为快,气粗	短促难续,深吸为快,气怯
声音	粗大,伴有痰鸣咳嗽	低微,少有痰鸣咳嗽
脉象	数而有力	微弱或浮大中空

在病情发展的不同阶段,虚实之间各有所侧重,可互相兼夹或互相转化。

三、实喘分型

应当分清风寒袭肺、表寒里热、痰热郁肺、痰浊阻肺、肺气郁闭等不同证型。

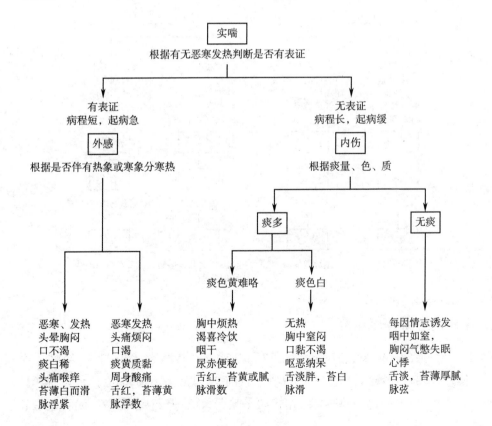

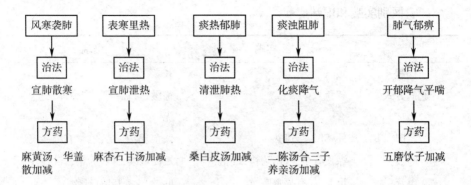

风寒袭肺 → 治法：宣肺散寒 → 方药：麻黄汤、华盖散加减

表寒里热 → 治法：宣肺泄热 → 方药：麻杏石甘汤加减

痰热郁肺 → 治法：清泄肺热 → 方药：桑白皮汤加减

痰浊阻肺 → 治法：化痰降气 → 方药：二陈汤合三子养亲汤加减

肺气郁痹 → 治法：开郁降气平喘 → 方药：五磨饮子加减

四、虚喘当辨清病变所涉及的脏腑

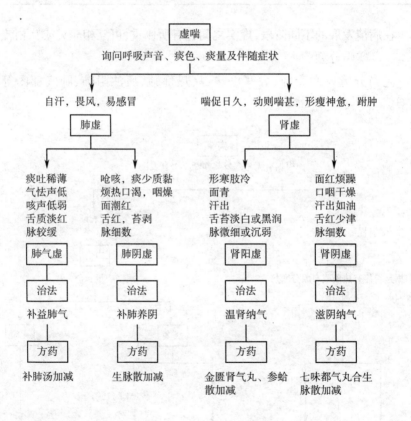

虚喘

询问呼吸声音、痰色、痰量及伴随症状

自汗，畏风，易感冒 —— 肺虚

喘促日久，动则喘甚，形瘦神惫，跗肿 —— 肾虚

肺虚：
- 痰吐稀薄 气怯声低 咳声低弱 舌质淡红 脉较缓 → 肺气虚 → 治法：补益肺气 → 方药：补肺汤加减
- 呛咳，痰少质黏 烦热口渴，咽燥 面潮红 舌红，苔剥 脉细数 → 肺阴虚 → 治法：补肺养阴 → 方药：生脉散加减

肾虚：
- 形寒肢冷 面青 汗出 舌苔淡白或黑润 脉微细或沉弱 → 肾阳虚 → 治法：温肾纳气 → 方药：金匮肾气丸、参蛤散加减
- 面红烦躁 口咽干燥 汗出如油 舌红少津 脉细数 → 肾阴虚 → 治法：滋阴纳气 → 方药：七味都气丸合生脉散加减

【病例思维程序示范】

卢某，男，44岁，1977年8月27日初诊。经常咳嗽、胸闷3年，经胸片等检查，诊断为慢性支气管炎、肺气肿。日前，咳嗽痰多清稀，时有黑色痰，胸闷，无寒热，口不渴，咳剧则喘促，用止咳平喘药暂效，停药后又复发，无明显季节

性,秋冬稍剧。诊时两肺呼吸音减弱,心音弱,律齐。舌质红,苔白腻,脉象细弦而滑。

辨证思维程序:

第一步:分清是实喘还是虚喘。

根据患者病程虽不短,经常咳嗽胸闷已有 3 年余,但此次发作时间不长,咳嗽痰多清稀,并时有黑色痰,胸闷,平时无气急,只是在咳剧时发生喘促。病程中患者没有短促难续、气怯乏力等虚证表现,结合舌质红、苔白腻、脉象细弦而滑等症,可辨为实喘。

第二步:辨为实喘后应区分外感与内伤。

根据患者咳嗽痰多清稀,咳剧则喘促,但无寒热等表证,且无明显季节性,用止咳平喘药暂效,可考虑为内伤喘证。

第三步:分清何脏功能失调。

根据患者咳嗽痰多、胸闷,苔白腻,当属脾失健运,痰阻于肺。患者痰虽黑,但质清稀,舌质虽红,但口不渴,故不作热痰治;当属于脾失健运,痰湿阻滞,肺失肃降。

第四步:做相关检查。

根据患者为中年男性,经常咳喘,用止咳平喘药暂效,停药后又复发,无明显季节性,秋冬稍剧,可做以下检查。

1. 为排除肺部过敏性疾病,可做 IgE、ECP、sIgE、过敏原筛选等测试。

2. 为排除肺部肿瘤,可做肺部 CT、痰找脱落细胞、纤维支气管镜检查。

3. 为排除支气管内膜结核,可做痰找结核杆菌、结核菌素试验等检查。

4. 同时可做超声心动图、肺动脉压、肺功能测定以了解心肺的功能。

第五步:治疗。

因为辨证属痰湿阻滞气机,脾失健运,肺失肃降,故治疗应燥湿化痰,降气平喘。

处方:清半夏 10g　陈皮 10g　茯苓 12g　款冬花 10g　白果 10g　葶苈子 10g　全瓜蒌 12g　枳壳 10g　薤白 10g　当归 10g　赤芍 10g

（《临证治验》）

【医案、常用中成药及经验方】

一、医案

金某,女,80岁。2006年3月7日初诊。主诉:胸闷气促5年,加重1周。现病史:1周前受寒感冒后胸闷气促加重,动则尤甚,痰多,色黄白相间,不易咯出。呻吟,语声低微,少气懒言,精神委顿,行动缓慢。平素容易感冒,反复发作肺炎。近1年来每月需住院或急诊输液2次以上。舌红,苔薄黄,脉细沉。检查:CT示肺炎,肺气肿;两上肺钙化灶。既往有慢性支气管炎、肺气肿、COPD(慢性阻塞性肺疾病)史。证属:喘证,痰热壅肺,气耗阴伤。治拟:清肺化痰,养阴益气。

处方:紫花地丁30g 紫菀15g 半枝莲30g 白花蛇舌草30g 黄芩10g 黄连3g 南北沙参(各)30g 麦冬30g 玉竹30g 生黄芪15g 党参9g 白前15g 前胡15g 桔梗10g 甘草10g

服14剂。

二诊:2006年3月22日。舌干红,苔薄黄腻,脉细滑数。病情未见明显改善,气促,呻吟,咳嗽痰多、色淡黄,胸闷。先予清肺化痰为主,佐以养阴。

处方:蒲公英30g 紫花地丁30g 胡颓子叶15g 金荞麦30g 黄荆子30g 白前15g 前胡15g 生炒蒲黄(各)15g 葶苈子15g 细辛3g 炙麻黄10g 泽漆15g 鬼箭羽30g 南北沙参(各)30g 麦冬30g 甘草10g

续服14剂。

三诊:2006年4月6日。舌质红,苔薄腻,脉弦。病情趋稳,但夜起解手时气促加重,胸闷,痰不多,拟方如下。

处方:桑白皮30g 白果12g 地骨皮30g 法半夏15g 制天南星15g 紫菀15g 款冬花15g 鬼箭羽30g 泽漆15g 前胡15g 白前15g 紫花地丁30g

续服14剂。

四诊:2006年4月19日。气促,间断发作,痰不多,已停用抗菌药物,面色好转,咳嗽时胸闷,苔薄,脉弦细。按前法再进。

处方:桑白皮30g 白果12g 法半夏15g 蒲公英30g 紫花地丁30g 半枝莲30g 白花蛇舌草30g 浙贝母15g 黄连3g 黄芩10g 泽漆15g 鬼箭羽30g 党参9g 生黄芪15g 甘草10g

续服21剂。

五诊:2006 年 5 月 10 日。苔薄,脉缓。病情基本缓解,夜晚已可安卧。痰热之势较前大减,重在补肾纳气养阴。

处方:桑白皮 30g　白果 30g　法半夏 15g　蒲公英 30g　紫花地丁 30g 半枝莲 30g　白花蛇舌草 30g　泽漆 15g　鬼箭羽 30g　党参 12g　黄芪 30g 南北沙参(各)30g　女贞子 15g　淫羊藿 15g　巴戟天 15g

服 14 剂。

上方加减调治近 2 个月来病情稳定。精神大为好转,语声逐渐洪亮,活动较前自如,虽偶有气促,已无大碍。

按语:痰涎壅盛,痰气交阻,搏结气道,痰喘并作,当以清痰为第一要务,痰清方可再言平喘。首诊虽重用清化痰热之品,但收效不显。推究其理,缘痰饮本属阴邪,郁而化热,又加之肺气上逆,痰瘀互结,邪难驱散,故重整治法立现。入麻黄、细辛等温化痰饮,生炒蒲黄痰瘀并治,葶苈子泻肺气,泽漆、鬼箭羽破结化痰。易方后痰饮渐化,病情向愈。再拟方下气平喘,并逐渐掺入养肺、健脾、补肾之法,培补先后天,方为正治。

二、常用中成药

1. 风寒袭肺　小青龙口服液。

2. 表寒里热　青石颗粒。

3. 痰热郁肺　竹沥水、贝羚胶囊、蛇胆川贝胶囊、猴枣散。

4. 痰浊阻肺　礞石滚痰丸、消咳喘片。

5. 肺虚　参贝北瓜膏、金水宝。

6. 肾虚　金匮肾气丸、参蛤散、蛤蚧定喘胶囊、桂龙咳喘胶囊、恒制咳喘胶囊、固本咳喘胶囊。

三、经验方

1. 止咳定喘丸(《全国中药成药处方集》)

功能:宣肺散寒。

主治:风寒袭肺之喘证。

组成:生白芍 30g　甘草 20g　化橘红 60g　生石膏 30g　白前 30g　麻黄 30g　干姜 15g　前胡 60g　炒杏仁 30g　五味子 30g　海浮石 30g　桂枝 24g 紫菀 30g　生牡蛎(先煎)60g

用法:上药研粉,泛丸。每日 2 次,每次 9g。

2. 苏前合剂[《云南中医杂志》1990,11(5):29]

功能:化痰降气。

主治:痰浊壅肺之喘证。

组成:紫苏子 10g　前胡 10g　马兜铃 6g　川贝母 6g　地龙 6g　白鲜皮 15g　苦参 3g

用法:上药制成 200ml 糖浆,每日 3 次,每次 20ml。

3. 清肺补肾汤[《中国中西医结合杂志》1996,(4):198]

功能:清泄肺热。

主治:痰热蕴肺之喘证。

组成:黄芩 10g　射干 15g　杏仁 10g　金荞麦 30g　桑白皮 30g　麻黄 10g 生甘草 10g　生地黄 15g　黄芪 15g　麦冬 15g　补骨脂 15g　山茱萸 15g

用法:水煎剂,日 1 剂,分 2 次服。

肺 痨

【概述】

肺痨是具有传染性的慢性消耗性疾患,以咳嗽、咯血、潮热、盗汗及身体逐渐消瘦等为主要特征。从肺痨病的临床证候、病机传变特点来看,其与西医学的肺结核有相似之处,肺外结核与本病表现相同者亦可参照本篇论治。

【主要病因病机】

1. 外感"痨虫"是形成本病的唯一因素,正气亏虚是导致痨虫易于入侵的原因。

2. 痨虫吸人精血,耗人正气,损伤肺络,是产生咳嗽、咯血、潮热、盗汗、形瘦的主要病机。

3. 病理性质以阴虚为主,随着疾病发展可由阴及阳,产生气阴两虚,阴阳两虚。

4. 病变脏腑,初期主要在肺,病久可由肺而迁延及脾、肾、心、肝。

【辨证注意点】

1. 辨别病变涉及的脏器,分清病理性质。
2. 辨四大主症的轻重及兼有的证候,辨别证型。

【辨证思路】

一、明确诊断

根据患者咳嗽、咳血、潮热、盗汗的临床表现,结合西医检查如胸片、结核菌素试验、痰找结核杆菌等即可以协助诊断该病,即使四大症出现,如无痨虫发现,仍不得诊为肺痨。

二、分清病理性质

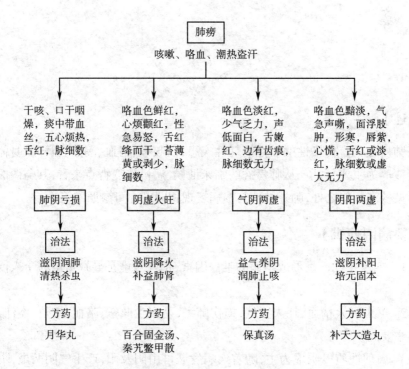

三、分清病变所涉及脏腑

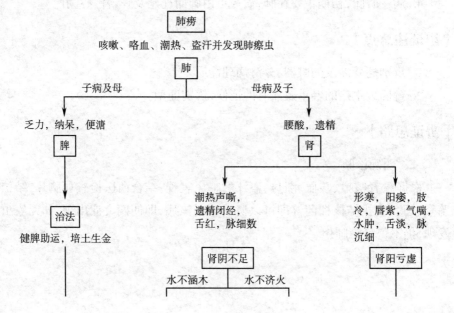

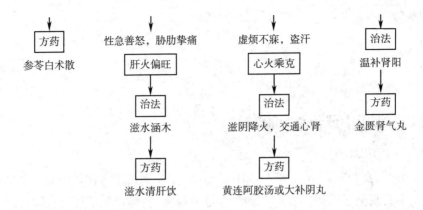

注意:本病以虚证为主,但痨虫是形成本病的唯一因素,故治疗应以杀虫、扶正为两大治疗原则,杀虫以绝根本,补虚以复其本。

【病例思维程序示范】

范某,男,30岁。深秋,咳嗽咯血,痰白而黏,喉咙燥痒,两颧泛赤,腰背酸胀,午后潮热,精神萎靡,经痰找抗酸杆菌、胸片、结核菌素试验等检查证实为肺结核。诊时脉象虚芤而数,舌干少津。

辨证思维程序:

第一步:明确诊断。

本患者有咳嗽、咯血、潮热、颧红等典型肺阴虚症状,且痰找抗酸杆菌、胸片、结核菌素试验等检查证实有结核存在,故肺结核诊断可明确。

第二步:分清病理性质。

患者咳嗽咯血,痰白而黏,喉咙燥痒,两颧泛赤,午后潮热,诊时脉象虚芤而数,舌干少津,脉证合参,此为肾阴亏损,阴虚火旺,虚火上炎,灼伤肺阴。

第三步:分清病变所涉及的脏腑。

患者除咳嗽咯血,喉咙燥痒,两颧泛赤,午后潮热外,尚有腰背酸胀,故病变脏腑当为肺、肾。

第四步:治疗。

因为辨证属阴虚火旺,虚火上炎,灼伤肺阴,所以治疗宜滋阴降火,兼化痰止血。

处方:生地黄10g　明玉竹10g　熟薏苡仁10g　怀山药10g　山茱萸5g　炙枇杷叶10g　牡丹皮5g　川续断(盐水炒)7g　川郁金5g　川贝母7g　川

牛膝 5g　雪藕节 10g　琼玉膏(分冲)30g

(自编医案)

【医案、常用中成药及经验方】

一、医案

韩某,女,23岁,2018年5月16日初诊。半年来忙于考试及毕业论文书写,近2个月反复干咳,自觉咽痒即咳,无鼻塞流涕,身体愈加消瘦,自述夜寐汗出粘衣,醒后汗出自止,胃纳不馨,二便尚调,月经量少。舌质红,苔少,脉细数。体检:形体偏瘦,体温37.3℃,心率88次/min,律齐,双肺呼吸音粗,未及干、湿啰音。实验室检查:血常规正常,T-SPOT阳性,肺CT示:左上肺浸润性病灶。证属:肺阴不足,肺失滋润。治拟:养阴润肺。

处方:北沙参 30g　百合 12g　百部 15g　生地黄 15g　甜杏仁 12g　青蒿 30g　玉竹 12g　天麦冬(各)15g　凤凰衣 6g

服药 14 剂。

二诊:仍有干咳低热,自觉午后手足心热,胸部隐隐闷痛,偶有咳出红色血丝,胃纳未开。舌质红,苔少,脉细数。证属:肺阴不足,肺伤络损。治则同前。

处方:上方加地骨皮 9g,川贝母 6g,白茅根 30g。

服药 14 剂。

三诊:咳嗽无力,气短声低,少量清稀白痰,畏风怕冷,自汗盗汗,午后面部升火,大便日行2次,稀溏状,舌嫩红,苔少,脉细数。证属:阴伤气耗,肺脾两虚,治拟:益气养阴。

处方:黄芪 15g　太子参 15g　炒白术 12g　茯苓 12g　地骨皮 9g　百部 15g　五味子 6g　知母 12g　仙鹤草 30g

服药 28 剂。

四诊:咳嗽减少,精神稍振,大便成形,舌嫩红,苔薄脉细。

处方:上方去知母,继服。

按语:此案年轻女性劳累后发病,初起表现为阴虚肺燥之症,采用养阴清肺润燥之方后"其邪辗转,乘于五脏",子盗母气,肺病及脾,故改用益气养阴、培土生金法,经治疗病情逐步稳定。

二、常用中成药

1. 肺阴亏耗　金果饮、参贝北瓜膏。

2. 阴虚火旺　知柏地黄丸。

3. 气阴两虚　生脉饮。

4. 阴阳两虚　十全大补膏。

三、经验方

1. 芩部丹方(《中国中医秘方大全》)

功能:清肺泻火,活血化瘀。

主治:肺结核。

组成:黄芩1份　百部2份　丹参1份。

用法:共为细末,加工制成片剂,每日10片(含黄芩9g　百部18g　丹参9g),分2次于饭后口服。

2. 咳血方(《中国中医秘方大全》)

功能:清肝宁肺,化痰止血。

主治:肺结核病咳血。

组成:青黛(另包兑服)6g　诃子6g　瓜蒌子(去油)9g　炒栀子9g　白及30g　白茅根30g　三七粉(分冲)1.5g　阿胶(兑服)12g　茜草12g　仙鹤草9g。

用法:水煎服,日1剂,分2次服。

3. 二麻四仁汤(《中国中医秘方大全》)

功能:开肺达邪,润燥涤痰。

主治:重症肺结核。

组成:净麻黄4.5g　麻黄根4.5g　苦杏仁9g　白果9g　桃仁9g　郁李仁9g

用法:水煎服,日1剂,分2次服。

4. 紫侧功劳方(《中国中医秘方大全》)

功能:益气固表,止血除咳。

主治:浸润型肺结核或在抗结核治疗过程中对第一、二类抗结核药物产生副作用而不能耐受者。

组成:紫金牛60g　侧柏叶24g　十大功劳叶30g　五指毛桃60g　百合18g

用法:水煎服,日1剂,分2次服。

肺痈

【概述】

肺痈是指肺叶形成痈肿脓疡，以发热、咳嗽、胸痛、咳吐腥臭浊痰，甚至咯吐脓血为临床特征的一种病证，为肺系重证。西医中多种原发性或继发性肺脓肿、化脓性肺炎以及脓胸以及支气管扩张继发感染等可参照本篇辨证。

【主要病因病机】

1. 外邪袭肺　风热或风寒化热，邪热郁肺，形成痈疡。
2. 痰热素盛　饮食不节或原有痰热，蒸灼于肺，形成痈疡。

【辨证注意点】

1. 辨别肺痈和肺热证的痰热蕴肺型。
2. 注意观察发热、胸痛和痰液的色、质、量、味，以助辨别肺痈的病理分期。
3. 急性期根据痰量多少、腥臭程度、寒热等变化，判断预后。

【辨证思路】

一、辨证思路核心

寻找"一锤定音"之根据——脓痰腥臭。

二、辨别肺痈和肺热证的痰热蕴肺型

	肺痈	肺热证痰热蕴肺型
痰的性状	大量脓血浊痰	黄稠脓痰或夹血色
痰的气味	腥臭	或有腥味
其他	壮热，胸痛，咳嗽气急	或有发热，咳时引痛胸胁
病性	实热	实热

三、根据痰液、寒热、胸痛、舌脉变化判断肺痈病理演变过程

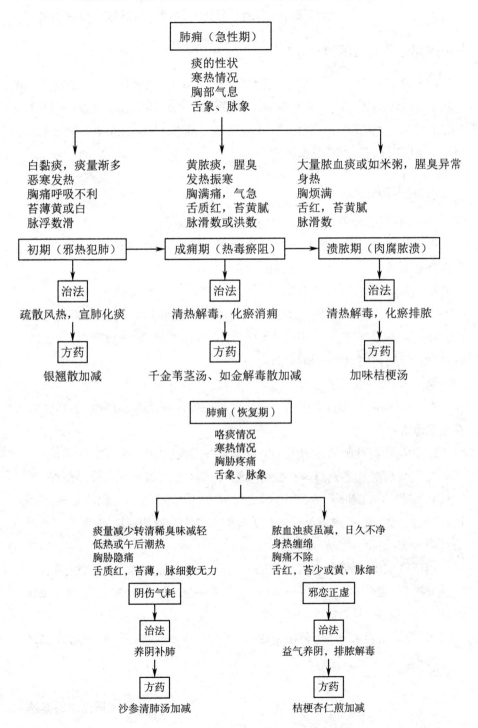

肺痈（急性期）

痰的性状
寒热情况
胸部气息
舌象、脉象

白黏痰，痰量渐多
恶寒发热
胸痛呼吸不利
苔薄黄或白
脉浮数滑

黄脓痰，腥臭
发热振寒
胸满痛，气急
舌质红，苔黄腻
脉滑数或洪数

大量脓血痰或如米粥，腥臭异常
身热
胸烦满
舌红，苔黄腻
脉滑数

初期（邪热犯肺） → 成痈期（热毒瘀阻） → 溃脓期（肉腐脓溃）

治法　　　治法　　　治法

疏散风热，宣肺化痰　　清热解毒，化瘀消痈　　清热解毒，化瘀排脓

方药　　　方药　　　方药

银翘散加减　　千金苇茎汤、如金解毒散加减　　加味桔梗汤

肺痈（恢复期）

咯痰情况
寒热情况
胸胁疼痛
舌象、脉象

痰量减少转清稀臭味减轻
低热或午后潮热
胸胁隐痛
舌质红，苔薄，脉细数无力

脓血浊痰虽减，日久不净
身热缠绵
胸痛不除
舌红，苔少或黄，脉细

阴伤气耗　　　邪恋正虚

治法　　　治法

养阴补肺　　益气养阴，排脓解毒

方药　　　方药

沙参清肺汤加减　　桔梗杏仁煎加减

四、肺痈溃脓期是病情转折的关键

如经过治疗身热持续不退,痰多腥臭异常或出现大量咯血者预后不良。

【病例思维程序示范】

褚某,男,34岁。于10日前因感冒发热,咳嗽痰多,经服药治疗热退,咳嗽减轻。1周后,工作稍累,又发高热,咳嗽剧烈,胸痛,痰涎腥臭,脓样痰每日约300ml,口渴,大便燥结,小便短赤,寒战高热。检查:体温40.6℃,精神不振,呼吸稍促,舌质红,苔黄腻,脉滑数有力。

辨证思维程序:

第一步:判断患者是痰热蕴肺型肺热证还是肺痈。

根据患者痰黄脓、便秘、脉滑数有力属于实热证,而高热、痰味腥臭、胸痛可以判断为肺痈。

第二步:判断肺痈病变分期。

本案初起见恶寒发热,咳嗽痰多,为肺痈初期邪热犯肺;1周后见恶寒高热,咳嗽,吐腥臭脓痰,口渴汗出,大便燥结,舌红苔黄,脉滑数有力,为热毒壅肺,痰瘀互结,化腐成痈的肺痈成痈期。

第三步:做相关检查。

1. 为明确诊断和指导用药可做血常规、胸片、痰培养与药敏、必要时血培养与药敏等检查。

2. 为与空洞性肺结核继发感染鉴别需做痰找抗酸杆菌、结核菌素试验。

3. 与肺部肿瘤鉴别行痰找脱落细胞、胸部CT、纤维支气管镜等检查。

4. 如果合并胸腔积液,当B超定位后,抽取积液做胸腔积液常规、生化、培养、找抗酸杆菌、找脱落细胞等相关检查以鉴别胸腔积液性质。

第四步:治疗。

辨证属于热壅肺络,血瘀成痈的成痈期,治疗拟清热解毒,化瘀消痈。

处方:鱼腥草60g　鲜芦根60g　金银花30g　冬瓜子30g　薏苡仁24g　连翘24g　黄芩15g　桔梗15g　桃仁15g　黄连10g　浙贝母9g

另:羚羊角粉0.2g　牛黄0.6g　青黛1.2g　雄黄0.9g　冰片0.3g共研细粉,分2次冲服。

（《刑锡波医案选》）

【医案、常用中成药及经验方】

一、医案

薛某,女,45 岁。1991 年 3 月 19 日初诊。反复咳脓痰已 10 余年,支气管黏液栓反复发作多年,每次需要支气管灌洗方能缓解。CT 示:两肺多发支气管扩张感染并黏液栓塞形成;痰培养示铜绿假单胞菌。现症:咳嗽咳吐黄痰,不易咯出,午后低热,大便干结,失眠。舌红,苔薄黄腻,脉细。证属:肺痈,痰热蕴肺,肺络不畅。治拟:清肺化痰通络。

处方:蒲公英 30g　紫花地丁 30g　重楼 15g　金荞麦 30g　芦根 15g　冬瓜仁 15g　桃仁 10g　桔梗 6g　全蝎 3g

服 14 剂。

按语:患者咳吐脓痰 10 年余,反复发作,此次发作已迁延 2 年,反复咳吐黄痰或白黏痰,咳吐不畅,当属肺痈恢复期邪恋正虚之证。刻下:咳嗽晨起时咳痰黄稠,午后转为黄白相间,咳吐不爽,便干,舌红均为痰热蕴肺,肺络瘀阻之象,并见午后低热,失眠,脉细之伤阴之候,当务之急宜先清泄肺之痰热,才能固护肺阴,待痰热之势大减,再拟养阴润肺。方中蒲公英、紫花地丁、重楼、金荞麦、芦根、桔梗清肺化痰消痈,冬瓜仁、桃仁、全蝎通络以助痰热排出。上方连服 3 个月余,待脓痰渐清后,复以沙参麦冬合六君子汤补气养阴调治,并嘱其适寒温,调饮食,切忌大意。

二、常用中成药

1. 初期(邪热犯肺)　急支糖浆、VC 银翘片、鱼腥草片。

2. 成痈期(热毒瘀阻)　祛痰灵、竹沥水、金荞麦片、鱼腥草注射液、一清胶囊。

3. 溃脓期(肉腐脓溃)　金荞麦片、鱼腥草注射液。

4. 恢复期(气阴耗伤)　生脉饮、百合固金丸、生脉注射液、润肺膏。

三、经验方

1. 消痈汤[《福建中医药》,1987,(5):23]

功能:清肺化痰。

主治:肺痈初期、成痈期、溃脓期。

组成:鱼腥草 20g　苦桔梗 10g　浙贝母、苦杏仁各 9g　黄芩 18g　甘草 12g

加减:初期邪郁卫表伴发热恶寒者酌加薄荷、淡豆豉;极期高热汗出,烦躁不宁者加蒲公英、穿心莲;溃脓期咯吐脓血,气味腥臭者加败酱草、紫花地丁。

用法:水煎剂,日1剂,分2次服。

2. 护肺散(《中医呼吸病学》)

功能:养阴润肺止血。

主治:肺痈恢复期。

组成:白及200g　浙贝母、百合各50g

用法:上药共研细末,1日2次,每次3g,开水送服。

肺癌

【概述】

原发性支气管肺癌简称肺癌,是指原发于支气管、细支气管上皮和肺泡上皮的恶性肿瘤。临床以咳嗽、咯血、胸痛、发热、气急等为主要表现,然而早期患者常无明显症状。随着病情的进展会出现淋巴道及血道转移的相关症状,预后较差。在中医学中,肺癌属于肺积、咳嗽、咯血、胸痛等病证的范畴。

【主要病因病机】

本病的病因尚不十分明了,发病主要与正气虚损,阴阳失调,邪毒乘虚入肺有关。其发病机制主要有以下几方面:

1. 正气内虚,阴阳失调。正气虚损是患病的主要内在因素。年老体弱或各种慢性肺部疾患致肺、脾、肾三脏虚弱,人体阴阳失调,外邪乘虚而入,客邪留滞,气机不畅,肺部血行瘀阻,久而形成肿块,所谓"因虚致病"。

2. 邪毒侵肺。肺为娇脏,外界六淫之邪易于袭肺,导致肺脏的功能失调,宣发肃降失司,肺气闭郁,血行受阻,气滞血瘀,日久形成肿快。

3. 痰毒内蕴。饮食不节、情志失调、劳倦过度致脾失健运,津聚为痰,痰贮于肺,复因邪毒犯肺气宣降失司,痰凝毒聚,形成肿块。

【辨证注意点】

1. 首先应辨明邪正盛衰　肺癌为恶性肿瘤,病情险恶,变化多端,辨明邪正盛衰,有利于把握病情轻重,是合理应用扶正祛邪原则以及谴方用药的关键。如患者癌瘤存在,临床症状较明显,而形体尚丰,一般情况良好,体力、生活、饮食尚未受到影响,此为邪气盛而正气充之时,为正盛邪实之象;如肿瘤广泛转移,一般情况差,消瘦、体弱、乏力、食少、卧床不起,多为邪毒内盛而正气已虚,是邪盛正虚之象。

2. 其次当辨明正虚情况　根据病史及临床表现,先辨别正虚为气虚、阴虚、气阴两虚、还是阴阳两虚;再辨别虚在何脏,在肺、在脾、在肾,还是数脏俱虚。

3. 再次辨明标实情况　辨明疾病处于气滞、痰凝、毒聚、血瘀四种病理变化的哪一阶段，抑或几种病理变化兼而有之。

4. 应详细询问患者的肺部症状表现、有关检查结果，以及年龄、病程、吸烟史、体重变化、饮食情况。注意观察痰的色、质、量，检查体表有无肿块和肿大的淋巴结，了解舌苔脉象。

【辨证思路】

一、观察整体状况，了解邪正盛衰。

	正盛邪实	邪盛正虚
癌瘤情况	局限于肺部或仅有胸内淋巴结转移	多有全身各处转移
病程长短	短	长
肺部症状	较轻或表现单一	严重或复杂多变
活动情况	活动自如	活动受限制或卧床不起
体力状况	良好	差
饮食	正常	食少或厌食
恶病质	无	严重

二、辨明本虚情况

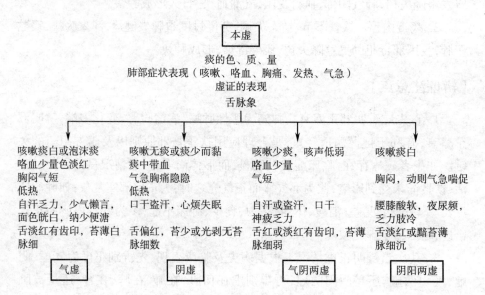

三、辨明标实情况

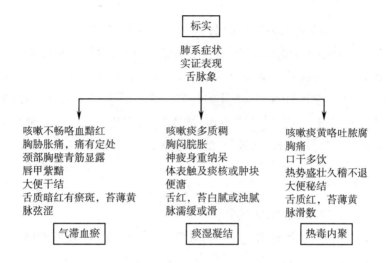

标实

肺系症状
实证表现
舌脉象

咳嗽不畅咯血黯红
胸胁胀痛，痛有定处
颈部胸壁青筋显露
唇甲紫黯
大便干结
舌质暗红有瘀斑，苔薄黄
脉弦涩

气滞血瘀

咳嗽痰多质稠
胸闷脘胀
神疲身重纳呆
体表触及痰核或肿块
便溏
舌红，苔白腻或浊腻
脉濡缓或滑

痰湿凝结

咳嗽痰黄咯吐脓腐
胸痛
口干多饮
热势盛壮久稽不退
大便秘结
舌质红，苔薄黄
脉滑数

热毒内聚

四、分证论治

肺癌病因病机复杂，临床常虚实夹杂、标本互见，为本虚标实之证。正气虚损为病之本，气滞、痰凝、血瘀、毒聚为病之标。治疗上多攻补兼施，在治疗过程中应始终注意维护人体正气。同时，在辨证的基础上，还应选择具有相应抗癌作用或能提高机体抗病能力的中药组成方剂，使辨证与辨病相结合。

（一）辨证治疗

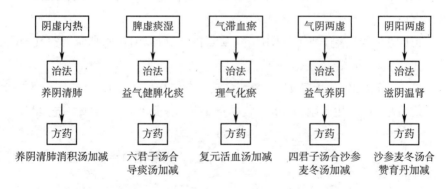

阴虚内热	脾虚痰湿	气滞血瘀	气阴两虚	阴阳两虚
治法	治法	治法	治法	治法
养阴清肺	益气健脾化痰	理气化瘀	益气养阴	滋阴温肾
方药	方药	方药	方药	方药
养阴清肺消积汤加减	六君子汤合导痰汤加减	复元活血汤加减	四君子汤合沙参麦冬汤加减	沙参麦冬汤合赞育丹加减

（二）在辨证的基础上，酌情加用具有抗癌作用的中药。

化痰软坚类：可选用夏枯草、海藻、昆布、僵蚕、山慈菇、蛇六谷、泽漆等。

清热解毒类：可选用石上柏、石见穿、重楼、山豆根、龙葵、白英、蛇莓等。

活血化瘀类：可选用莪术、水红花子、泽兰、蜂房、鬼箭羽、蜈蚣、茜草等。

【病例思维程序示范】

李某,男性,47岁,1983年10月就诊。患者于1982年12月偶然扪及右胸壁有一蚕豆大小的硬块,经河南省某医院行肿块活检,病理证实为转移性腺癌,1983年1月胸片发现右下肺块影约3.5cm×3.5cm大小,右下胸膜肥厚粘连,化疗一疗程,1983年7月胸片复查右肺块影未见缩小。1983年10月25日收入病房。入院时咳嗽少痰,神疲乏力,口稍干,盗汗,右锁骨上扪及0.5cm×0.5cm淋巴结3枚,质地硬、活动度差,舌红边有齿印,苔薄,脉细弱。

辨证思维程序:

第一步:分清疾病的邪正盛衰。

根据患者病程较长有10个月,而且已发生淋巴结肿大及右胸壁转移性肿瘤,出现咳嗽痰少、神疲乏力、口干盗汗、舌有齿印等表现,可诊为邪盛正虚,本虚标实之证。

第二步:辨明正虚的情况。

根据咳痰不多、神疲乏力、口干盗汗、舌有齿印,考虑该患者正虚属于气阴两虚,病位主要在肺。

第三步:辨明标实情况。

根据临床各项检查结果提示肺部、右胸壁有癌瘤肿块,且右锁骨上扪及肿大的淋巴结,可知标实为痰毒内结。

第四步:因为辨证属于气阴两虚,痰毒内结,所以治疗原则应为益气养阴、清肺化痰、软坚散结。

处方:黄芪30g 天冬15g 玄参15g 杏仁9g 瓜蒌皮15g 石上柏30g白花蛇舌草30g 生天南星30g 夏枯草15g 海藻15g 生牡蛎(先煎)30g

(《肿瘤科专病中医临床诊治》)

【医案、常用中成药及经验方】

一、医案

岳某,男,72岁,2015年3月14日初诊。咳嗽、胸闷、胸痛伴气急4个月。现病史:患者2014年11月中旬出现咳嗽,伴胸闷、气短、右胸稍痛,查胸片提示:右肺上叶近胸膜处占位性病变,大小 3.5cm。进一步 CT 检查提示:右肺上叶胸膜下占位,大小约 3.5cm,边界不规则,呈分叶状,两肺多发小结节,纵隔多发淋巴结肿大。2014 年 12 月 22 日纤维支气管镜活检病理诊断:腺癌。2015 年 1 月、2 月行化疗 2 个疗程。2015 年 3 月 2 日复查胸部 CT 提示:右上肺病灶较前无明显变化,两肺多发结节灶较前稍增多,疗效稳定。患者拒绝行进一步化疗,求治中医。刻诊:乏力,咳嗽,痰多色白,胸闷气短,脘腹胀满,纳差,夜寐欠安,大便质烂。舌淡红,苔薄白腻,脉濡细。证属:脾气亏虚,痰毒内结。治拟:益气健脾,化痰解毒。

处方:党参 15g　炒白术 9g　茯苓 15g　陈皮 9g　制半夏 9g　紫菀 15g　生薏苡仁 30g　预知子 15g　石上柏 30g　石见穿 30g　重楼 15g　夏枯草 12g　生牡蛎(先煎)30g　白花蛇舌草 30g　合欢皮 15g　首乌藤 15g　远志 9g　鸡内金 12g　谷麦芽各 15g

二诊:服上方 14 天来院复诊,诉乏力、脘胀均有缓解,胃纳可,二便调,夜寐稍好转,仍有咳嗽、胸闷,右胸稍痛,肩背部拘急,舌淡红,苔薄白,脉细。

处方:原方去紫菀,加瓜蒌皮 15g、干蟾皮 9g、蜂房 12g。

三诊:服上方 14 天来院复诊,诉胸闷、胸痛、肩背部拘急均有好转,仍有咳嗽,痰多,色白或黄,胃纳可,舌红,苔薄,脉细。

处方:生黄芪 30g　生白术 9g　茯苓 15g　陈皮 9g　生薏苡仁 30g　预知子 15g　制半夏 9g　黄芩 9g　鱼腥草 15g　浙贝母 12g　金荞麦 30g　绿萼梅 15g　石上柏 30g　石见穿 30g　白花蛇舌草 30g　山慈菇 12g　夏枯草 12g　生牡蛎(先煎)30g　淫羊藿 15g　干蟾皮 9g　鸡内金 12g

四诊:继续服用上方加减中药 60 剂后,患者咳嗽咳痰、胸闷均好转,乏力改善,胃纳可,二便调。舌红,苔薄,脉细。胸部 CT 示两肺结节灶与前片大致相仿。嘱:中医辨证方药续服,随症加减,定期复查,随访 1 年病情稳定。

按语:本案中西医诊断明确,初诊时乏力、咳嗽,痰多色白,胸闷气短,脘腹胀满,纳差,大便质烂,舌淡红,苔薄白腻,脉濡细,为脾气亏虚,痰毒内结证,治以益气健脾,化痰解毒。复诊时乏力、脘胀有缓解,胃纳、二便苔腻均好转,症见咳嗽、胸闷,右胸稍痛,肩背部拘急,结合患者肺部胸膜下瘤灶及两肺转移结节,考虑痰毒瘀互结之标实所致,在原益气健脾扶正的基础上,加干蟾皮、蜂房增强清热解毒、化痰软坚之功,另加瓜蒌皮理气宽胸。再次复诊时胸闷、胸痛、肩背部拘急均有好转,舌红,苔薄,脉细,说明症情有所缓解,故在益气健脾基础上加用淫羊藿温肾培本,有利于脾气健运。因症有咳嗽,痰多,色白或黄,加清肺化痰之品黄芩、鱼腥草、浙贝母、金荞麦等。之后患者坚持服用辨证中药,起到了改善症状、稳定病灶、提高生存质量,延长生存期的较好疗效。由此可见,正确认识正虚与邪实之间主次关系,在顾护脏腑之气血阴阳的同时根据邪气之深浅,合理配伍运用解毒、化瘀、软坚等治法,并随证灵活加减,是中医药治疗肺癌取得疗效的关键。

二、经验方

1. 益肺消积汤(《中国中医秘方大全》)

功能:益气养阴,清热解毒,软坚化痰。

主治:原发性肺癌气阴两虚证。

组成:生黄芪 30g　生白术 12g　北沙参 30g　天冬 12g　石上柏 30g　石见穿 30g　白花蛇舌草 30g　金银花 15g　山豆根 15g　夏枯草 15g　海藻 15g　昆布 12g　生天南星 30g　瓜蒌皮 15g　生牡蛎(先煎)30g

用法:水煎服,日 1 剂,分 2 次服。

2. 百合沙参汤(《中国中医秘方大全》)

功能:养阴清肺,解毒散结。

主治:阴虚证之肺癌。

组成:百合 9g　熟地黄 12g　生地黄 15g　玄参 15g　当归 9g　麦冬 9g　白芍 9g　沙参 15g　桑白皮 12g　黄芩 9g　臭牡丹 15g　重楼 15g　白花蛇舌草 30g

用法:水煎服,日 1 剂,分 2 次服。

3. 刘氏化痰解毒汤(《肿瘤科专病中医临床诊治》)

功能:清热解毒,软坚化痰。

主治:痰热之肺癌。

组成:夏枯草 15g　海藻 15g　昆布 15g　瓜蒌皮 15g　生天南星 12g　山豆根 12g　金银花 12g　泽漆 10g　苦参 10g　白英 10g　重楼 10g　生牡蛎(先煎)30g　石上柏 30g　白花蛇舌草 30g　石见穿 30g

用法:水煎服,日 1 剂,分 2 次服。

4. 冬虫夏草汤(《中国中医秘方大全》)

功能:益肺补肾,平补阴阳。

主治:肺癌阴阳两虚证。

组成:冬虫夏草 15g　仙灵脾 15g　仙茅 12g

用法:水煎服,日 1 剂,分 2 次服。

5. 破瘀散结汤(《中国中医秘方大全》)

功能:破瘀散结。

主治:肺癌血瘀证。

组成:三棱 15~30g　莪术 15~30g　王不留行 15~30g　大黄䗪虫丸(包)12g 桃仁 12g　丹参 15g　海藻 30g

用法:水煎服,日 1 剂,分 2 次服。

三、常用中成药

1. 金复康口服液　益气养阴,解毒散结。适用于肺癌属气阴两虚证患者。

2. 平消胶囊　活血化瘀,止痛散结,清热解毒。适用于毒瘀内结所致的肺癌患者。

3. 消癌平片　清热解毒,化痰软坚。适用于中晚期肺癌。

4. 华蟾素片　清热解毒,消肿止痛。适用于肺癌伴癌性疼痛患者。

5. 康莱特软胶囊　益气养阴,消癥散结。适用于中晚期肺癌。

6. 复方红豆杉胶囊　祛邪散结。适用于气虚痰瘀所致的中晚期肺癌。

7. 鸦胆子油乳注射液　清热解毒化痰。适用于中晚期肺癌、肺癌脑转移患者。

8. 艾迪注射液　清热解毒,消瘀散结。适用于中晚期肺癌。

9. 康莱特注射液　益气养阴,消癥散结,适用于中晚期肺癌。

10. 华蟾素注射液　清热解毒,消肿止痛,适用于肺癌伴癌性疼痛患者。

肺胀

【概述】

肺胀是多种慢性肺系疾病反复发作、迁延不愈,导致肺气胀满、不能敛降的一种病证。系临床常见病,多发病,好发于中、老年人,尤以老年人居多。其临床表现为胸部膨满,胀闷如塞,喘咳上气,痰多,烦躁,心慌等。病程缠绵,时轻时重,反复发作,日久则见面色晦暗,唇甲发绀,脘腹胀满,肢体浮肿,甚或喘脱等危重证候。西医学的阻塞性肺气肿、肺动脉高压、慢性肺源性心脏病可参照本病辨证论治。

【主要病因病机】

1. 内伤久咳、支饮、哮喘、肺痨等肺系慢性疾患,痰浊内蕴,肺气郁阻,日久肺虚。

2. 过度吸烟、酗酒、纵欲,或年高体弱、肺气不足,导致肺、脾、肾三脏功能失调,内生痰浊,阻于肺间而成肺胀。

3. 肺系久病,或诸劳年高,卫外不固,外邪六淫反复乘袭,诱使病情发作,并呈进行性加重。

【辨证注意点】

首先应明确肺胀的诊断,应与哮病、喘证相鉴别。其次详细询问患者既往是否有肺痨、咳嗽、喘证、哮病等慢性肺病史,有无吸烟史,了解形成肺胀的原发病史,有助于指导治疗。详细望、闻、切诊,注意患者面色、口唇发绀程度、颈脉是否暴露,胸廓是否膨满如桶,虚里搏动的部位,脘腹是否隆起,有无扪及痞块,四肢是否浮肿,闻听患者气息的声音,脉象有无异常,有助于了解肺胀病情轻重及虚实的辨证。了解近来是否有外感,证情有无加剧,辨清虚实夹杂情况。

【辨证思路】

一、先应明确肺胀的诊断,需与哮病、喘证相鉴别

	哮病	喘证	肺胀
共同点		呼吸困难,气促胸闷	
家族史	有	无	有或无
诱发因素	气候变化、花粉、粉尘、物理与化学性气体、进食海腥发物	感受外邪、饮食不当、情志失调、肺系久病、劳欲	长期慢性肺系疾病发展而成,因感外邪而加重
起病方式	突然发作	时缓时作	持续性气喘,可短时间内加重
呼吸困难程度	发作时张口抬肩、不能平卧,缓解时可一如常人	时轻时重,动则喘甚	较重,且多有发绀
胸部体征	发作时三凹征明显,缓解时无	三凹征可轻可重	胸部膨满如桶,虚里搏动于剑突下
兼见症状	喉间哮鸣有声	呼吸气粗	发绀心悸、肢肿,严重者神昏,甚至出血

但三者之间关系密切,哮病必兼有喘,且哮喘日久可发展为肺胀。

1. 根据喉间哮鸣区分哮、喘。

2. 喘之日久而严重者为肺胀。

3. 肺胀涉及多脏腑病变:胸部如桶;气不帅血,心脉受累(发绀、虚里筑动);水湿气化失司(水肿);气血不养心脑(心悸、神昏)。

二、其次应明确肺胀属缓解期还是急性发作期。

缓解期以胸中胀满、憋闷如塞、活动后气喘加重、气短、呼多吸少、咳嗽咯痰等虚证为主;急性发作期以动喘加剧、咯痰量增加、汗出、恶寒发热、唇舌发绀、烦躁不得眠、目如脱状,或见心悸,颜面、下肢浮肿等以邪实为主,甚至出现神志昏迷、四肢厥逆、大汗淋漓、出血等证候。

三、急性发作期需明确病情轻重以及有无变证。

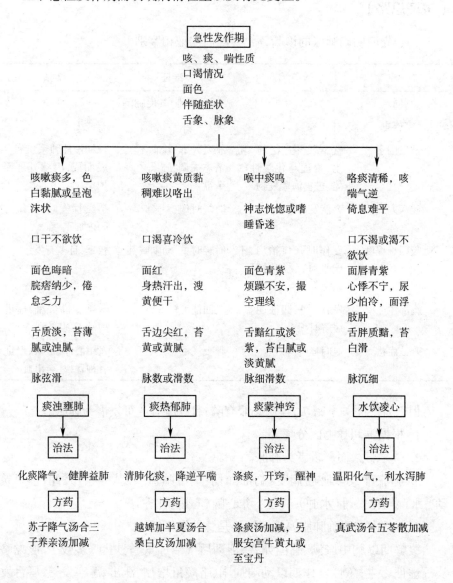

急性发作期
咳、痰、喘性质
口渴情况
面色
伴随症状
舌象、脉象

咳嗽痰多,色白黏腻或呈泡沫状	咳嗽痰黄质黏稠难以咯出	喉中痰鸣	咯痰清稀,咳喘气逆
		神志恍惚或嗜睡昏迷	倚息难平
口干不欲饮	口渴喜冷饮		口不渴或渴不欲饮
面色晦暗	面红	面色青紫	面唇青紫
脘痞纳少,倦怠乏力	身热汗出,溲黄便干	烦躁不安,撮空理线	心悸不宁,尿少怕冷,面浮肢肿
舌质淡,苔薄腻或浊腻	舌边尖红,苔黄或黄腻	舌黯红或淡紫,苔白腻或淡黄腻	舌胖质黯,苔白滑
脉弦滑	脉数或滑数	脉细滑数	脉沉细
痰浊壅肺	痰热郁肺	痰蒙神窍	水饮凌心
治法	治法	治法	治法
化痰降气,健脾益肺	清肺化痰,降逆平喘	涤痰,开窍,醒神	温阳化气,利水泻肺
方药	方药	方药	方药
苏子降气汤合三子养亲汤加减	越婢加半夏汤合桑白皮汤加减	涤痰汤加减,另服安宫牛黄丸或至宝丹	真武汤合五苓散加减

四、缓解期需分清气血阴阳及脏腑病位。

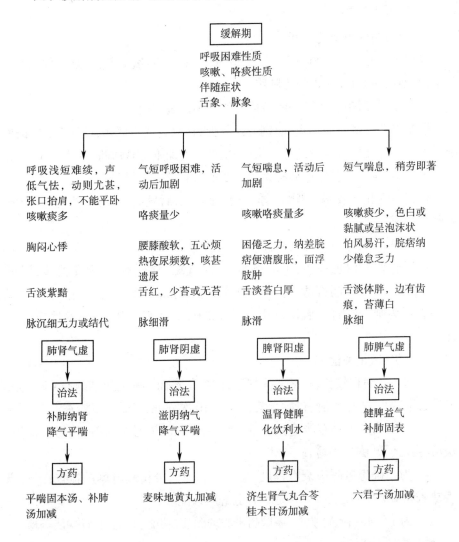

【病例思维程序示范】

刘某,女,66 岁,居民,1967 年 12 月 7 日初诊。慢性咳嗽 10 余年,近 2 年来,咳嗽咯痰加重,白色稀痰而不易咯出,咳则心跳气促,伴以食欲不振,大便溏薄,尿量逐渐减少,下肢浮肿,口唇青紫,舌质黯红,舌润苔薄,脉象滑数,检查心率 110 次 /min,下肢凹陷性浮肿(+++),有肺气肿及肺心病体征,X 线胸透为肺气肿、肺心病征象。

辨证思维程序:

第一步:明确患者的诊断。

根据患者年老,慢性咳嗽病史长达 10 余年,有咳嗽咯痰,心跳气促,食欲不振,大便溏薄等症状,诊断为肺胀。

第二步:分清患者属肺胀的急性发作期还是缓解期。

根据患者咳嗽咯痰加重,咳则心跳气促,伴以食欲不振,大便溏薄,尿量逐渐减少,下肢浮肿,口唇青紫等症状,并呈进行性加重,当属肺胀急性发作期。

第三步:辨明患者发作期有无出现变证。

根据患者出现食欲不振、心悸、下肢浮肿、口唇发绀,考虑病情危重,当属肺胀之变证。

第四步:辨明患者病位及病性。

根据患者咯白色稀痰,不易咯出,心跳气短,食欲不振,大便溏薄,尿量减少,下肢浮肿,舌润苔薄,脉象滑数等症状,考虑阳虚为主;脏腑功能失调主要表现为肺、脾、肾三脏阳气虚衰,水饮内停,凌心射肺,当属水饮凌心之肺胀。

第五步:做相关检查。

根据患者病程较长,咳嗽咯痰加重,白色稀痰而不易咯出,咳则心跳气促,尿量逐渐减少,下肢浮肿,口唇青紫,心率 110 次 /min,可做以下检查:

1. 为明确是否伴有严重肺部感染以及感染部位、致病菌等,需做血常规、痰培养及药敏、胸片等检查。

2. 为明确患者呼吸衰竭程度,需做动脉血气分析和电解质检查,了解患者缺氧和 CO_2 潴留程度,以及是否有电解质紊乱。

3. 为了解心、肺、肾功能,需做超声心动图、肺功能、心电图、肾功能等检查。

第六步:治疗。

因为辨证属阳虚血瘀,水饮为患,所以治疗应温阳和血,涤痰化饮。

处方:附片 12g 当归 10g 麻黄 9g 五味子 9g 半夏 9g 桂枝 10g 白芍 12g 细辛 3g 炮姜 6g 干姜 6g 甘草 6g

《中医内科医案精选·临床验集》

【医案、常用中成药及经验方】

一、医案

杨某,男,70岁。初诊日期:2006年3月12日。主诉:胸闷气促1年。近1年来渐觉气短,行走气促,登3层楼尤甚,日常生活可自理,但冬天沐浴时觉胸闷难耐,咳痰不甚明显。舌光红,脉弦。检查:肺功能FVC:55%,FEV_1:40%。中医辨证:肺胀,肺肾阴虚,痰瘀阻络。西医:慢性阻塞性肺疾病缓解期。治则:滋阴纳气,降气平喘,化痰通络。

处方:党参12g　生黄芪15g　茯苓30g　南北沙参(各)30g　麦冬15g　玉竹30g　半夏15g　生天南星15g　胡颓子叶15g　金荞麦30g　黄荆子30g　干蟾皮9g　蜂房9g　枸杞子15g　甘草10g

服14剂。

二诊:2006年4月23日。上方服后气促明显好转,能分两次登上9楼,不咳,无痰,苔薄,舌质红,脉细弦。

处方:党参15g　生黄芪30g　茯苓30g　南北沙参(各)30g　麦冬15g　玉竹30g　半夏15g　生天南星15g　干蟾皮9g　蜂房15g　鬼箭羽30g　泽漆15g　火麻仁15g　生地黄20g　甘草10g

服14剂。

三诊:2006年8月9日。病情稳定,已可登楼4~5层而不气急。

处方:南北沙参(各)30g　麦冬30g　玉竹30g　党参15g　生黄芪30g　白术10g　防风10g　泽漆15g　鬼箭羽30g　蒲公英30g　紫花地丁30g　熟地黄15g　怀山药15g　淫羊藿15g　巴戟天15g

服14剂。

上方加减调治,坚持服药半年,未再出现喘促,气息顺畅,登楼已无大碍,且体重增加。

按语:中医认为COPD缓解期应属"肺胀"范畴。中医对肺胀的治疗原则是扶正祛邪。扶正以肺、脾、肾三脏为主。祛邪以化痰化瘀为主。具体原则为行气化痰,止咳平喘。患者动则气急气促,证属肾不纳气,当以补肾纳气立法。然见其舌光无苔,当先顾其肺胃之阴,故首诊以养气阴为主,兼以化痰通络。经治半年后,喘平,活动能力改善,行走登楼略逊于年轻人,舌上见有薄苔长出,是为肺胃气阴来复。此时再投补养肾气之淫羊藿、巴戟天,又与补肾精之熟地黄、怀山药相配伍,求得肾中阴阳平衡,固其疗效。

二、常用中成药

1. 痰浊壅肺　苏子降气丸、杏苏二陈丸、陈夏六君子丸、清气化痰丸。

2. 痰热郁肺　祛痰灵、贝羚胶囊、鱼腥草片、竹沥水、猴枣散、羚贝止咳糖浆、蛇胆川贝胶囊、鱼腥草注射液。

3. 痰蒙神窍　至宝丹、安宫牛黄丸、羚羊角粉、醒脑静注射液。

4. 水饮凌心　济生肾气丸、金匮肾气丸

5. 肺肾气虚　固本咳喘片、蛤蚧定喘胶囊、喘可治注射液、参蛤散。

6. 肺肾阴虚　百合固金丸。

7. 脾肾阳虚　附子理中丸、四神丸、无比山药丸、金匮肾气丸、右归丸。

8. 肺脾气虚　参苓白术散、四君子丸、黄芪颗粒。

三、经验方

1. 周氏方[《中医杂志》1990(1):23]

功能:化痰行瘀,降气平喘。

主治:痰浊壅肺之肺胀。

组成:法半夏10g　杏仁10g　陈皮6g　炙甘草3g　炒紫苏子10g　葶苈子10g　旋覆花(包煎)5g　降香3g　当归10g　丹参10g　桃仁10g　红花6g

用法:水煎服,日1剂,分2次服。

2. 五虎二陈汤[《辽宁中医杂志》1992(3):1]

功能:清热化痰。

主治:痰热郁肺型之肺胀。

组成:麻黄10g　杏仁(打)10g　石膏(后下)20g　陈皮9g　半夏10g　茯苓15g　桑白皮30g　人参10g　木香10g　沉香10g　生姜3片　甘草6g

用法:水煎服,日1剂,分2次服。

3. 宋氏方[《中医杂志》1994(6):347-348]

功能:涤痰祛瘀,醒神开窍。

主治:肺性脑病。

组成:石菖蒲10g　郁金10g　胆南星10g　陈皮10g　茯苓10g　黄芩30g　重楼15g　猴枣散(冲)2支　生大黄10g　枳壳10g　瓜蒌仁10g

用法:水煎服,日1剂,分2次服。

4. 泻肺纳气汤[《上海中医药杂志》1987(5):13]

功能:补肾益肺,纳气平喘。

主治:肺肾气虚之肺胀。

组成:桑白皮 12g　地骨皮 10g　五味子 5g　山茱萸 10g　怀山药 12g　陈皮 6g　丹参 12g　桃仁 10g　补骨脂 12g　熟地黄 10g　茯苓 15g　瓜蒌皮 12g　人参蛤蚧散(兑服)4g

用法:水煎服,日 1 剂,分 2 次服。

5. 肺心Ⅰ号方[《陕西中医》1995,(4):165-166]

功能:化痰活血,益气养阴。

主治:气阴两虚之肺胀。

组成:葶苈子 30g　五味子 15g　黄精 30g　南沙参 30g　太子参 15g　地龙 20g　紫苏子 12g　赤芍 20g　丹参 30g　制天南星 10g　炙甘草 10g　石菖蒲 10g　桃仁 12g　郁金 12g

用法:水煎服,日 1 剂,分 2 次服。

饮证

【概述】

饮证是指水液在体内运化输布失常,停积在某些部位的病证。根据饮停部位,可分为痰饮、悬饮、溢饮和支饮。西医学中的慢性支气管炎、支气管哮喘、渗出性胸膜炎、胃肠功能紊乱、胃下垂、胃扩张及不完全性幽门梗阻、肠梗阻等疾病的某些阶段,均可参照本篇辨治。

【主要病因病机】

1. 外感寒湿　如天气阴冷潮湿、冒雨涉水、坐卧湿地等,困遏脾阳,水不化气,蓄积成为饮证。

2. 饮食不节　如恣食生冷、暴饮过量或夏暑劳倦及酒后恣饮冰冻之物等,损伤脾胃,升降失司,水湿停而为饮。

3. 久病劳欲　主要为久病体虚、年高气弱、思虑劳倦过度、纵欲太过,脾肾阳虚之人,一旦伤于湿饮,水液失于输化,更易于停蓄而成本病。

【辨证注意点】

1. 首先应根据病史及症状,明确饮邪停聚的部位,辨明为何种饮证。

2. 其次应辨清虚实寒热之主次。饮证总属阳虚阴盛之患,故属虚属寒者多,属热属实者少,治疗以温化为原则。

3. 饮证大多由其他病证(如咳嗽、喘证、肺痨、胃痛等)经久不愈或失治传变而来,故应了解产生饮证的原发病,有助于分清疾病性质、轻重及所涉及的脏腑。

【辨证思路】

一、根据饮邪停聚的不同部位所产生的主症区分不同的饮证

饮停胃肠者为痰饮,以脘腹胀满、呕吐痰涎、肠中辘辘有声为主症;水流胁下者为悬饮,以胸胁疼痛、呼吸转侧加重、渐至咳逆气喘不得卧为特征;水饮淫

溢肢体者为溢饮,以身体沉重、肢体浮肿为特征;支撑胸肺者为支饮,以咳嗽、咯吐大量白色泡沫痰、气促不得卧为特征。

二、辨清虚实之主次

本病属本虚标实,虚实夹杂之证,不同的饮证均有虚实之分,现分述如下:

(一)痰饮当分清脾阳虚弱与饮留肠胃之虚实两种证型。

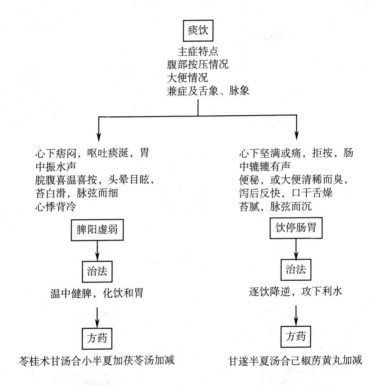

(二)悬饮当分清邪犯胸肺、饮停胸胁、络气不和与阴虚内热。

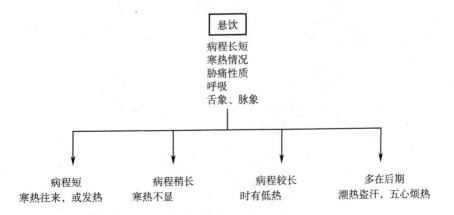

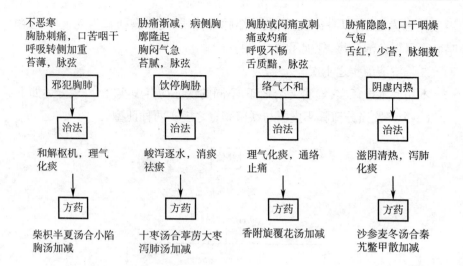

不恶寒
胸胁刺痛，口苦咽干
呼吸转侧加重
苔薄，脉弦

胁痛渐减，病侧胸
廓隆起
胸闷气急
苔腻，脉弦

胸胁或闷痛或刺
痛或灼痛
呼吸不畅
舌质黯，脉弦

胁痛隐隐，口干咽燥
气短
舌红，少苔，脉细数

| 邪犯胸肺 | 饮停胸胁 | 络气不和 | 阴虚内热 |

| 治法 | 治法 | 治法 | 治法 |

和解枢机，理气
化痰

峻泻逐水，消痰
祛瘀

理气化痰，通络
止痛

滋阴清热，泻肺
化痰

| 方药 | 方药 | 方药 | 方药 |

柴枳半夏汤合小陷
胸汤加减

十枣汤合葶苈大枣
泻肺汤加减

香附旋覆花汤加减

沙参麦冬汤合秦
艽鳖甲散加减

（三）溢饮根据有无热象，可分为以下两型。

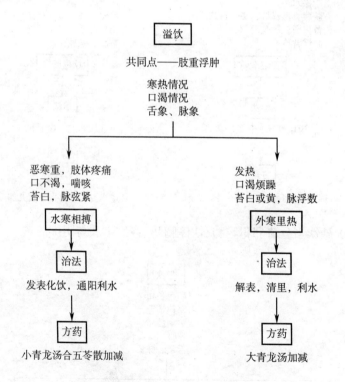

| 溢饮 |

共同点——肢重浮肿

寒热情况
口渴情况
舌象、脉象

恶寒重，肢体疼痛
口不渴，喘咳
苔白，脉弦紧

发热
口渴烦躁
苔白或黄，脉浮数

| 水寒相搏 | 外寒里热 |

| 治法 | 治法 |

发表化饮，通阳利水

解表，清里，利水

| 方药 | 方药 |

小青龙汤合五苓散加减

大青龙汤加减

（四）支饮当分清寒饮伏肺、脾肾阳虚和阴虚津伤。

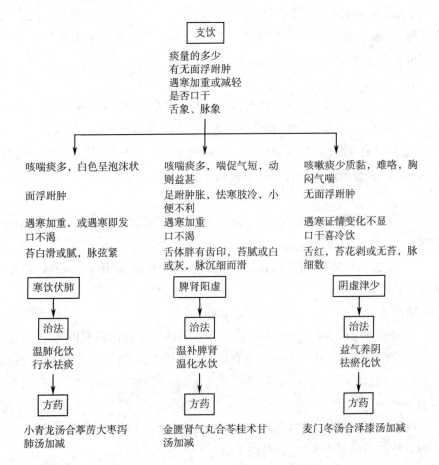

【病例思维程序示范】

张某,女,21岁,咳喘胸痛已10余日,午后发热,咯痰黏稠。入院后体温38~39℃之间,胸部透视:右侧第三肋以下胸腔积液,经行胸腔穿刺2次,胸腔积液未见减轻,转中医治疗。刻下病者已无发热,但觉咳嗽气喘,难平卧,胸中隐痛,脉滑实。

辨证思维程序:

第一步:分清该患者属何种饮证。

根据患者起病较急,病程短,症见咳嗽气喘,胸中引痛,脉滑实等,且胸部透视示右侧第三肋下胸腔积液,故诊断为悬饮证。

第二步:辨明属哪种类型悬饮。

根据患者年龄较小,起病急,脉滑实等,辨为实证,但病已 10 余日,恶寒发热已除,胸痛不甚而胸闷气急加重,且胸透示右侧第三肋以下胸腔积液,病位在胸胁无疑,故此患者应属饮停胸胁。

第三步:做相关检查。

根据患者年龄尚轻,咳喘胸痛已 10 余日,午后发热,胸透示"右侧胸腔积液",经行胸腔穿刺 2 次,胸腔积液未见减轻,结核性胸腔积液可能大。

1. 为明确诊断,需 B 超定位后再次胸腔穿刺,胸腔积液找结核菌,胸腔积液查 ADA(腺苷酸脱氨酶),痰找结核菌,结核菌素试验,血查活动性结核抗体等检查。

2. 为排除肺部恶性病变,应进行胸腔积液找脱落细胞、胸腔积液查 ADA、肺部 CT、痰找脱落细胞及血查肿瘤相关抗原等检查。

3. 为进一步指导治疗,应做胸腔积液培养加药敏、痰培养加药敏、血常规及肝肾功能等检查。

第四步:治疗。

根据检查结果,确定治疗方案。如诊断明确为结核性胸腔积液,必须在抗结核治疗的基础上,采用中西医结合治疗;如为肿瘤,则又当别论。中医辨证为悬饮证(饮停胸胁),治疗应先予峻泻逐水,消痰祛瘀;待胸腔积液减少,再予调治。

处方:甘遂、大戟、芫花各等分研末装胶囊,大枣 5~10 枚煎汤晨送服。5~7 天为一疗程。但不宜久服,以免伤正。

(《福建中医医案医话选编》第二辑)

【医案、常用中成药及经验方】

一、医案

谢某,女,84 岁,2018 年 11 月 11 日初诊。2 周前无明显诱因下,患者体检时 B 超发现左胸腔积液,提示胸腔积液深度达 100mm。外院经过多种检查均未明确病因,故诊断为"特发性胸腔积液"。1 个月前患者稍有咳嗽咳痰,无明显不适,无胸闷,可平卧,走路时偶有气促气短,自述有口气,纳可,二便调,夜寐安。既往有高血压及糖尿病病史。舌淡红,苔薄白,脉弦细。体检:左侧呼吸音消失,未闻及干、湿啰音。证属:悬饮,饮停胸胁。治拟泻肺祛饮。予己椒苈黄丸合五苓散加减。

处方:川椒目 9g　熟大黄 6g　白术 15g　猪苓 30g　葫芦皮 30g　粉防己 15g　车前子 30g　桑白皮 30g　附片 15g　猫爪草 30g　葶苈子 30g　泽泻 15g　茯苓 30g　生黄芪 15g　生薏苡仁 30g

服 14 剂。

二诊:药后小便次数及量明显增多,大便干,行走时偶有气促气短。舌淡红,苔薄白,脉弦细。药已起效,击鼓再进。

处方:川椒目 9g　葶苈子 30g　茯苓 30g　附片 15g　黄柏 9g　粉防己 15g　泽泻 15g　猪苓 15g　猫爪草 30g　白术 30g　熟大黄 9g　车前子 30g　葫芦皮 30g　猫人参 30g　生黄芪 15g　干姜 3g

服 14 剂。

上方加减调治 1 个月后复查胸片示少量胸腔积液。

按语:患者 B 超检查胸腔积液,故当属悬饮无疑。因饮停胸胁,脉络受阻,肺气郁滞而见气促气短,治拟逐水祛饮。以己椒苈黄丸泻水逐热、通利二便为主,辅以五苓散温阳化气、利水渗湿,佐以桑白皮泻肺平喘,黄芪、葫芦皮、猫爪草、薏苡仁共同利水渗湿,更有附片温补肾阳化生肾气,有少火生气之意,共助利水之功。

二、常用中成药

1. 痰饮(脾阳虚弱)　补中益气丸、健脾丸、人参健脾丸、理中丸、附子理中丸。

2. 痰饮(饮留胃肠)　大黄胶囊、一清胶囊、礞石滚痰丸。

3. 悬饮(饮犯胸胁)　小柴胡颗粒、正柴胡饮、清开灵胶囊、十味龙胆花颗粒。

4. 悬饮(饮停胸胁)　急支糖浆、藿香正气丸、祛痰灵口服液。

5. 悬饮(络气不和)　血府逐瘀口服液、元胡止痛颗粒冲剂、逍遥丸。

6. 悬饮(阴虚内热)　六味地黄口服液、六味地黄丸、知柏地黄丸。

7. 溢饮　小青龙口服液。

8. 支饮(寒饮伏肺)　咳喘宁、半夏露、桂龙咳喘宁胶囊、小青龙口服液。

9. 支饮(脾肾阳虚)　金匮肾气丸、喘可治注射液、右归丸、四神丸。

10. 支饮(阴虚津伤)　金果饮、参贝北瓜膏、百合固金丸。

三、经验方

1. 葶苈瓜蒌逐饮汤(《中医呼吸病学》)

功能:消痰逐水。

主治:渗出性胸膜炎胸腔积液较多者。

组成:葶苈子 30g　全瓜蒌 15g　赤小豆 15g　薤白 15g　茯苓 15g　百部 10g　青皮 6g　白芥子 6g

用法:水煎剂,日 1 剂,分 2 次服。

2. 化瘀散[《中国中西医结合杂志》1988(4):229]

功能:化瘀软坚散结。

主治:渗出性胸膜炎后期胸膜粘连者。

组成:丹参 30g　夏枯草 30g　牡蛎(先煎)30g　三棱 15g　莪术 15g

用法:水煎剂,日 1 剂,分 2 次服。

3. 温阳片[《中国中西医结合杂志》1986(1):17]

功能:温阳,补肾,平喘。

主治:支气管哮喘和慢性喘息性支气管炎缓解期。

组成:附片 6g　生地黄 6g　熟地黄 6g　山药 9g　淫羊藿 9g　补骨脂 9g 菟丝子 9g　陈皮 1.5g

用法:水煎剂,日 1 剂,分 2 次服。

4. 龙胆截喘汤[《中国中西医结合杂志》1989(1):22]

功能:清热化痰,止咳平喘。

主治:支气管哮喘继发感染。

组成:地龙 20g　胆南星 15g　北杏仁 15g　桔梗 15g　防风 15g　瓜蒌 10g　枇杷叶 12g　川贝母 12g　甘草 8g

用法:水煎剂,日 1 剂,分 2 次服。

心悸

【概述】

心悸,是指自觉心中跳动,心慌不安,不能自制的一种病证。其发作或为阵发性,或持续时间较长,常伴有气短胸闷、眩晕、失眠等症。心悸包括惊悸与怔忡,可见于西医学中各种器质性或功能性心血管病变,如冠状动脉粥样硬化性心脏病、风湿性心脏病、先天性心脏病、心肌病、病毒性心肌炎、肺源性心脏病、高血压性心脏病、各种心律失常、心神经官能症等,凡以心悸为主症的,均可参照本篇。

【主要病因病机】

1. 体虚年高或久病失养或劳欲过度,致气血阴阳亏虚,以致心失所养,发为心悸。

2. 饮食不节、嗜食膏粱厚味,可蕴湿生痰化火,扰乱心神而致心悸。

3. 七情所伤。平素心虚胆怯,骤遇惊恐,触犯心神,不能自主;或长期忧思不解,阴血暗耗,不能养心;或五志过极化火,上扰心神而发心悸。

4. 感受外邪及复感风寒湿邪内舍于心,痹阻心脉或风寒湿热之邪,内侵于心,耗气伤阴,或温热病邪毒传心扰神,引起心悸。

【辨证注意点】

1. 注意区别惊悸与怔忡的不同

	惊悸	怔忡
诱因	多与情绪因素有关,可由惊恐、恼怒、悲哀过度或过度紧张所致	多由久病体虚,五脏虚损所致,无精神因素亦可发生
发病时间	时间短,呈阵发性	时间长,持续心悸,不能自控
发作频率	较低	频繁
性质	实证居多	多虚证或虚中带实

惊悸经久不愈,可发展为怔忡。

2. 分清虚实　由于该病往往反复发作,故临床中虚中夹实或本虚标实之证较为多见,当注意主次之分。一般由脏腑功能不足,气血阴阳亏虚,不能营养心神者属虚;由痰火、瘀血、水饮、外邪所致以实证为多。而虚实夹杂者,如阴虚火旺或夹痰、夹热,阳虚易兼夹水饮、痰湿等证,临床上要仔细鉴别。

3. 心悸多伴脉结代等脉律失常症状,仔细体会各种脉象的特征,有助于辨证。脉缓而虚大无力为元气不足;脉沉迟多为阳虚内寒;脉细弱而缓多为气血俱虚;脉数弦滑多为痰火内盛;若见久病体虚而脉象弦滑搏指,或病情重笃而脉象散乱模糊者均为危逆之象。

4. 临证当详细询问病史,了解发病经过,根据主症、兼症,结合体检以及现代有关实验室检查,以明确引起心悸的原发疾病,如病情较重者,必须加强随访观察,适当配合辨病治疗或中西医结合治疗。

【辨证思路】

一、明确诊断

当患者出现心慌不安、不能自主的自我感觉,或同时伴有结、代、数、迟等脉象变化,即可诊断为心悸。为进一步明确产生心悸的疾病则可同时结合心电图检查、24 小时动态心电图或运动平板试验、心脏超声等实验室检查以及心肌抗体、心肌酶谱、病毒抗体、甲状腺功能等血清学检查。

二、分清虚实,辨别轻重缓急

	虚证	实证
起病方式	缓慢	较急或突然加重
病程	发病时间长发作持续时间长或经常发作	发病时间短,或发作时间短或偶发
病因	往往在五脏虚损基础上逐渐产生或因外来因素诱发加重	多因饮食、情感或外邪等因素而引发
兼症	精神萎靡、面色少华、短气或气喘、汗出、肢冷	心烦,痰多,精神尚可,便秘

心悸容易诊断,而其虚实必须依靠兼症。

三、实证心悸当分清病邪性质

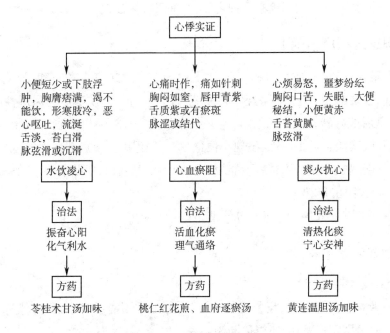

心悸实证

小便短少或下肢浮肿，胸膺痞满，渴不能饮，形寒肢冷，恶心呕吐，流涎
舌淡，苔白滑
脉弦滑或沉滑

心痛时作，痛如针刺，胸闷如窒，唇甲青紫
舌质紫或有瘀斑
脉涩或结代

心烦易怒，噩梦纷纭，胸闷口苦，失眠，大便秘结，小便黄赤
舌苔黄腻
脉弦滑

水饮凌心 → 治法 → 振奋心阳 化气利水 → 方药 → 苓桂术甘汤加味

心血瘀阻 → 治法 → 活血化瘀 理气通络 → 方药 → 桃仁红花煎、血府逐瘀汤

痰火扰心 → 治法 → 清热化痰 宁心安神 → 方药 → 黄连温胆汤加味

四、虚证心悸当分辨气血阴阳亏虚及脏腑定位。

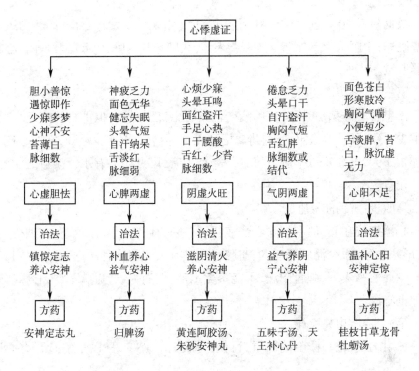

心悸虚证

胆小善惊，遇惊即作，少寐多梦，心神不安
苔薄白
脉细数

神疲乏力，面色无华，健忘失眠，头晕气短，自汗纳呆
舌淡红
脉细弱

心烦少寐，头晕耳鸣，面红盗汗，手足心热，口干腰酸
舌红，少苔
脉细数

倦怠乏力，头晕口干，自汗盗汗，胸闷气短
舌红胖
脉细数或结代

面色苍白，形寒肢冷，胸闷气喘，小便短少
舌淡胖，苔白，脉沉虚无力

心虚胆怯 → 治法 → 镇惊定志 养心安神 → 方药 → 安神定志丸

心脾两虚 → 治法 → 补血养心 益气安神 → 方药 → 归脾汤

阴虚火旺 → 治法 → 滋阴清火 养心安神 → 方药 → 黄连阿胶汤、朱砂安神丸

气阴两虚 → 治法 → 益气养阴 宁心安神 → 方药 → 五味子汤、天王补心丹

心阳不足 → 治法 → 温补心阳 安神定惊 → 方药 → 桂枝甘草龙骨牡蛎汤

注意:无论心悸、怔忡,属虚属实,因均有心神不宁的特点,故治疗时除辨证用药外,都需酌情加入镇心安神之品,有助于提高疗效。

【病例思维程序示范】

李某,女,37 岁,职员,1989 年 12 月 13 日就诊。20 年前曾有膝、踝关节肿胀疼痛、发热病史,近 2 年来经常在疲劳后出现心慌,外院诊断为风湿性心脏病,休息后能好转,故未予重视。平日畏寒怕冷,胃纳欠佳,多食易腹胀,神疲乏力,耳鸣腰酸。近 1 周来,发现小便量少、下肢浮肿。今晨起床后突觉心慌、胸闷、气喘、艰于平卧,休息后不能缓解。刻诊:面色苍白,肌肤潮湿,口唇发绀,苔薄白,脉细弱,脉律不齐。

查心电图:HR 94 次 /min,房颤律。

辨证思维程序:

第一步:明确诊断。

患者自觉心悸不安,反复发作 2 年,心悸加重不能缓解半天,且伴有脉律不齐。心电图示房颤律,所以诊断为心悸。

第二步:寻找病因病机。

根据患者 20 年前有关节肿痛病史,近 2 年来反复发作心悸,诊断为风湿性心脏病;中医认为系外邪反复侵袭人体,久则累及内脏,引起心脉痹阻,心神失养所致。

第三步:辨清虚实缓急。

该患者心悸病史 2 年,每因疲劳诱发,休息后好转。但平日神疲乏力,畏寒纳少,腰酸耳鸣等虚象叠现,辨属虚证无疑,但近 1 周尿少浮肿,突然心慌胸闷加重 1 天,气急难以平卧,且口唇发绀,舌紫,可见还夹有水饮瘀血之实邪,病情较急。

第四步:辨别涉及脏腑。

心悸病位在心,但本例除心悸症状外,还有神疲乏力、面色苍白、纳少、腹胀、形寒腰酸、尿少浮肿等症,当与脾肾二脏有关。因脾肾两虚,健运失司,气血衰少而心神失养;脾肾阳虚,不能蒸化水液,聚而为饮,血脉不畅,心脉痹阻而加重心悸。

第五步:做相关检查。

1. 由于患者心悸胸闷加重,可做心肌酶谱、TNT 等,以了解是否有心肌缺血。

2. 由于患者突然出现尿少、肢肿,应做肾功能、心功能检查,了解心肾功能情况。

3. 注意观察血压、呼吸、脉律等情况,以防急变。

第六步:治疗。

此证为脾肾两虚,寒饮凌心,血脉瘀阻。治疗宜温阳化水,活血通络。

处方:制附片20g　云茯苓30g　桂枝9g　山茱萸9g　白术9g　炮姜9g　黄芪30g　五味子12g　薤白12g　巴戟天12g　全蝎9g　三七9g　蒲黄12g　车前草30g

（自编医案）

【医案、常用中成药及经验方】

一、医案

王某,女性,47岁,初诊:2018年2月9日。患者半年前情绪波动后出现心悸阵作,发作时间长短不定,发作时伴有胸闷、心烦,患者平素思虑较多,胸胁部时有胀痛,心悸症状在情志不畅及劳累后明显加重,休息可稍缓解。当时至地段医院就诊,查动态心电图示:室上性期前收缩4 608次/24h,先后口服心律平等多种西药治疗,疗效均不显著,心悸仍有发作。2018年1月18日复查动态心电图:平均心率72次/min,室上性期前收缩32 375次/24h。近1周心悸症状明显较前加重,时有胸闷心烦,胃纳可,二便调,夜寐欠安,易醒。舌质偏黯,舌尖红,苔薄白,脉弦细不齐。体检:心率78次/min,心律不齐,期前收缩10次/min。证属肝郁化火,心神被扰。治拟和解清热,宁心定悸。

处方:柴胡6g　黄芩9g　党参9g　半夏9g　牡蛎(先煎)15g　龙骨(先煎)15g　赤芍9g　白芍9g　茯神15g　桂枝9g　川芎9g　桃仁3g　红花9g　枳实12g　百合9g　淮小麦30g　首乌藤30g　麦冬9g　淡豆豉15g

服14剂,水煎300ml,分早晚两次温服。上方服用期间,嘱其注意休息,劳逸适度,保持心情舒畅。

二诊:2018年2月23日,上方见效,心悸发作较前减少,胸闷不适,时有心烦腰酸,近来经水不调,烘热汗出,夜寐较前稍改善,胃纳可,小便可,大便稍欠畅。舌质黯,舌尖红,苔薄腻,脉弦细不齐。证属心肝不和,冲任失调。治拟和解心肝,兼调冲任。

处方:2018 年 2 月 9 日方加淫羊藿 9g,知母 12g,黄柏 12g,全瓜蒌 9g,薤白 6g。

服 14 剂,水煎 300ml,分早晚两次温服。余医嘱同前。

三诊:2018 年 4 月 20 日,患者将 2018 年 2 月 23 日方门诊配药续服近 2 个月余,心悸基本消失,胸闷心烦不显,偶有腰酸,夜寐安,胃纳可,二便调,舌淡黯,苔薄白,脉细齐。2018 年 4 月 2 日动态心电图示:室上性期前收缩 412 个 /24h。继续门诊随访,随证加减,患者症情控制尚稳定。

按语:本案所述女性,平素情志欠畅,情绪波动后肝失疏泄,气机不调,以致血脉不畅,不能濡养心脏则发为心悸。心藏神,心失所养,无以奉养心神则出现心神不安,多梦易醒,予柴胡加龙骨牡蛎汤加减治疗。恰逢更年之际,经水已乱,肝肾不足,冲任失调,出现心悸心烦交作,在本案法基础上佐以补益肝肾,调理冲任,获效明显,故临证时应结合患者具体情况随证施治。

二、常用中成药

1. 安神定志　珍合灵片。

2. 补肾宁心　宁心宝。

3. 活血通脉　银杏叶片、丹参注射液、丹红注射液。

4. 益气养阴　生脉注射液、参麦注射液。

三、经验方

建中复脉汤(《中国当代名医验方大全》)

功能:活血复脉,滋养心阴。

主治:中气不足之心律不齐。

组成:炙甘草 15g　苦参 15g　大枣 10 枚　桂枝 10g　生姜 8g　党参 15g　白芍 15g　丹参 15g　玉竹 30g　饴糖 2 小匙

用法:水煎剂,日 1 剂,分 2 次服。

心瘅

【概述】

外感风热、温热病邪,内舍于心;或因手术等外伤,正气亏虚,邪毒内侵,损伤心之肌肉、内膜,以发热、心悸、胸闷等为主要表现的内脏瘅(热)病类疾病,相当于西医的病毒性心肌炎、感染性心内膜炎等。

【主要病因病机】

1. 热毒之邪袭表侵肺,肺卫受损,宣肃失司,热毒侵心,心气被遏或心阳受损而致病。

2. 手术外伤,邪毒乘虚而入,内淫于心,心神受扰,心脉受损。

3. 饮食不洁,脾胃受损,内生湿热,久而化毒,入侵心肌,以致为病。

【辨证注意点】

心瘅一证,有急性期与慢性期之别,故临证当注意区别。急性期病势凶猛,变化多端,多数患者得到及时治疗而痊愈,少数患者会因病情加重而死亡,故及早诊治是辨治的关键。

急性期多为热证、实证,辨证重点在于区分风热与温毒,因极易传变,尚须注意亡阴亡阳之变。

慢性期,由于病延日久,耗气伤阴,心脉受损,以虚证为主,病位在心,但尚可延及脾肾。所以辨证重点在于分清气虚、阴虚、阳虚以及脏腑定位,同时注意虚实夹杂之候。

心瘅患者大多会伴有胸闷、心慌的症状,故辨证可同时参照胸闷、心悸等篇。

【辨证思路】

一、明确诊断

仔细询问病史,了解感冒、风湿等疾病过程中有无胸闷、心慌、气急等症状,结合心脏有关听诊,有无心律不齐及实验室检查(心电图、心功能、血常规、血清细菌学、血清病毒学检查),以及早明确心瘅的诊断。诊断明确后,对病情严重者,须加强心电监护和各项生命体征的观察,以防急变,同时予以中西医结合治疗。

二、分辨急性期与慢性期

	急性期	慢性期
起病方式	突然起病	缓慢起病
临床表现	迅速出现胸闷、心慌、气喘、脉律失常等表现,可伴有低热或高热,咽痛或胸痛等症	以胸闷心悸为主要表现,可伴有疲劳、乏力、头晕、低热等症状
病史	近2周内曾有风热感冒、肺热病、温病或饮食不洁或手术外伤等	多在半年或数年前有风热、风温等外感史,或无明显病史可查
传变	极易出现变证,如神昏、抽搐、气急不得平卧、大汗淋漓、肢冷脉微等亡阴亡阳表现	极少出现变证,往往在再度感受风温或其他严重疾病时可发生传变
病理性质	多为实热之证或为邪热伤阴之证	多为虚证或虚中夹实之证

三、急性期辨证分型

急性期根据热毒轻重及有无伤阴表现,分病毒侵心型与邪热伤阴型。

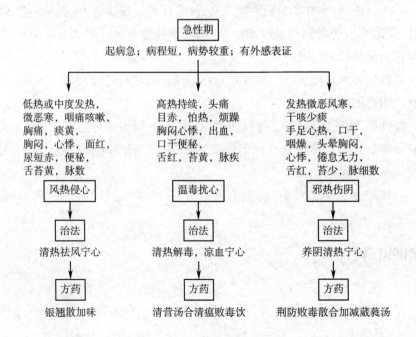

注意:急性期的心瘅证,除辨证论治外,尚须根据胸闷程度、心率快慢、心律不齐的具体情况,适当对症用药。

因急性期极易发生急变,若临证时发现患者有神志改变,大汗淋漓,口唇发绀,肢冷脉微等症,需防止肾阳虚衰,阴竭阳脱,必须采取中西医结合抢救措施。

四、慢性期辨证分型

慢性期以虚证为主,当辨别气血阴阳亏虚及脏腑定位。

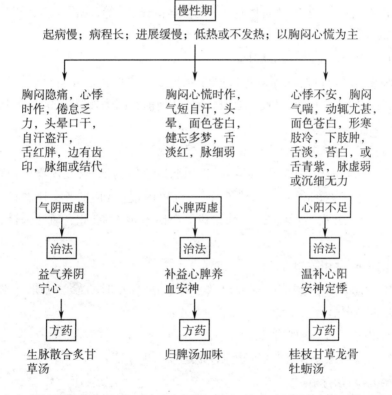

注意:慢性期因气虚、阳虚而致水湿不运,易产生痰湿;因气阴两虚,心阳不振,血运不畅而易产生瘀血,故虚中夹实者不少。因而在扶正补虚同时,勿忘祛邪,如化痰理气、活血通脉等,均为常用之法。且慢性期常多型兼见,故不可拘泥于某一证型,常需灵活应用。

【病例思维程序示范】

李某,女,32岁,初诊日期1997年12月30日。低热、心慌不宁、胸闷持续

2 天。据述,2 周前有急性上呼吸道感染史,当时有发热、鼻塞、咽痛等症,自服感冒药后热势稍退,但仍觉咽喉不适,同时出现心慌胸闷等症,伴口干、夜间盗汗,午后面易升火等症。查心电图有:频发房性期前收缩、阵发性心动过速。心肌抗体(+),病毒学检查(+),舌红,苔少,脉结代。

辨证思维程序:

第一步:明确诊断。

患者系青年女性,2 周前有感冒病史,目前发热未退,而出现胸闷、心悸不宁等症,结合心电图、心肌抗体(+)及病毒学检查(+)等,说明风热之邪已侵及心脏,故诊断为心痹。

第二步:辨急性期与缓解期。

患者起病较迅速,心慌胸闷,时间为 2 天,心电图提示有明显心律失常表现,说明病情变化较快,已侵及心脏,而且 2 周前有明确外感史,故由此判断此属急性期。

第三步:辨热毒轻重及有无心阴受损表现。

患者 2 周前曾发热,但势不高,且用药后已转为低热,无烦躁出血现象,而伴有鼻塞、咽痛,说明为风热外袭,非温毒内侵;同时患者又伴有口干、盗汗、午后面易升火,舌红,苔少,脉结代等心阴不足之象,此乃风热未清,心阴不足型。

第四步:做相关检查。

1. 因患者有心律失常,必要时做心电监护、24 小时动态心电图,了解可能会发生的情况。

2. 为了了解心功能情况,可做心脏超声。

3. 注意观察生命体征,以防急性期迅速出现变证。

第五步:治疗。

从上述可知,该证属邪热未清,心阴不足型,治当育阴清热宁心。

处方:玄参 15g　麦冬 10g　芦根 15g　黄连 5g　金银花 15g　板蓝根 20g　生地黄 20g　白芍 15g　北沙参 20g　苦参片 15g　娑罗子 15g　甘草 6g

（自编医案）

【医案、常用中成药及经验方】

一、医案

朱某,女性,32岁,2016年9月2日初诊。2年前患者于肺炎高热后出现胸闷心慌阵作,时有胸中隐隐不适,持续时间长则数小时短则数分钟,当时于外院就诊,查心电图提示:偶发室早;心肌酶谱正常;柯萨奇病毒、肠道病毒(+)。予抗感染、营养心肌治疗后胸闷心慌明显减轻,仅于感冒或劳累后较易出现。近1个月患者于劳累后咽痛,胸闷心慌症状再次出现,伴有午后低热,体温波动于37.2~37.5℃,倦怠乏力,心中烦热,口干欲饮,活动后易出汗。患者胃纳一般,小便可,大便偏干,夜寐尚安。舌红,苔薄少,脉细数偶有歇止。体检:心率92次/min,心律不齐,期前收缩1次/min。证属气阴两虚,心失所养。治拟益气养阴宁心。

处方:生晒参9g 麦冬9g 五味子6g 炙甘草6g 桂枝9g 生地黄9g 熟地黄9g 火麻仁15g 大枣9g 全瓜蒌12g 玄参9g 青蒿15g 煅牡蛎(先煎)15g

服14剂,水煎300ml,分早晚两次温服。

二诊:2016年9月16日,上方见效,胸闷心悸较前减少,咽痛低热消失,腰酸较明显,乏力稍改善,口干缓解,汗出较前减少,夜寐安,胃纳可,二便调。舌质红,苔薄,脉细。

处方:2016年9月2日方加桑寄生12g,杜仲9g。

服14剂,水煎300ml,分早晚两次温服。

三诊:2016年9月30日,患者基本无胸闷心慌感,夜寐安,胃纳可,二便调。舌红,苔薄腻,脉细齐。继续门诊随访,随证加减,患者症情控制稳定。

按语:此案患者初发胸闷心慌症状起于2年之前,当时因感受外邪犯肺,累及心君。虽经治疗,但未根除,每于感冒或劳累后诱发,证属心肺虚弱,气阴两虚之证,治疗时当分清有无兼见外感表证。此例病患虽有低热咽痛,乃气阴两虚所致,故治疗宜益气养阴为主,兼顾宁心。处方时选用生脉散与炙甘草汤加减。汗为心之液,但其汗出与气虚不能固表和阴虚逼津外泄有关,故敛汗不应作为要务,酌情加用煅牡蛎,一则宁心定悸,一则收敛止汗。患者阴虚而致心中烦热,青蒿可清退虚热,现代药理研究青蒿确有一定抗心律失常作用,这也体现辨证与辨病相结合的临床思路。二诊时患者腰酸明显,为肾虚之象,"腰为肾之府",加用杜仲、桑寄生以补肾健腰。

二、常用中成药

（一）风热型　板蓝根颗粒、银翘片、双黄连口服液、连花清瘟颗粒。

（二）温毒型　清开灵注射液。

（三）慢性期

1. 益气养阴　生脉饮。

2. 养阴清热　天王补心丹。

3. 益气养血　归脾丸。

4. 疏肝理气　逍遥丸。

三、经验方

1. 蒋氏宁心汤[《实用中医内科杂志》1991,5(4):30]

功能:益气养阴,宁心安神。

主治:气阴两虚型病毒性心肌炎后遗症。

组成:玄参12g　麦冬12g　炙甘草12g　生地黄10g　玉竹10g　黄精10g　柏子仁10g　首乌藤20g　五味子6g　琥珀末(另吞)2g

用法:水煎剂,日1剂,分2次服。

2. 屠氏养心汤[《上海中医药杂志》1991,23(1):15]

功能:益气养血,育阴宁心。

主治:气血亏虚、心阴不足型病毒性心肌炎后遗症。

处方:黄芪20~30g　太子参20~30g　丹参20~30g　瓜蒌皮20~30g　淮小麦20~30g　麦冬12g　炙甘草9g　五味子6g　桂枝6g　远志6g　大枣7枚　磁石30g

用法:水煎剂,日1剂,分2次服。

3. 解毒清心汤[《陕西中医学院学报》1989,15(3):35]

功能:清热解毒,养阴安神。

主治:急性期温热病毒内侵于心。

处方:苦参15g　大青叶15g　金银花15g　连翘15g　丹参15g　太子参10g　麦门冬10g　石菖蒲10g　柏子仁10g　炙甘草10g

用法:水煎剂,日1剂,分2次服。

胸痹

【概述】

　　胸痹是以胸部闷痛为主的病证。轻者仅感胸闷不适或胸前隐痛；重者呈压榨样绞痛，胸痛彻背，可伴有内臂痛；更严重者，疼痛欲死，冷汗出，喘不得卧，口唇青紫，四肢厥冷。本病为临床常见病，多发于中老年，病程多缠绵。本病相当于西医学中的冠状动脉粥样硬化性心脏病。其他如风湿性心脏病、心肌病、病毒性心肌炎等疾患出现胸部憋闷、疼痛等症时，亦可参照本篇。

【主要病因病机】

　　1. 素体阳虚，胸阳不振，阴寒之邪乘虚而入，寒凝气滞，致心脉痹阻而发病。

　　2. 嗜食肥甘厚味，或饮食无度，以致脾胃受损，蕴湿生痰，闭阻心脉；或运化失健，气血乏源，心脉失养而发病。

　　3. 情志失调导致气滞或痰阻，均使血行不利，胸阳不振，心脉痹阻，不通则痛，以致发病。

　　4. 劳倦过度，耗伤气血，以致心气不足，运血无力而致病。

　　5. 年迈体虚，脏腑亏虚，心阴心阳不足而致胸痹。

【辨证注意点】

　　1. 首先明确胸痹的诊断　通过详细询问患者疼痛的部位、疼痛的性质、疼痛发作的诱因、持续时间，并做有关实验室检查。做出诊断的同时，与悬饮、胃脘痛及真心痛相鉴别，详见下表：

	胸痹	胃脘痛	悬饮
疼痛部位	心前区为主，引及后背及左臂	中上腹、剑突下	左右胸胁
疼痛性质	以闷痛为主，可伴有刺痛或绞痛	胀痛、刺痛为主	胀痛、刺痛或闷痛

续表

	胸痹	胃脘痛	悬饮
持续时间	短暂,一般数分钟	持续时间较长	持续不解,时间较长
诱因	寒冷、饮食、运动、或情绪激动	进食、情绪	咳嗽、呼吸、或辗转引痛
伴有症状	心悸	嗳气,泛酸,呕吐	咳嗽,咯痰,或有发热
实验室检查	心电图、冠脉 CT、血脂等	胃钡餐摄片、胃镜	胸片或胸部 CT

	胸痹	真心痛
共同点		胸前区疼痛,可引及后背及左臂
不同点	疼痛持续时间短暂	疼痛持续时间较长
	疼痛性质以闷痛为主	疼痛性质以压榨痛或绞痛为主
	休息或服药后可迅速缓	休息或服药后不能缓解
	心电图见心肌缺血表现	心电图见心肌梗死表现
	心肌酶谱正常或略高	心肌酶谱显著升高

2. 胸痹当分清标本虚实　一般来说,胸痹属本虚标实证,发作期以标实为主,缓解期以本虚为主。

【辨证思路】

一、分清标本虚实、轻重缓急。

胸痹首先分清发作期还是缓解期:急性期发作以标实为主,治疗目的是祛邪止痛;缓解期以本虚为主,治疗目的是调整脏腑功能,减少发作甚至不发。对发作期又需分清病情轻重,以便决定治疗措施与方案。

	发作期(标实)	缓解期(本虚)
起病方式	起病急,突然加重	起病缓慢
发作频率	疼痛发作次数多,间隔时间短暂	疼痛发作次数少,间隔时间长
诱因	常常有明显诱因	无明显诱因
疼痛性质	较剧,绞榨样痛、灼痛或刺痛	较轻,隐隐作痛、闷痛
心电图	重度缺血表现	无明显缺血或轻度 ST-T 段变化

二、急性发作期辨标实性质。

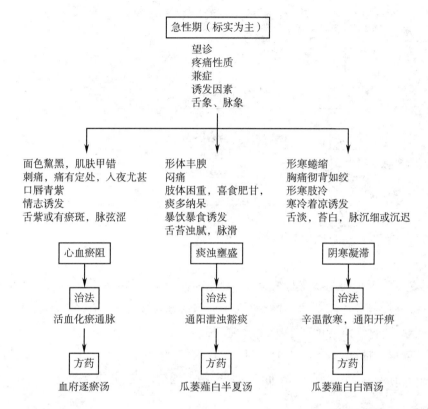

注意:若见疼痛持续,伴汗出肢冷,面色苍白,需防心阳暴脱。病情急变,应加强观察,随访血压、心率、心电图等,并给予中西医结合治疗。

注意病邪的兼夹,如痰浊夹有血瘀,阴寒夹有瘀阻,当同时给予活血化瘀之品。

三、缓解期的辨证论治

缓解期辨别气血阴阳、脏腑定位,从本图治。

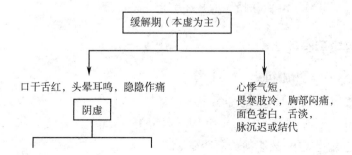

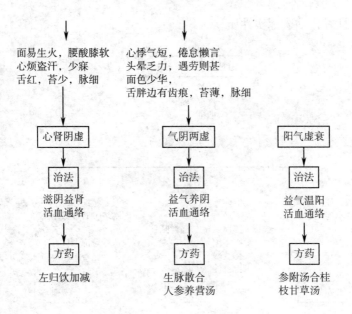

面易生火，腰酸膝软
心烦盗汗，少寐
舌红，苔少，脉细

心悸气短，倦怠懒言
头晕乏力，遇劳则甚
面色少华，
舌胖边有齿痕，苔薄，脉细

心肾阴虚	气阴两虚	阳气虚衰
治法	治法	治法
滋阴益肾 活血通络	益气养阴 活血通络	益气温阳 活血通络
方药	方药	方药
左归饮加减	生脉散合 人参养营汤	参附汤合桂 枝甘草汤

注意：因胸痹为本虚标实之证，发作期虽以标实为主，但往往有本虚的基础；缓解期虽以本虚为主，往往夹有实证且临床上常常见到虚实夹杂，或多证型相兼，需仔细辨清虚实主次，给予通补化裁。

胸痹一证，即有闭阻不通之意，无论是寒、痰、瘀，还是阴阳气血亏虚，均可造成心脉痹阻，不通则痛，故而临床常配活血通络之法，并贯穿始终。

【病例思维程序示范】

范某，女，52岁，1978年7月1日初诊。发作性左侧胸膺疼痛，牵引后背年余。据诉胸部疼痛发作与情绪关系密切，发怒后必发作胸痛。在外院检查心电图有心肌缺血，诊断为：冠心病，心绞痛。曾经有高血压、胃溃疡多年，经治疗后胃痛已多年未发。近1个月来，胸前区闷痛频繁发作，有时一日一发，有时数日一发，服麝香保心丸能缓解。纳呆，脘闷胀，午后面易生火，夜间盗汗，舌质红，苔白腻，脉象弦滑。血压130/85mmHg，胸片正常。

辨证思维程序：

第一步：明确诊断。

患者年过半百，疼痛部位以心前区为主，有时牵引后背，过去因心电图异常诊断为冠心病、心绞痛，虽有胃溃疡病史，但此次发病无嗳气、泛酸，且服麝香保心丸能缓解，故胸痹诊断明确。

第二步:分清虚实。

根据患者近 1 个月来胸部闷痛发作频繁当属发作期,以实证为主;然而患者有心痛症状年余,年过半百且有乏力、盗汗,为久病亏虚之候,故此案应属虚实兼见,然以实证为主。

第三步:辨本虚标实性质。

患者每次发病与情绪有关,部位在左侧胸痛,伴纳呆、脘闷胀,苔白腻,脉弦滑。标实当以气滞夹痰浊为主;年过五十,正气渐虚,兼之久病、乏力,且伴有神疲、盗汗、口干舌红,故本虚为气阴两亏,涉及心脾两脏。

第四步:辨病情轻重。

虽近 1 个月来胸痛频繁发作,或一日一发,或数日一发,但疼痛不剧,且服药能缓解,故病情不甚严重。

第五步:做相关检查。

1. 为明确心肌缺血程度以及可能发生的变化,应做心电图、心肌酶谱等检查。

2. 查血脂、血黏度变化可了解疾病的合并症。

第六步:治疗。

从上述可知,辨证属气阴两虚,痰浊壅盛,气滞血瘀。治当活血化痰,益气养阴。

处方:南北沙参(各)30g 瓜蒌 30g 薤白 6g 半夏 6g 丹参 15g 鸡血藤 30g 黄芩 9g 降香 6g 红花 9g 木香 6g 地龙 15g 墨旱莲 12g 桑寄生 25g

(自编医案)

【医案、常用中成药及经验方】

一、医案

周某,女性,52 岁,2018 年 5 月 30 日初诊。5 年前患者无明显诱因下出现胸闷,无明显胸痛及放射痛,持续时间数分钟,患者常自行服用麝香保心丸后能缓解,未行进一步诊治。2018 年 4 月患者因胸闷胸痛于外院行冠心病 PCI(经皮冠状动脉介入治疗)术,术后规律口服泰嘉、拜阿司匹林等药物控制症情。患者诉术后胸闷不适症状较前缓解,但时有心前区刺痛,常烘热汗出,夜间口干,伴腰酸不适,腹部畏寒,肢冷,胃纳尚可,二便尚调,寐浅早醒。患者口唇淡红,面色少华,舌淡黯,边有瘀点,苔白,脉细弱。体检:血压100/60mmHg,心率89次/min,心律齐。证属肾元亏虚,心血瘀阻。治拟补肾活血通络。

处方:柴胡12g 桃仁12g 川芎12g 甘草9g 枳壳15g 桔梗9g 牛膝15g 生蒲黄15g 淫羊藿20g 知母12g 黄柏12g 骨碎补15g 生黄芪30g 首乌藤20g 酸枣仁(捣碎)15g

服14剂,水煎300ml,分早晚两次温服。嘱服药期间嘱忌食生冷刺激性食物,并嘱其注意休息,劳逸适度。

二诊:2018年6月14日,患者心前区刺痛感较前减轻,易嗳气,腰酸稍缓解,腹部畏寒、肢冷减轻,口干较甚,二便调,夜寐改善。舌淡黯,苔薄,脉细。守原法续治。

处方:2018年5月30日方去黄芪,加石斛15g,天花粉15g,赭石(先煎)30g,服14剂继治。

三诊:2018年6月28日,患者胸部刺痛感好转,腰痛减轻,口干偶有,腹部畏寒症状消失,夜寐馨,胃纳可,二便调。舌淡红,苔薄腻,脉细。原方14剂继治。

继续门诊随访,仍用上方随证加减,患者症情控制稳定。

按语:本案患者来诊前已因心脉瘀阻行支架植入,胸闷之症虽减,然肾虚血瘀所致诸多症情仍有,综合四诊选血府逐瘀汤合二仙汤加减,重用黄芪以达到气行则血行,通行脉道之力。二诊时诉嗳气不舒,则守原法加赭石味苦降逆益心,口干则予石斛、天花粉滋阴生津。胸痹之证乃本虚标实之证,本病有虚有实,临证时要兼顾通补之道。

二、常用中成药

1. 心血瘀阻 麝香保心丸、复方丹参滴丸、血栓心脉宁、丹参注射液、血府逐瘀口服液。

2. 痰浊壅盛 二陈丸。

3. 阴寒凝滞 苏合香丸。

4. 心肾阴虚 左归丸、天王补心丸。

5. 气阴两虚 生脉饮、生脉注射液、参脉注射液。

6. 阳气虚衰 参附注射液。

三、经验方

1. 二参汤(《中国当代名医验方大全》)

功能:益气养心活血。

主治:气虚血瘀型冠心病。

组成:党参 20g　丹参 20g

用法:水煎剂,日 1 剂,分 2 次服。

2. 养阴清心饮(《中国当代名医验方大全》)

功能:活血化瘀,宽胸豁痰,益气通脉。

主治:高血压、冠心病。

组成:生地黄 25g　麦门冬 15g　玄参 15g　赤芍 15g　川楝子 10g　木香 10g　牛膝 15g　珍珠母(先煎)25g

用法:水煎剂,日 1 剂,分 2 次服。

3. 宣痹止痛散(《中国当代名医验方大全》)

功能:益气固本,缓急止痛。

主治:心绞痛。

组成:红参 50g　丹参 100g　川芎 100g　三七 100g　郁金 100g　沉香 50g　麻黄 30g　附子 50g　细辛 30g　延胡索 100g　炙甘草 100g

用法:上药碾成粉末,每次 6g,日服 2 次。

4. 宁心饮(《中国当代名医验方大全》)

功能:益气生脉,养阴安神。

主治:心脏神经官能症。

组成:太子参 15~30g　麦门冬 15g　五味子 6g　淮小麦 30g　甘草 6g 大枣 7 枚　丹参 15g　百合 15g　龙骨(先煎)30g　牡蛎(先煎)30g　磁石(先煎)30g

用法:水煎剂,日 1 剂,分 2 次服。

不寐

【概述】

不寐是指经常性不能获得正常睡眠的一种病症,或入寐困难,或寐而不酣,时寐时醒,或醒后难以再寐,甚者整夜不能入寐。西医学上以失眠为主要表现的神经官能症,可参照本证辨治。

【主要病因病机】

1. 情志失常,或心火内炽,或肝郁化火,上扰心神。
2. 饮食不节,酿生痰热,上扰心神。
3. 体虚不足,或心虚胆怯,神志不能内守;或先后天不足,肾阴亏耗,心火炽盛,心肾不交;或失血劳倦,损伤心脾,气血不足,心失所养。

【辨证注意点】

1. 首先应明确不寐的诊断是否成立,非经常性失眠或因环境吵闹,或因环境改变影响睡眠,或因事烦恼造成短时间的睡眠障碍,或仅见于他病中的兼症时,不能诊断为本证。其次应了解失眠的程度。
2. 辨别虚实,虚证多为阴血不足,实证多为心火、肝火或痰热上扰。
3. 注意询问各相关脏腑的兼症以明确脏腑定位。

【辨证思路】

一、确诊

明确患者确属不寐,并为应诊的主诉。

二、辨虚实

根据患者病程、体质、脉象及虚实兼症辨别属虚证还是实证不寐。

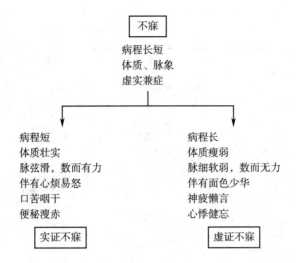

三、在辨明虚实的基础上判定相关脏腑

实证不寐当分清心火炽盛、肝郁化火、痰热扰心；虚证不寐当分清心胆气虚、心脾两虚、阴虚火旺。具体分型要点可按以下思路辨证：

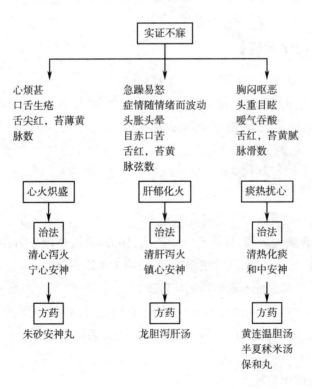

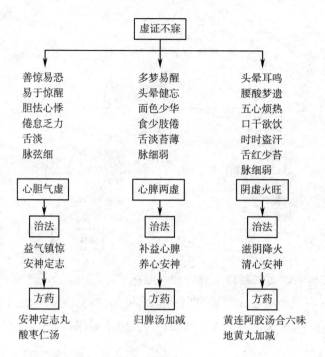

【病例思维程序示范】

张某,男,28 岁,1961 年 10 月 23 日就诊。

久患失眠,时有腹泻,现每晚仅睡 2~3 小时,少寐多梦,气短消瘦,饮食欠佳,四肢酸软,体倦乏力,面色少华,大便稀薄,日 2~3 次,小便清,舌质淡红,苔薄白,脉沉细缓,两寸细弱。

辨证思维程序:

第一步:分清是虚证不寐还是实证不寐。

根据患者病程较长,且伴有气短消瘦,四肢酸软,体倦乏力,面色少华,纳少便溏,舌淡,脉沉细缓,两寸细弱等症,可诊为虚证不寐。

第二步:明确虚证不寐后辨属何脏腑。

根据患者在长年少寐多梦的同时,伴有明显脾虚失运的症状如时有大便稀薄,饮食欠佳,面色少华,舌淡,脉细弱,当考虑为脾虚气血生化乏源,心神失养所致。

第三步:做相关检查。

根据患者时有腹泻,乏力,面色少华,可做下述检查:

1. 应明确是否合并贫血,可查血常规。

2. 为明确造成长期腹泻的原因,可查大便常规,必要时做大便培养,钡剂灌肠或肠镜检查。

第四步:治疗。

因为根据患者病情体征,辨证属心脾两虚,气血不足,心神失养,因此治疗可予补益心脾,养心安神,拟归脾汤加减。

处方:黄芪 9g　茯苓 9g　北沙参 9g　炒白术 9g　制远志 4.5g　龙眼肉 6g　炒酸枣仁 9g(捣碎)　丹参 9g　炒谷芽 6g　合欢花 6g　炙甘草 4.5g　山药 15g

(《中医内科医案精选》)

【医案、常用中成药及经验方】

一、医案

周某,男,50 岁。2013 年 3 月 14 日初诊。诉不寐 3 个月。3 个月前因与邻居发生纠纷,出现多怒易哭,彻夜不寐,胸闷心慌,经住院治疗 1 个月,诊断为"神经衰弱症",服用氯硝西泮近 2 周,仍彻夜难寐,烦躁,伴大便秘结,遂来求诊。查舌红,苔薄,脉细弦。证属:肝郁化火,心火亢盛。治拟:平肝解郁,清心养肾。

处方:龙胆草 6g　栀子 9g　牡丹皮 15g　丹参 15g　郁金 12g　黄连 6g　远志 6g　陈皮 9g　半夏 9g　生地黄 15g　墨旱莲 30g　辰茯苓 12g　石菖蒲 15g　制大黄 12g　青龙齿(先煎)30g　合欢皮 12g　首乌藤 30g

服 14 剂。

二诊:精神转畅,胸闷心悸消失,睡眠稍改善,苔根薄腻,脉细。恐久用龙胆、栀子等苦寒之药,恐苦寒伤胃,且其病起于忧思,故改法从养心安神治疗。

处方:炙甘草 9g　淮小麦 30g　牡丹皮 15g　丹参 30g　郁金 12g　黄连 6g　远志 6g　陈皮 9g　半夏 9g　墨旱莲 30g　辰茯苓 12g　石菖蒲 12g　制大黄 9g　青龙齿(先煎)30g　合欢皮 12g　首乌藤 30g

服 14 剂。目前情绪如常,睡眠佳,随访至 2013 年 6 月 12 日,未见反复。

按语:本案患者因与邻居发生纠纷,愤懑恼怒,导致肝气郁滞,日久化火,耗伤肝肾之阴,水火不济,心火亢于上,肾水亏于下,心神无以濡养则失于安宁,发为不寐。治疗取龙胆泻肝汤、黄连清降肝心之火而泻南方,生地黄、墨旱莲等滋补肾阴以补北方,诸药合用则肾水可滋,心火得降,水火互济则心安神宁,故可见功。

二、常用中成药

1. 心火炽盛　朱砂安神丸。

2. 肝郁化火　丹栀逍遥片(丸)、安乐胶囊、解郁安神颗粒、舒眠胶囊。

3. 痰热内扰　保和丸、藿香正气胶囊、二陈丸。

4. 心胆气虚　安神定志丸、安神补心丸、脑乐静糖浆、柏子养心丸。

5. 心脾两虚　归脾丸、人参归脾丸、复方枣仁胶囊、安神补脑液、甜梦口服液、甜梦胶囊、安神补心丸、安神丸、枣仁安神颗粒、活力苏口服液、脑力静胶囊、养血安神片、九味镇心颗粒、宁神丸、心神宁片。

6. 阴虚火旺　天王补心丹、静心口服液、乌灵胶囊、百乐眠胶囊、安神胶囊、孔圣枕中丹、安神补脑片。

三、经验方

1. 丹参枣仁汤(《中国当代名医验方大全》)

功能:养心安神。

主治:心肝火旺、心肾不交的失眠。

组成:丹参 15g　生龙骨(先煎)15g　生牡蛎(先煎)15g　首乌藤 15g　合欢皮 15g　炒酸枣仁(捣碎)10g　柏子仁 10g

2. 安神煎(《中国当代名医验方大全》)

功能主治:燥湿化痰,清心安神,主治肝气郁结或气郁化火,兼有痰湿内阻的失眠。

组成:炒陈皮 6g　法半夏 10g　胆南星 6g　石菖蒲 6g　郁金 10g　朱茯神 15g　莲子心 6g　龙齿(先煎)20g　酸枣仁(捣碎)15g　炙甘草 5g　麦芽30g　大枣 10 枚

3. 紫灵汤(《中国当代名医验方大全》)

功能主治:镇摄元阳,益阴安神,主治阴虚阳亢的失眠。

组成:紫石英(先煎)30g　灵磁石(先煎)30g　菟丝子 15g　枸杞子 15g党参 12g　茯苓 10g　谷麦芽(各)30g　生甘草 3g　怀山药 15g

血证

【概述】

凡血液不循常道,或上溢于口鼻诸窍,或下泄于前后二阴,或渗出于肌肤所形成的非生理性出血疾患,统称为血证。血证包括鼻衄、齿衄、咯血、吐血、便血、尿血、紫癜等。若阳络损伤,血越上窍则为衄血、咯血、吐血,泛溢肌肤则为肌衄(紫癜);若阴络损伤,血出下窍,走注二阴则为便血、尿血。它们既可单独出现,也可相互并见。西医学中多种急、慢性疾病所引起的出血,包括呼吸系统、消化系统、心血管系统、泌尿系统等疾病有出血症状者,以及造血系统病变或过敏性疾病所引起的出血症状,均可参考本篇辨证论治。

【主要病因病机】

一、外感风热燥邪,或饮食不节,或忧思恼怒,郁结化火,或热病之后,阴虚火旺等,导致火热熏灼,迫血妄行。

二、饮食劳倦,思虑过度,大病久病之后致脾气虚衰,气不摄血,血上逆则吐血、鼻衄;血下注则尿血、便血;或渗于肌肤则为紫癜。

三、多种因素导致瘀血阻络,血不循经,溢于脉外,而致吐血、咯血、便血、尿血、紫癜。

【辨证注意点】

1. 首先应对各种出血之证予以鉴别,以排除生理性出血及其他内科疾病伴有出血之证。如鼻衄与外伤鼻衄、经行衄血鉴别;齿衄与舌衄鉴别;咯血与吐血鉴别;便血与痢疾、痔疮出血鉴别;尿血与血淋、石淋鉴别;紫癜与斑疹鉴别。

2. 注意询问和观察患者出血量、色及出血特点、伴随症状以利于辨证及了解血证之轻重。

3. 血证的发生有时可能相互并见多部位出血,在辨证时应注意相互关系。

4. 仔细询问患者的既往史及诱因,有利于确定血证的种类及辨证。

5. 在治疗上应以治火、治气、治血、治虚为原则,不能局限于见血止血。对于出血量较大,出现厥脱证者,应急予益气回阳固脱,并补充血容量或输血处理,待生命体征稳定后再进一步辨证论治。

鼻衄

【概述】

鼻衄为鼻腔非生理性、非外伤性出血,可因鼻腔局部疾病或全身性疾病而引起。内科范围的鼻衄主要见于某些传染病、发热性疾病、血液病、风湿热、高血压、维生素缺乏症、化学药品及药物中毒等;至于鼻腔局部病变引起的鼻衄,当属五官科疾病范畴。

【主要病因病机】

1. 外感风热燥邪,或饮食辛辣,酗酒无度,导致肺胃热盛;也可情志不畅,肝火偏亢,循经上炎,最终迫血妄行,血从鼻窍溢出。

2. 久病体虚,劳欲过度,正气亏虚,血失统摄而致鼻衄。

【辨证注意点】

1. 鼻衄者应排除外伤性鼻衄、经行衄血。

（1）与外伤性鼻衄鉴别

	内科鼻衄	外伤鼻衄
出血情况	多为两侧	多为一侧或两侧
是否伴全身症状	有	无
局部止血效果	差	好
有无外伤史	无	有鼻部外伤或局部挖伤史

（2）排除经行衄血（倒经、逆经）:倒经发生于生育期妇女,与月经周期有密切关系,多在经行前期或经期出现,是一种生理现象。

2. 部分鼻衄患者之血经回缩鼻涕从口而出,须与咯血、吐血相鉴别,或经吞咽入胃而出现黑便,当与便血相鉴别,故必要时可行五官科检查以明确出血部位。

【辨证思路】

一、首先应辨虚实的不同

	实证	虚证
起病	起病急,突然出血,势猛	起病缓,渗血,势缓
病程	短	长
主症	口干苦,烦躁,目赤,便秘	乏力,面色㿠白,头晕耳鸣,五心烦热
舌象、脉象	舌红,脉弦滑数	舌淡或红,脉细无力

二、实证鼻衄当辨火热所在脏腑

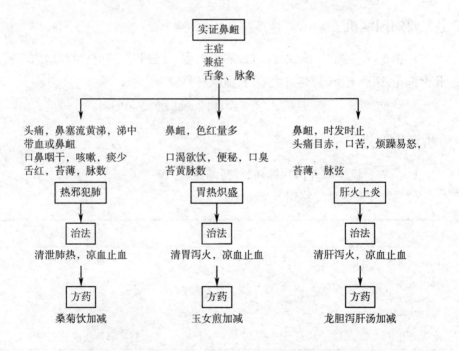

三、虚证鼻衄当分清阴虚火旺与气血亏虚的不同

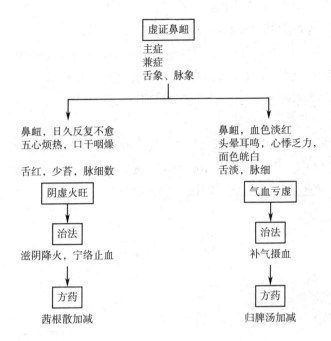

【病例思维程序示范】

陈某,男,47 岁。初诊:1999 年 6 月 27 日。左鼻衄已旬余,每日出血 3~4 次,色鲜红,伴烦躁易怒,头胀痛,目赤,便干,口苦,舌质红,苔薄黄,脉弦数。检查:血压 150/95mmHg,血常规:红细胞 4.10×10^{12}/L,血红蛋白 112g/L,白细胞 5.8×10^{9}/L,中性 72%,淋巴 21%,血小板 126g/L。五官科检查:左鼻腔及黏膜见血痂,未见明显异常。

辨证思维程序:

第一步:排除非内科范畴鼻衄。

由于此患者虽为左面单侧鼻衄,但无外伤史,且五官科检查未见明显异常,故当属内科鼻衄。

第二步:辨其虚实。

根据本患者病程短,起病急,出血势较重,且伴口苦、便干、目赤,舌红,脉弦数,当属实证鼻衄无疑。

第三步:辨其热所在脏腑。

本患者鼻衄伴烦躁易怒,头胀且痛,目赤口苦,便干,舌质红,苔薄黄,脉弦数,当辨为肝火上炎,迫血妄行。

第四步:为排除其他疾病所致的鼻衄,应做相关检查。

1. 血常规　以排除再障、原发性血小板减少等血液系统疾病。

2. 出凝血时间　以了解血小板的凝血功能是否正常。

3. 肝功能,B超等　排除肝脏疾病出血的可能。

第五步:治疗。

根据其辨证为肝火上炎,迫血妄行,故法当清肝泻火,凉血止血。

处方:牡丹皮 20g　焦栀子 10g　柴胡 9g　炒白芍 12g　生牡蛎(先煎)30g　生地黄 12g　夏枯草 12g　茜草 10g　仙鹤草 12g　黄芩 10g　白茅根 12g　藕节 10g

(自编医案)

【医案、常用中成药及经验方】

一、医案

医案略,详见紫斑。

二、常用中成药

1. 热邪犯肺　十灰散、银翘片。

2. 胃热炽盛　三黄片。

3. 肝火上炎　龙胆泻肝丸,丹栀逍遥散。

4. 阴虚火旺　知柏地黄丸。

5. 气血亏虚　归脾丸。

三、经验方

1. 凉血止衄汤(《中国当代名医验方大全》)

功能:清热凉血止血。

主治:血热妄行之鼻衄。

组成:生地黄 24g　生白芍 15g　侧柏叶炭 20g　犀角 9g(用水牛角 30g代替)　棕榈炭 15g　仙鹤草 9g　川大黄炭 6g　北沙参 12g　甘草 9g　藕节 12g

用法:水煎剂,日 1 剂,分 2 次服。

2. 紫石散(《中国当代名医验方大全》)

功能:清气泻火,酸涩收敛,引火归原。

主治:肝胃热盛,虚阳浮越之鼻衄。

组成:紫石英(先煎)18g　滑石粉 18g　白石脂 18g　生石膏(先煎)18g 赤石脂(先煎)18g　墨旱莲20g　大黄 12g　生龙骨(先煎)12g　生牡蛎(先煎) 9g　干姜 4g　肉桂心 4g　甘草 9g　寒水石(先煎)18g

用法:日服 2 次,每次 9g,饭后温水送服。

3. 仙枣汤(《中国中医秘方大全》)

功能:益气养血,清热解毒,活血祛瘀。

主治:血小板减少所致的鼻衄、齿衄等。

组成:仙鹤草根 10~100g　大枣 50~100g　牡蛎(先煎)10g　甘草 10g　连 翘 10g　丹参 10g

用法:水煎剂,日 1 剂,分 2 次服。

齿衄

【概述】

齿衄为齿龈出血。内科范围的齿衄,较多见于血液病、维生素缺乏症以及肝硬化;至于齿龈病变的齿衄当属口腔科范围。

【主要病因病机】

1. 嗜食酸辣,酗酒无度,导致胃热炽盛,胃火上炎,灼伤脉络。
2. 劳倦或热病后阴精亏损,虚火上炎损伤脉络。

【辨证注意点】

1. 必须与舌衄相鉴别　齿衄为血自齿缝、牙龈溢出;舌衄为血出自舌面,舌面上常有如针眼样出血点。
2. 询问齿衄病程,既往病史及平时生活习惯,以利于了解发病原因;详细观察齿衄出血的颜色,是否有牙龈病变,以排除口腔科疾患。

【辨证思路】

齿衄均为热伤脉络所致,辨证时以辨清火之虚实最为关键。

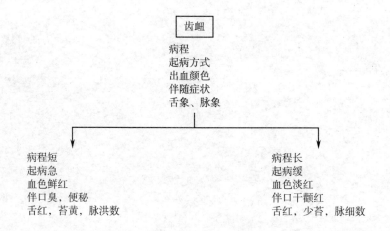

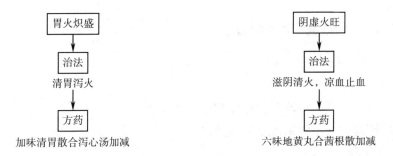

胃火炽盛 → 治法 → 清胃泻火 → 方药 → 加味清胃散合泻心汤加减

阴虚火旺 → 治法 → 滋阴清火，凉血止血 → 方药 → 六味地黄丸合茜根散加减

【病例思维程序示范】

高某,女,青年学生。齿龈渗血已久,不红不肿不痛,稍按或刷牙即口中积血,说话久则口有血腥味,唾则见血,齿浮不固。舌红,少苔,脉细弱。

辨证思维程序:

第一步:明确齿衄诊断。

本患者为齿衄渗血,且牙龈无红肿热痛,无舌面出血,当属齿衄无疑。

第二步:辨齿衄火之虚实。

本患者齿衄病程已久,稍按或刷牙即牙龈出血,且齿浮不固,舌红,少苔,脉细弱,为肾阴既亏,虚火内生上炎,损伤齿络所致。

第三步:做相关检查。

根据患者的病史,应予血常规、肝功能、出凝血时间、凝血酶原时间等检查,以排除血液病、肝硬化的可能;另外在此基础上可行肝脾 B 超,以排除肝硬化、脾功能亢进等。

第四步:治疗。

根据其肾阴亏损,阴虚火旺的辨证,治当滋阴降火,凉血止血。

处方:当归 12g　何首乌 12g　生地黄 12g　玄参 10g　墨旱莲 10g　白芍 12g　牡丹皮 8g　阿胶 12g(烊化)　枸杞子 12g　知母 9g　犀角(先煎,现用水牛角代)5g　女贞子 9g　侧柏叶 6g　甘草 5g

(《中医内科医案精选》)

【医案、常用中成药及经验方】

一、医案略,详见紫癜。

二、常用中成药

1. 胃火炽盛　牛黄上清片(胶囊)、三黄片。

2. 阴虚火旺　知柏地黄丸、左归丸。

三、经验方

1. 益气养阴煎(《中国当代名医验方大全》)

功能:益气养阴,凉血止血。

主治:血小板减少性紫癜及齿衄。

组成:太子参 20g　黄芪 30g　当归 20g　生地黄 20g　熟地黄 20g　山药 25g　牡丹皮 20g　玉竹 20g　茜草 20g　仙鹤草 25g　女贞子 20g　白菊花 20g　十大功劳叶 15g

用法:水煎剂,日 1 剂,分 2 次服。

2. 止衄饮(《中国当代名医验方大全》)

功能:清热养阴,凉血止血。

主治:血热妄行之鼻衄,齿衄。

组成:生地黄 30g　白芍 30g　牡丹皮 20g　炒栀子 30g　白茅根 30g　荷叶 20g　藕节炭 20g　侧柏叶炭 20g　茜草 20g　仙鹤草 30g　麦门冬 20g　黄芩 20g

用法:水煎剂,日 1 剂,分 2 次服。

咯血

【概述】

咯血主要是血自肺及气管外溢,经口而咳出,表现为痰中带血,或痰血相兼,或纯血鲜红,间夹泡沫或痰液。主要见于呼吸系统疾病,如支气管扩张症、急性气管-支气管炎、慢性支气管炎、肺结核、肺癌等。其中肺结核所致咯血者,需参照肺痨辨证论治,也可见于心力衰竭、血液病等;至于温热病中的风温、暑温所致的咳血,则参照温病辨治。

【主要病因病机】

1. 外感风热燥邪化火灼伤肺络。

2. 情志不畅,肝郁化火,木火刑金伤及肺络。

3. 热病伤阴,虚火上炎,损及肺络。

4. 劳欲伤气耗阴,气阴不足不能摄血,或久病伤及肾阳,阳虚寒凝,瘀血阻络,血不循络。

【辨证注意点】

1. 辨别虚实寒热 仔细询问患者咯血的病程长短、诱发因素、血色血量、痰色痰量、咳嗽剧烈与否以辨别咳血的寒热虚实。

2. 咯血必须与吐血相鉴别

	咯血	吐血
血之来源	由肺经气道	由胃经食管
出血方式	咳嗽而出	呕吐而出
血色	鲜红	色黯红
出血前症状	咳嗽、胸闷、喉痒	胃脘不适、胃痛、恶心
血中夹有物	痰或泡沫	食物残渣

3. 注意排除肺痨所致的咯血 对于咳嗽痰中带血的患者,必须警惕肺痨

的可能,故均需进行痰中找结核杆菌、胸片检查。

【辨证思路】

一、咯血首先应分清外感与内伤

	外感咯血	内伤咯血
病程	短	长
起病	急	缓
表证	有	无
出血颜色	鲜红	鲜红或黯红

二、内伤咯血当辨寒热虚实之不同

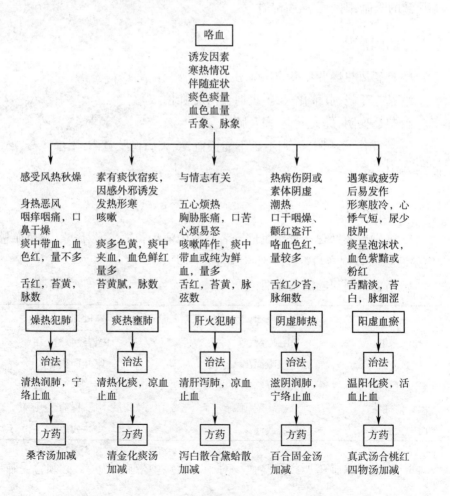

【病例思维程序示范】

徐某,男,54岁。1986年3月17日初诊。咯血已10天,血色鲜红与痰相混,有时满口鲜血,出血量较多,但难以估计。咯血每于夜间发生,性急多怒,口干燥,舌黯红,苔黄,脉弦数。

辨证思维程序:

第一步:明确咯血诊断。

本患者咯血10天余,色鲜红,且与痰相混,故咯血诊断明确。

第二步:区分外感与内伤。

此患者咯血已10天余,无明显发热、头痛、鼻塞、咽痛等表证,故感受风热燥之邪的可能较小,且有性急多怒、口干燥、苔黄、脉弦之肝火之象,故当属内伤咯血。

第三步:内伤咯血应分寒热虚实之不同。

根据患者咯血、性急多怒、口干燥、舌黯红、苔黄、脉弦数,当属肝火上炎,灼伤肺络。

第四步:做相关检查。

应予痰中找结核杆菌、痰培养加药敏、胸片、胸部CT等检查以明确咯血的病因。

第五步:治疗。

由于此患者为肝火上炎,灼伤肺络,故治当泻肝清金,凉血和络。

处方:生蛤壳(先煎)10g 青黛(包煎)5g 生地黄15g 白茅根20g 花蕊石(先煎)10g 淡秋石(先煎)10g 枇杷叶(包煎)10g 藕节炭(包煎)10g 黄芩10g 黑栀子10g 茜草炭(包煎)10g

（自编医案）

【医案、常用中成药及经验方】

一、医案

王某,女性,56岁。2018年1月5日初诊。经常晨起咳嗽,咯吐黄痰,1周前不慎受凉后咳嗽加剧,时时咳痰,色黄黏稠,咳吐不畅,恶风,夜间发热,昨起痰中带有鲜红色血,咳甚则胸痛。舌质淡红,苔黄腻,脉滑数。体检:血常规:白细胞 12.5×10^9/L,中性粒细胞百分比 82%,C 反应蛋白 56mg/L,胸片示:右中下肺支气管扩张伴片状影。证属:素有痰饮蕴肺,近复感风寒后肺气壅塞,失于宣肃,痰热内蕴,灼伤肺络。治拟:疏风清热,宣肺化痰。

处方:桑叶 9g　桑白皮 12g　黄芩 12g　浙贝母 12g　金荞麦 15g　芦根 15g　桔梗 6g　前胡 9g　鱼腥草 15g　瓜蒌子 12g　陈皮 6g　白茅根 15g　藕节 12g　生甘草 3g

服 7 剂。

二诊:药后咯血由鲜红色转为少许黑色,痰较前减少,体温转常,舌质淡,苔薄白,脉弦滑,予金荞麦片与橘红痰咳液共服善后。

按语:患者素有痰饮蕴肺,复感外邪,痰热壅盛,肺失宣肃,肺络灼伤,为临床较常见的支气管扩张合并感染,外感引动内邪,治取清金化痰汤合用清热凉血止血之品。虽本次咯血之势得以控制,因患者素有痰饮内蕴于肺,待血止后当以益气补肺,宣肺化痰为宜,以防旧病复燃,可以六君子合三子养亲汤调治为妥。

二、常用中成药

1. 燥热犯肺　润肺膏、金果饮。

2. 肝火犯肺　丹栀逍遥片、舒肝片(颗粒)。

3. 阴虚肺热　生脉饮、百合固金丸、川贝枇杷膏。

4. 阳虚血瘀　右归丸、利肺片。

三、经验方

1. 百合汤(《中国当代名医验方大全》)

功能:滋阴润肺,凉血止血。

主治:支气管扩张咯血,肺结核早期咯血。

组成:野百合 12g　蛤蚧粉(包煎)9g　百部 9g　麦冬 9g　天冬 9g　白及 15g

用法:水煎剂,日 1 剂,分 2 次服。

2. 泻白化血汤(《中国当代名医验方大全》)

功能:清热泻肺,化瘀止血。

主治:支气管扩张咯血。

组成:桑白皮 15~20g　地骨皮 10g　甘草 5g　花蕊石(先煎)15g　三七粉(吞服)3g　血余炭(包煎)10g

用法:水煎剂,日1剂,分2次服。

3. 三黄花蕊石汤(《中国中医秘方大全》)

功能:清热化痰,降气止血。

主治:支气管扩张咯血。

组成:大黄(后下)10g　黄连 10g　黄芩 10g　降香 12g　花蕊石(先煎)12g

用法:水煎剂,日1剂,分2次服。

吐血

【概述】

吐血为血由胃来,经呕吐而出,血色黯红或紫黯,常夹有食物残渣。主要见于上消化道出血,其中以消化性溃疡、肝硬化所致的食管胃底静脉曲张破裂最常见。其次见于食管炎、急性或慢性胃炎、胃黏膜脱垂症以及某些全身性疾病(如血液病、尿毒症、应激性溃疡)引起的吐血。

【主要病因病机】

1. 暴饮暴食,饥饱失常,过食辛辣厚味,以致胃中积热,胃络受损。
2. 情志不畅,肝气郁结,郁久化火,逆乘于胃,胃络受损。
3. 劳倦过度,中气亏虚,气不摄血,血溢胃内。
4. 久病入络,胃络瘀阻,血不循经。

【辨证要点】

1. 应与咯血相鉴别(详见咯血篇)。
2. 重点询问患者病程长短,出血前脘腹疼痛性质及症状,出血量多少,血色以及平时精神、面色、胃纳、二便等情况,以利于辨别虚实寒热。
3. 对于吐血量较多者,除有吐血之症外,常可兼见便血色黑,尤其是肝硬化所致的吐血往往量多盈盆,出血迅速可致气随血脱而产生厥脱危重变证。故对该类患者必须注意加强观察,随时做好抢救准备。

【辨证思路】

吐血一证初起以热盛为多,重点区别胃热与肝火,一般均根据病程长短、起病速度、吐血的色量以及平时脘腹疼痛性质、面色、精神等伴随症状、舌象、脉象辨别其属于火热、气虚、血瘀的性质以及肝、胃、脾的脏腑定位。

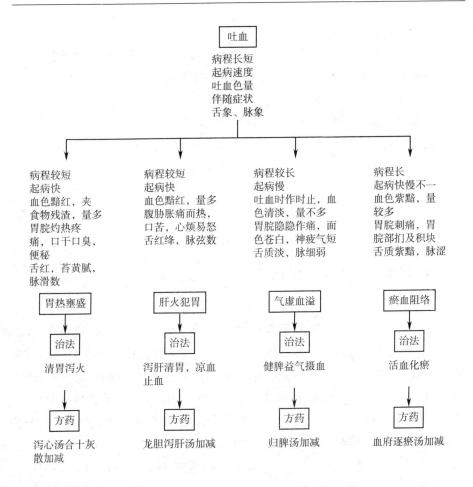

【病例思维程序示范】

齐某,女,59岁,城市居民。1981年5月9日初诊。近来频繁发作吐血。曾用安络血、止血敏仍吐血不止,血色较红,素有胃病史,平时脾气急躁,经常胃脘及胁下攻窜胀痛,头胀痛,舌质嫩,黯红,苔薄黄,脉弦数无力。

辨证思维程序:

第一步:明确吐血诊断。

本患者血经口吐出,且并有胃脘疼痛,故当属吐血无疑。

第二步:辨吐血的寒热虚实。

患者病程较短,吐血色较红,脾气急躁,经常胃脘及胁下窜痛,头胀痛,脉弦数有力,当属肝郁化火,横逆犯胃,灼伤胃络所致。

第三步:做相关检查。

应做胃镜或食管吞钡摄片检查,以明确出血的部位和疾病性质,同时可做肝功能检查以排除肝硬化所致的食管胃底静脉曲张破裂出血。

第四步:治疗。

根据其肝火犯胃的辨证,治当清肝泻火,降气凉血。

处方:炒白芍 25g　生山药 25g　柴胡 10g　枳壳 10g　生地黄 15g　牡丹皮 12g　仙鹤草 30g　黄芩 10g　酸枣仁 25g(捣碎)　麦冬 15g

（自编医案）

【医案、常用中成药及经验方】

一、医案

孙某,男性,62 岁。2010 年 3 月 12 日初诊。经常胃脘隐痛 20 余年,喜温喜按,面色无华,形体消瘦,神疲懒言,纳少。近 2 周因饮食不规律,时有呕吐咖啡样液体,嗳气,面色苍白,遂至医院就诊。体检:血常规:红细胞 3.05×10^{12}/L,血红蛋白 86g/L,白细胞 5.3×10^9/L,血小板 156×10^9/L,呕吐物隐血试验(++),胃镜示胃体、胃窦糜烂出血,幽门水肿。舌质淡红,苔薄白,脉细。证属:脾胃虚寒,气不摄血。治拟:温中健脾,益气摄血。

处方:党参 15g　黄芪 15g　姜半夏 12g　紫苏梗 10g　白术 15g　茯苓 15g　浙贝母 12g　陈皮 6g　金沸草 12g　海螵蛸 15g　仙鹤草 15g　白及 9g　炙甘草 3g

服 7 剂,并嘱半流质饮食。

二诊:药后 1 周未再吐血,纳仍少,乏力,面色苍白。舌质淡红,苔薄白,脉细。

处方:党参 15g　黄芪 15g　姜半夏 12g　紫苏梗 10g　白术 15g　茯苓 15g　浙贝母 12g　陈皮 6g　金沸草 12g　海螵蛸 15g　炙甘草 3g　炒谷麦芽(各)12g　刺猬皮 9g

服 7 剂。并嘱续服 1 个月。

三诊:胃脘隐痛偶作,纳食较前增加,面色欠华,乏力减,体重较前增加 1kg,舌质红,苔薄白,脉细。继予黄芪建中汤加减,调理善后,并嘱注意饮食,忌生冷、辛辣、油炸之品。

按语:患者素体脾胃虚寒,中气不足,近因饮食不调,更伤脾胃中焦之气,以致脾胃虚弱,中气虚衰,气不摄血,升降失常而致时时吐血,余症均为脾胃虚寒,气血两亏之象,予党参、黄芪、白术、紫苏梗、茯苓温中健脾散寒,金沸草、姜半夏降逆止呕,海螵蛸、仙鹤草、白及收敛止血。因脾胃为后天之本,气血生化之源,该患者脾胃虚寒由来已久,气血两虚较甚,故即使吐血止,然脾胃虚弱非一日之功而能复原,当缓慢调治,并应告知患者饮食宜忌,以防病情反复。

二、常用中成药

1. 胃热壅盛　三黄片、牛黄上清胶囊。

2. 肝火犯胃　丹栀逍遥片、舒肝片、气滞胃痛颗粒。

3. 气虚血溢　归脾丸。

4. 瘀血阻络　云南白药胶囊。

三、经验方

1. 海黄散(《中国中医秘方大全》)

功能:祛瘀止血,收敛制酸。

主治:上消化道出血。

组成:海螵蛸　生大黄

用法:上药等分研粉,过 100 目筛,装入胶囊,每粒含生药 0.5g,每次 4~6 粒,每天 4~6 次。

2. 地榆方(《中国中医秘方大全》)

功能:止血,止痛,收敛。

主治:溃疡病大出血。

组成:地榆 12g

用法:水煎服,日服 3 次。

3. 四黄汤(《中国中医秘方大全》)

功能:清热凉血,补气活血化瘀。

主治:上消化道出血。

组成:生大黄 15g　黄连 9g　生地黄 30g　生黄芪 15g　生甘草 6g

用法:水煎剂,日 1 剂,分 2 次服。

尿血

【概述】

尿血为小便中混有血液,甚至伴有血块。随出血量多少的不同,而使小便呈淡红色、鲜红色、茶褐色。西医学的尿路感染、肾结核、肾小球肾炎、泌尿系肿瘤以及一些全身性疾病,如血液病、结缔组织病等,均可参照本篇辨证论治。

【主要病因病机】

1. 邪热伤络 感受热邪或烦劳过度,耗伤阴精,阴虚火旺,以致热伤肾及膀胱脉络,血液渗入水道引起尿血。

2. 脾肾不固 饮食不节,劳伤过度,年老体衰及久病迁延等以致脾虚失于统血,肾虚而下元空虚,封藏失职,导致血随尿出。

【辨证注意点】

1. 尿血必须与血淋、石淋相鉴别 排尿不痛或痛不明显为尿血;血淋有明显小便滴沥刺痛;小便涩滞不畅,时有小便中断,或伴腰腹绞痛,尿中时有砂石夹杂为石淋,或无砂石排出,但配合腹部平片、B超、静脉肾盂造影检查可发现尿路结石表现。

2. 若为妇女应询问是否为经期或排卵期,以排除月经出血及排卵期出血。

3. 应询问近期是否有腰部、小腹部外伤史,以排除肾挫伤可能。

【辨证思路】

一、血尿首先分清虚实
可根据病程、尿血色泽及兼症加以分辨虚实。

	实证或虚实夹杂	虚证
病程	较短	较长
血色	鲜红或夹有血块	淡红

续表

	实证或虚实夹杂	虚证
尿道口	灼热感	无灼热感
面色	潮红	苍白
舌象	质红	质淡
脉象	数	细弱

二、血尿热证分清下焦实热或阴虚火旺

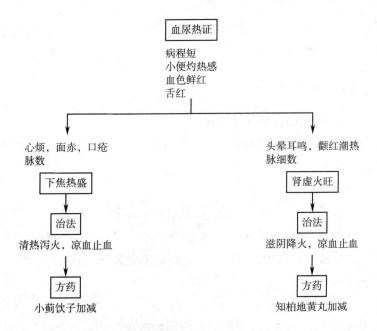

三、血尿虚证分清病变所在脏腑

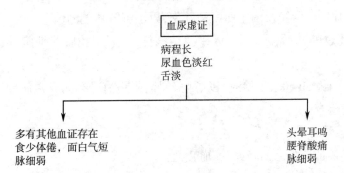

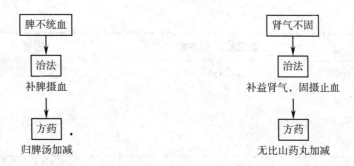

脾不统血 → 治法 补脾摄血 → 方药 归脾汤加减

肾气不固 → 治法 补益肾气，固摄止血 → 方药 无比山药丸加减

【病例思维程序示范】

郑某,男,25岁,工人。因间歇性血尿 1 年余入院。尿血有年,迩来复发。色鲜红,溺管无刺痛,伴头晕腰酸。舌尖红而不绛,苔白腻,脉来濡滑。

辨证思维程序：

第一步:必须明确尿血的诊断。

患者尿血鲜红,且无溺管刺痛,排尿无中断且无砂石排出,无腰腹绞痛,故可排除血淋及石淋,诊断为尿血。

第二步:辨其寒热虚实。

患者尿血虽 1 年,但系间歇发作,总计病程不长,且尿色鲜红,舌尖红,非属虚寒之证,当属热证无疑;但排尿灼热感不明显,伴有头晕腰酸,舌尖红而不绛,苔白腻,脉濡滑,可见非下焦实热,为肝肾阴虚火旺,伤及肾、膀胱络脉的虚实夹杂之证。

第三步:做相关检查。

1. 应做尿常规检查,以了解尿血出血的程度及出血的性质,必要时做尿相差显微镜检查,以判断是肾性还是非肾性血尿。

2. 查肌酐、尿素氮及内生肌酐清除率,以了解肾功能的情况。

3. 除此以外,应做尿培养、尿中找结核杆菌、尿中找脱落细胞,以明确尿血的性质。

4. 还可配合 B 超、CT 检查,以了解肾脏、尿路情况有无异常病变,必要时应做膀胱镜检查。

第四步:治疗。

根据其辨证应拟滋阴降火,凉血止血。

处方:京玄参 9g　大麦冬 9g　阿胶珠(烊化)9g　生地黄 15g　炒白芍 6g

墨旱莲 12g　大小蓟（各）12g　藕节炭（包煎）12g　清甘草 3g

《中医内科医案精选》

【医案、常用中成药及经验方】

一、医案

周某，女性，41 岁。2012 年 4 月 5 日初诊。有尿血病史 12 年，无尿频、尿急、尿痛，长期劳累熬夜，时常腰膝酸软，头晕，失眠，月经量少，舌质淡红，苔薄白，脉细。体检：尿常规示红细胞 100 个 /μl，隐血（+++），白细胞 6 个 /μl，蛋白（±），肾功能正常；B 超示双肾、输尿管、膀胱未见异常，尿相差示红细胞异形率 82%。证属：肝肾不足，肾气不固。治拟：补益肝肾，固摄止血。

处方：熟地黄 12g　山药 15g　山茱萸 10g　怀牛膝 15g　菟丝子 15g　黄芪 15g　杜仲 15g　五味子 6g　酸枣仁（捣碎）15g　仙鹤草 15g　紫草 15g　金樱子 15g　补骨脂 15g　肉苁蓉 15g　小蓟 15g　马鞭草 15g

服 14 剂。

二诊：腰酸、头晕、失眠改善，但尿血同前，时轻时重，月经较前量增加。体检：尿常规示隐血（+），红细胞 20 个 /μl，余均正常。舌质淡红，苔薄白，脉细，继以右归丸加减调治 1 个月。

按语：患者因长期劳累熬夜，肝肾亏虚，肾气不固，膀胱固摄无权以致尿血日久不愈，腰膝酸软，头晕，失眠，月经少，均为肝肾精血亏耗之象，由于病程较长，肝肾亏损，精血不足之候非一时一日而能取效。方取无比山药丸、右归丸合仙鹤草、金樱子、紫草、小蓟、马鞭草补益肝肾、固摄止血，虽未痊愈，但尿血之势得以控制。在止血的诊疗中，唐容川《血证论》之止血、消瘀、宁血、补虚四法为后世常遵循的原则，此案中采用补虚、止血是具体的体现。

二、常用中成药

1. 下焦热盛　肾舒颗粒、金钱草胶囊。

2. 肾虚火旺　知柏地黄丸、左归丸。

3. 脾不统血　归脾丸。

4. 肾气不固　右归丸（胶囊）。

三、经验方

1. 茜草双酯片(《中国中医秘方大全》)

功能:活血止血。

主治:IgA 肾炎血尿。

组成:茜草提取物。

用法:一次 4 片,一日 2 次

2. 白茅根汤(《中国中医秘方大全》)

功能:清热化湿,止血凉血。

主治:湿热伤阴证血尿。

组成:白茅根 30~60g　薏苡仁 15~30g　赤小豆 15~30g

用法:水煎剂,日 1 剂,分 2 次服。

便血

【概述】

便血系胃肠络受损,出现血液随大便而下,或大便呈柏油样为主要临床表现的病证。西医学的胃肠道炎症、溃疡、肿瘤、息肉、憩室炎等出血导致大便下血者,均可参照本篇辨证论治。

【主要病因病机】

1. 嗜食辛辣厚味、酗酒,或饮食不洁,脾胃湿热内蕴,下注肠道,化火灼伤肠络。

2. 情志不畅,肝郁化火,横逆犯胃,胃热炽盛灼伤胃络。

3. 过食寒凉日久,或素体脾胃虚寒,脾失统血。

4. 脾胃虚寒,寒凝血脉,瘀阻胃络,或积聚于胃肠,以致胃肠经脉血行不畅,血不循经。

【辨证注意点】

1. 注意询问患者本次便血前的饮食、胃脘部症状,特别应排除食动物血及铋剂而导致的黑便。

2. 仔细询问患者便血的颜色,以推测出血位置的高低;询问便血量、色、质,以推测出血量的大小,结合观察患者面色、脉象判断是否有气随血脱的厥脱存在,有利于及时抢救。

3. 应注意与痢疾及痔疮相鉴别

	便血	痢疾	痔疮
起病	一般多缓	急	缓
病程	或短或长	大多较短	长
便血特点	大便带血或全为血便,色鲜红、黯红或呈黑便,无里急后重,无内、外痔发现	粪便呈脓血样,或血便伴有黏液、脓液,大便次数多、量少,里急后重	血在大便后滴下,不与粪便相混,肛门常有异物感或疼痛,检查可发现内痔或外痔

续表

	便血	痢疾	痔疮
全身症状	随证候的不同,有寒热虚实的不同表现	初期有恶寒、发热、头身疼痛等外邪入侵的症状	除反复出血偶有肛门疼痛、头晕外,一般无明显全身症状

【辨证思路】

一、便血首先应分清远血、近血的不同

一般情况下,便血色鲜红者,其来出血部位距肛门较近,为近血;便血色紫黯者,其来出血部位距肛门较远,为远血。但远血量大时亦可表现为鲜红或黯红色血便。

二、分清寒热虚实不同及所在的脏腑

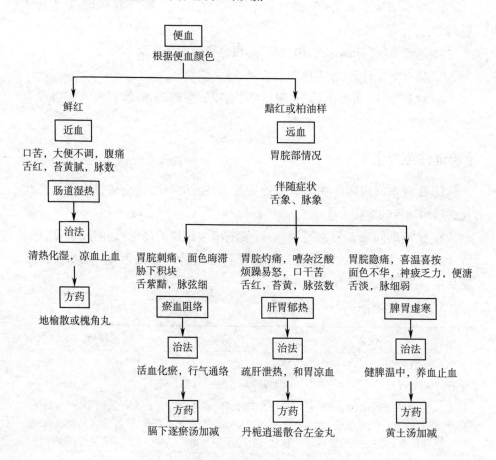

【病例思维程序示范】

毛某,男,18岁。胃脘疼痛已7载,每逢冬春则发作,1周来,胃脘疼痛夜间较剧,泛酸泛恶,便血色黑,舌质淡,苔白,脉细。

辨证思维程序:

第一步:应辨别是近血还是远血。

患者素有胃痛史7年,1周来解便色黑,故属远血。

第二步:远血当辨寒、热、瘀之不同。

患者胃脘疼痛反复发作7年,多为冬春之季易作,苔白质淡,脉细,为脾胃虚寒,脾失统血,血不归经,下渗大肠而便血。

第三步:做相关检查。

1. 为了了解出血量的多少,应做血常规、大便隐血。

2. 为了明确诊断及出血的部位,应及时做胃镜、肠镜或胃肠钡餐检查,必要时在胃镜、肠镜中予病理学检查。

3. 为了排除其他原因引起的便血,应做肝功能、肝胆胰B超以及出凝血时间检查等。

第四步:治疗。

根据辨证应予温中健脾,益气摄血。

处方:党参12g 炒白术9g 熟附片(先煎)9g 熟地黄12g 炒黄芩9g 阿胶(烊化)9g 仙鹤草30g 灶心土(包煎)30g

《中医内科医案精选》

【医案、常用中成药及经验方】

一、医案

俞某,男性,39岁。2015年9月3日初诊。平素嗜好饮酒,每天饮白酒3两,口味较重,喜食辛辣厚味,近2个月经常自觉胃脘部灼热疼痛,嘈杂泛酸,得食痛减,口苦,酒量较前减少,大便干燥,2日一行,昨起因与家人争吵,解黑便2次,先干后稀,量共约400ml,无胃痛嘈杂,舌质红,苔黄腻,脉滑。体检:血压130/85mmHg,血常规示红细胞3.6×10^{12}/L,血红蛋白101g/L,白细胞

$9.2 \times 10^9/L$,血小板 $136 \times 10^9/L$,大便隐血(+++),予急诊胃镜检查,十二指肠见一 $1.2cm \times 0.6cm$ 溃疡活动性出血。证属:肝胃郁热,灼伤胃络。治拟:疏肝泄热,和胃凉血。

处方:柴胡 9g 炒栀子 9g 浙贝母 12g 半夏 10g 青陈皮(各)9g 黄连 3g 黄芩 12g 吴茱萸 3g 煅瓦楞子(先煎)15g 牡丹皮 10g 炙甘草 3g

服 3 剂。并嘱忌酒及辛辣。半流质隐血饮食 3 天,并注意观察大便情况,若黑便量增加及时就诊。

二诊:服药 3 天后,大便转黄,日行 1 次,无胃脘灼热及泛酸,因食半流质,时常有饥饿感,舌质淡红,苔薄白,脉滑。予丹栀逍遥丸与左金丸加减调治两周余。

按语:患者喜饮酒,喜食辛辣厚味,脾胃湿热壅盛,此因与家人争吵而致肝郁化火横逆犯胃,肝火胃热相合灼伤胃络,故见便血。虽然本案属便血,肝胃郁热证,但是由胃痛病肝胃郁热证发展而来。方取化肝煎合左金丸化裁,疏肝清胃,凉血和胃,药证相合而取效。

二、常用中成药

1. 肠道湿热 葛根芩连丸、香连丸(片)。

2. 肝胃郁热 丹栀逍遥丸(片)。

3. 脾胃虚寒 理中丸、温胃舒颗粒。

4. 瘀血阻络 失笑散。

三、经验方

1. 虚寒胃痛汤(《中国中医秘方大全》)

功能:温中健脾,行气化瘀。

主治:虚寒型十二指肠溃疡。

组成:党参 15g 白术 10g 炮姜 8g 炒蒲黄(包煎)15g 田三七 2g 白及 15g 台乌药 12g 陈皮 10g 川木香 10g 甘草 6g

用法:水煎剂,日 1 剂,分 2 次服。

2. 芪芍汤(《中国中医秘方大全》)

功能:益气利湿,和血敛疮。

主治:胃及十二指肠溃疡病。

组成:黄芪 15g 白芍 15g 桂枝 7g 炙甘草 9g 当归 9g 川芎 6g 云茯苓 12g 泽泻 9g 蒲公英 12g 乌梅 12g 煅牡蛎(先煎)24g 大枣 5 枚

用法:水煎剂,日 1 剂,分 2 次服。

3. 加味乌贝散(《中国中医秘方大全》)

功能:制酸止痛通瘀,养胃和中通络。

主治:消化性溃疡。

组成:海螵蛸 50g　浙贝母 50g　生白芍 50g　生甘草 50g　乳香 30g　没药 30g　参三七 30g

用法:上药研粉装空心胶囊,每丸重约 0.5g,每日 3 次,每次 6 粒。

紫癜

【概述】

紫癜为血液溢出于肌肤之间,皮肤出现青紫斑点或斑块的病证。多种外感或内伤的原因都会引起紫癜。外感温热病,热入营血所出现的紫癜,可参阅温热病学。内科杂病的紫癜主要见于西医学的原发性血小板减少性紫癜、过敏性紫癜、再生障碍性贫血等血液病或自身免疫性疾病。此外,药物、化学和物理因素等引起的继发性血小板减少性紫癜,亦可参考本证篇辨证论治。

【主要病因病机】

1. 外感热邪,热盛动血;或情志过极,气郁化火,热入血分,导致血热妄行。

2. 素体阴虚,过食辛辣,以致阴虚火旺,虚火灼伤脉络。

3. 劳欲过度;或思虑太过,脾气亏虚,日久导致气不摄血。

4. 久病入络;或出血后瘀阻络脉;或热盛煎熬血液;或寒凝血脉,导致血行不畅,瘀阻脉络。

【辨证注意点】

1. 紫癜必须与出疹鉴别

	皮肤表现	按压	触摸
紫斑	隐于皮内	不褪色	平滑
出疹	高出皮肤	褪色	有高低不平感

2. 辨别病情轻重及病性寒热　根据紫癜的数量、颜色及有无其他部位出血等情况,辨其病情的轻重及寒热性质的不同。紫癜面积小,数量少,色红赤者,病情较轻;面积大,数量多,色紫黑者,病情重。色红或紫红,多为热;色黯红、青紫、色黑,多为寒或瘀。除皮肤紫癜外,如伴有鼻衄、齿衄、尿血等其他出血症状,或出血不易止为病重。

【辨证思路】

一、紫癜首分标本虚实

紫癜临证时首当分清标本虚实。标实以热瘀为主,本虚以阴虚气虚为多。

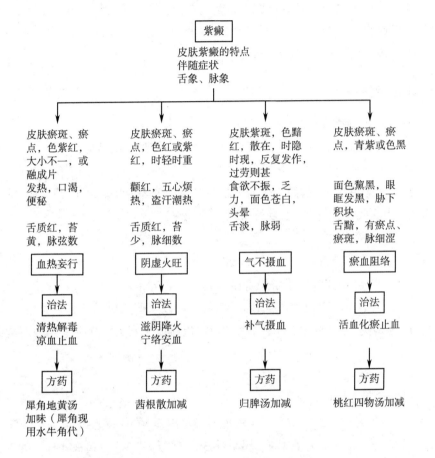

二、证多掺杂,灵活辨证

紫癜中虚实夹杂证较为多见,临证时必须灵活辨证。如气虚导致血瘀,血不循经者,应益气摄血,活血化瘀;阴虚血瘀者,当在养阴泻火,凉血止血同时,佐以活血之品,如生茜草、牡丹皮等。

三、谨慎应用活血药

对瘀血阻络型的紫癜,如兼见胁下结块,皮下大片瘀斑时,必须及时检查血小板计数。若血小板数量明显减少,则桃仁、红花等活血药应慎用,可改为参三七、云南白药等同时兼有活血止血作用的药物,并加强观察,以防急变。

【病例思维程序示范】

叶某,女,14岁,学生。1971年10月12日初诊。全身紫癜已1个半月。1971年9月初,四肢突发紫癜,全身点点斑斑,色泽鲜红,以下肢为甚;口渴,两颧潮红。舌边尖红,苔薄白,脉弦细带数。检查:两上下肢有大小不等、压之不褪色的出血点。辅检:出血时间、凝血时间及血小板计数均正常。在外院服泼尼松稍好转,现已减量至每天20mg。

辨证思维程序:

第一步:明确紫癜的诊断。

此患者紫癜1个半月,全身点点斑斑,压之不褪,当属紫癜。

第二步:辨清紫癜虚实热瘀的性质。

患者紫癜色泽鲜红,散于全身,且口渴,两颧潮红,舌边尖红,苔薄白,脉弦细带数,当属阴虚内热,迫血妄行所致。

第三步:做相关检查。

1. 查血常规是否为贫血、血小板减少等所致。

2. 查出凝血时间,以了解患者凝血功能是否异常。

3. 如血小板持续减少可行骨髓穿刺检查,以了解造血系统是否异常。

4. 还应行肝功能、B超(肝、脾)检查,以排除肝硬化、脾功能亢进所致的出血。

第四步:治疗。

根据其阴虚内热辨证,治当养阴清热,凉血止血。

处方:生地黄12g 败龟甲(先煎)12g 川黄柏9g 肥知母9g 金狗脊12g 菟丝子12g 女贞子12g 墨旱莲30g 鲜藕节30g 乌梅4.5g 谷麦芽(各)9g 大枣6枚

(《中医内科医案精选》)

【医案、常用中成药及经验方】

一、医案

陈某,女性,45岁。2016年7月2日初诊。全身皮肤散在紫斑8个月余,时轻时重,面色萎黄,头晕乏力,失眠,月经过多,纳谷不馨,每遇劳累或外感加重,甚则鼻衄、牙龈出血,舌质淡红,苔薄白,脉细。血常规:红细胞 4.0×10^{12}/L,白细胞 5.1×10^9/L,血小板 15×10^9/L。骨髓检查见巨核细胞增多,成熟障碍;出血时间延长;B 超示脾脏无肿大。证属:脾气亏虚,气不摄血。治拟:益气健脾固摄。

处方:党参 15g　黄芪 15g　当归 12g　白术 15g　酸枣仁(捣碎)15g　茯苓神 15g　木香 6g　炒谷麦芽(各)12g　防风 12g　仙鹤草 15g　棕榈炭(包煎)9g　五味子 6g　炙甘草 3g

服 14 剂。嘱防外感,休息。

二诊:药后头晕乏力改善,余症舌脉同上。

处方:原方加阿胶(烊化)9g,续服 1 个月。

全身未出现新的紫斑。原紫斑色亦转紫黯,纳转常,月经较前量减少,夜寐安。舌质淡红,苔薄白,脉细。复查血常规:血小板 22×10^9/L,继予八珍汤加减续治。

按语:脾为后天之本,主运化,为气血生化之源,患者脾气亏虚,因劳累或外感后导致脾气耗伤加重,气虚而不能摄血,血液溢于肌肤而成紫癜,甚则可以出现鼻衄、齿衄;气虚日久,不能生血,气血两亏,心神失养,冲任不固而见失眠、头晕、面色萎黄少华、月经过多;再则脾气亏虚,运化无权,纳谷不馨。本案方取归脾汤化裁,益气健脾养血摄血,方证相合。本案虽属紫癜之病,但同时也可并见鼻衄、齿衄,然此患者是以紫斑为主诉,故从紫斑论治,在临床上常常可见同一患者出现不同的血证之象,只要切中病机,异病同治。

二、常用中成药

1. 血热妄行　安宫牛黄丸、清开灵。

2. 阴虚火旺　知柏地黄丸、河车大造胶囊。

3. 气不摄血　归脾丸、八珍颗粒。

4. 瘀血阻滞　血府逐瘀胶囊(口服液)。

三、经验方

1. 抗紫癜方(《中国中医秘方大全》)

功能:清热解毒,祛风除湿,活血散瘀。

主治:过敏性紫癜。

组成:金银花 15g　蒲公英 15g　紫花地丁 15g　土茯苓 30g　白鲜皮 12g　地肤子 12g　萆薢 12g　丹参 9g　赤芍 9g　蝉蜕 9g　防风 9g　泽泻 9g　白

芷 6g 生甘草 6g

用法:水煎剂,日 1 剂,分 2 次服。

2. 凉血解毒汤(《中国中医秘方大全》)

功能:凉血解毒。

主治:单纯型过敏性紫癜。

组成:连翘 30g 生地黄 15g 紫草 15g 炒槐花米 12g 徐长卿 12g 大枣 10 枚 甘草 10g

用法:水煎剂,日 1 剂,分 2 次服。

3. 椒梅抗敏汤(《中国中医秘方大全》)

功能:扶脾敛肝,寒热并用,宁络止血。

主治:过敏性紫癜。

组成:川黄连 6g 炒黄芩 10g 淡干姜 6g 潞党参 10g 大白芍 30g 川椒 10g 乌梅 30g 姜半夏 10g 炒枳实 10g

用法:水煎剂,日 1 剂,分 2 次服。

自汗、盗汗

【概述】

自汗、盗汗是指不因外界因素影响,而汗液外泄失常的病证。其中,白昼时时汗出,动辄尤甚者为自汗;寐中汗出,醒来自止者为盗汗。西医中自主神经功能紊乱、更年期综合征、甲状腺功能亢进、结核病等出现以汗出异常为主症时,即可参照本证辨治。

【主要病因病机】

1. 肺卫不固,表虚受风,营卫失和,腠理开泄而出汗。
2. 烦劳过度或热病伤阴,阴虚火旺,逼津外泄而出汗。
3. 忧思过度,劳伤心脾,心不藏液而汗出。
4. 湿热胃火,或肝郁化火,逼液为汗。

【辨证注意点】

1. 分清生理性汗出过多还是病理性汗出异常,排除因暑热多衣、渴饮热汤、情绪激动、劳动奔走等导致的生理性汗出较多的情况。
2. 分清自汗与盗汗,排除战汗、脱汗、黄汗。
3. 伴随症状区分阴阳虚实,自汗多属气虚不固,盗汗多属阴虚内热,而自汗因于肝火、湿热者,则属实证。

【辨证思路】

一、明确患者确为自汗、盗汗,并为应诊的主诉

二、根据患者异常汗出出现的时间、症状区分自汗、盗汗,并排除战汗、脱汗和黄汗,详见下表:

病证名称	出汗特点	伴见症状
自汗	白昼时时汗出,动则益甚	多见气虚不固的症状

续表

病证名称	出汗特点	伴见症状
盗汗	寐中汗出,醒后即止	多见阴虚内热的症状
脱汗	大汗淋漓,汗出如珠,又称绝汗,为病势危急之象	声短息低,精神疲惫,四肢厥冷,脉微欲绝或散大无力
战汗	急性热病过程中,突然恶寒战栗,全身汗出,为邪正交争之象	发热,口渴,烦躁不安。若汗出之后,热退脉静,气息调畅,为正气拒邪,病趋好转
黄汗	汗出色黄,染衣着色	多见口中黏苦,渴不欲饮,小便不利,苔黄腻,脉弦滑等症

三、分清阴阳虚实

(一) 辨虚实

首先根据患者病程、体质、脉象及虚实兼症分清属虚证还是实证,见下图:

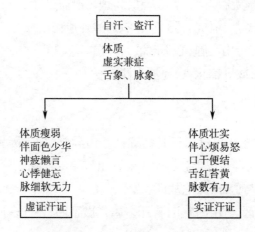

(二) 实证

汗证多属邪热郁蒸所致,临证当分清属肝火郁蒸还是胃中湿热,见下图:

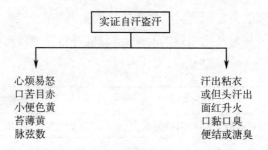

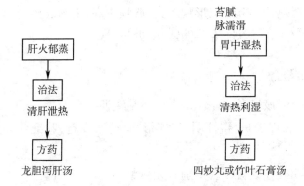

（三）虚证

汗证中有热象者多为阴虚火旺,无热象者当分清肺卫不固、营卫不和及心血不足,具体辨证思路见下图:

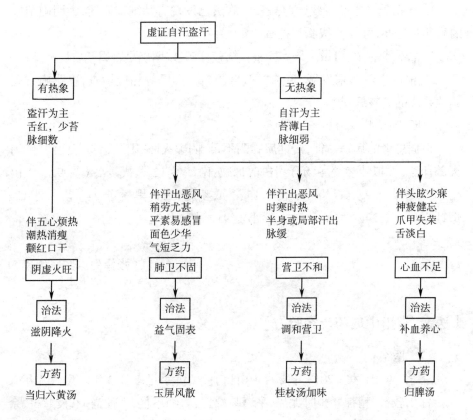

【病例思维程序示范】

胡某,女,47 岁,1963 年 8 月 20 日初诊。诉近半年来夜寐盗汗甚多,浸湿衣被,伴午后潮热,面部烘热,形瘦乏力,心烦少寐,干咳少痰,在某医院胸透示右肺第二肋间有结核病灶,舌质偏紫红,少苔,脉细数。

辨证思维程序:

第一步:分清该患者的盗汗是虚证还是实证。

根据患者病程较长,盗汗明显,伴形瘦乏力,少苔,脉细数等症,可诊为虚证盗汗。

第二步:明确虚证盗汗后辨别有无热象。

根据患者午后潮热,面部烘热,心烦少寐,干咳少痰,舌红,脉数,应诊为有热象之虚证盗汗,即辨属阴虚火旺型盗汗。

第三步:做相关检查。

1. 根据患者干咳少痰,潮热盗汗,胸透已发现有肺结核病灶,为明确结核的病期及程度,可行 X 线胸片检查。

2. 若患者有痰,可做痰培养检查找结核杆菌,以明确是否属开放性肺结核。

3. 根据患者病情发展,可选择做胃肠、骨、淋巴等相应检查,以明确有无其他系统的结核病灶。

第四步:治疗。

根据患者的病情体征,辨证属肺阴不足,阴虚火旺,因此治拟养阴清肺,泻火敛汗法,方拟沙参麦冬汤合泻白散加减:南沙参 12g　天麦冬(各)9g　大白芍 9g　冬桑叶 9g　青蛤壳(先煎)15g　瓜蒌皮 12g　黑栀子 9g　花龙骨 12g　煅牡蛎(先煎)24g　炙甘草 3g　浮小麦 9g　大枣 4 枚

（《张泽生医案医话集》）

【医案、常用中成药及经验方】

一、医案

翁某,男,21 岁。2013 年 2 月 19 日初诊。诉手足多汗 3 年。患者 3 年来手足汗出较甚,精神紧张时尤显,平素易感冒,胃纳不佳,大便尚调,夜寐可,余无明显不适。舌边尖红,苔薄,脉细小数。证属气阴两虚,心火偏亢。治拟益气养阴,清心降火。

处方:生黄芪 30g　生白术 12g　炒防风 12g　北沙参 30g　太子参 15g

五味子 6g　黄连 9g　莲子心 12g　莲须 12g　煅龙骨(先煎)30g　煅牡蛎(先煎)30g　淮小麦 30g　糯稻根 15g　瘪桃干 9g

服 14 剂,水煎服,一日 1 剂,一日 2 次。

二诊:2013 年 3 月 6 日。手足汗出略减,胃纳一般,大便尚可,夜寐安,口唇色红,舌边尖红,苔薄,脉细小数。证治同前,加强清心除烦敛汗之品。

处方:生黄芪 30g　生白术 12g　炒防风 12g　北沙参 30g　麦冬 15g　珠子参 9g　五味子 6g　煅龙骨(先煎)30g　煅牡蛎(先煎)30g　黄连 9g　淡竹叶 12g　莲子心 12g　知母 12g　糯稻根 30g　瘪桃干 9g

三诊:2013 年 6 月 5 日。上方服用至 6 月 4 日,现手足汗出已缓解,皮肤干燥,感冒未发,纳可便调,舌红,苔薄,脉细。

处方:生黄芪 30g　生白术 12g　炒防风 12g　北沙参 30g　麦冬 15g　生地黄 15g　玉竹 12g　黄精 15g　五味子 6g　煅龙骨(先煎)30g　煅牡蛎(先煎)30g　淮小麦 30g　莲子心 12g

按语:《伤寒明理论》曰:"手足汗者,热聚于胃,而津液之旁达也。"并指出"胃主四肢,手足汗出者,阳明之证也"。由此可见,手足汗出与脾胃有关。脾胃气阴亏虚,运化失常,津液失布,旁达四肢,故见手足多汗,形体偏瘦,胃纳不佳,脉细小数;气虚防御作用减弱,表卫不固,故见平素易于感冒;经云:"五脏化液,心为汗",紧张焦虑,心气郁结,心火偏旺,营阴失守,而见精神紧张时汗出尤甚,舌尖红;脾其华在唇,脾胃阴虚,虚热内生,故见口唇色红。综观舌脉诸症,辨证当属脾胃气阴亏虚,心火偏亢,病变涉及心、脾、胃。治疗当益气养阴,清心降火。首诊时以黄芪、白术、太子参、北沙参益气养阴;黄连、莲子心清心降火;五味子、淮小麦宁心安神敛汗;莲须、煅龙骨、煅牡蛎、糯稻根、瘪桃干收敛固涩止汗;防风合黄芪、白术,乃玉屏风散之意,功擅益气固表,加强防御作用,预防感冒。方证相符,然二诊时手足汗出未见明显改善,经云:"阳加于阴,谓之汗",恐是阳明之热、心经之火偏亢,以致营阴不固,汗出不止,其唇红、舌红、脉数可窥见一斑。故加用淡竹叶、知母、珠子参、麦冬以增清热养阴之功,遂得良效。谨守病机,随证加减,调治旬余,终获痊愈,然虑其病程较长,形体偏瘦,体质薄弱,故酌减淡竹叶、知母、黄连等清热之品,益加生地黄、黄精补益气阴,续进数月,终获良效。

二、常用中成药

1. 肺卫不固　玉屏风散。

2. 阴虚火旺　麦味地黄丸、知柏地黄丸。

3. 心血不足　归脾丸。

4. 邪热郁蒸　龙胆泻肝丸、当归龙荟丸。

三、经验方

1. 黄芪固卫散(《中国当代名医验方大全》)

功能:益气止汗固卫。

主治:自汗,盗汗,尤宜小儿缺钙引起的自汗、盗汗。

组成:生黄芪 60g　生牡蛎(先煎)60g　煅龙骨(先煎)60g　浮小麦 60g
五味子 10g　生甘草 10g

2. 敛汗丹(《中国当代名医验方大全》)

功能:清热化痰,安神敛汗。

主治:阴虚盗汗,尤宜结核病盗汗。

组成:五倍子 15g　朱砂 3g

用法:两药研细混匀,临睡有取药末 2g,用唾液调敷脐窝,再以胶布覆盖,
次日擦去。

3. 五倍丹(《中国当代名医验方大全》)

功能:收敛止汗。

主治:虚证自汗盗汗,汗出属实者不宜。

组成:五倍子

用法:适量研细末,用糯米汤调如稠糊状敷脐部,用纱布覆盖加胶布封固,
连用 1 周。

厥脱证

【概述】

厥脱证是以突然发生的一时性昏倒、不省人事为主要临床表现的一种病证。有的患者可伴有四肢逆冷或四肢不温,严重者还可同时伴有大汗淋漓,脉象微弱。轻者可于短时间内苏醒;重者则往往一厥不醒而死亡。西医学中的阿-斯综合征、低血糖昏迷、高血压脑病、排尿性晕厥等出现厥脱证表现者,即可参照本篇辨治。

【主要病因病机】

1. 大怒、惊恐或所欲不遂而致阴阳气不相顺接。

2. 暴饮暴食或嗜食肥甘,积滞内停,湿阻气滞,气机受遏致阴阳气不相顺接。

3. 劳倦太过,耗伤中气,使清阳不升,一时气机不相顺接。

4. 亡血失津,气随血脱,神明无主,导致厥脱。

【辨证注意点】

1. 应明确是否为厥脱证。根据有无反复发作病史,昏迷时是否伴有口吐白沫、嚎叫、四肢抽搐以及苏醒后有无半身不遂、口眼歪斜等症,可与痫证、中风相鉴别。

2. 应根据诱发因素、有无怕冷发热等表证情况,区分外感与内伤所致厥脱证的不同。

3. 仔细询问引起厥脱证的诱发因素、既往病史、体质情况,以及此次发病时的情形、环境状况等,有利于辨明虚实及气厥、血厥、痰厥、食厥等不同类型的厥脱证。

4. 根据昏倒时间长短、程度深浅,以及是否伴有大汗、脉微肢冷等情况辨别病情程度,了解病情顺逆。

【辨证思路】

一、应辨别厥脱证之虚实

	厥脱实证	厥脱虚证
呼吸	气壅息粗	气息微弱
面色	面微红或紫黯	面色苍白
口、唇	口噤、唇紫	张口、唇淡
肢体	两拳握固	手撒汗出或四肢震颤
舌脉	舌红,苔黄腻,脉有力	舌胖或淡,脉无力

二、辨病情轻重

	轻症	重症
时间	短暂	较长,甚至一厥不醒
伴有症状	四肢微凉或正常,微汗	四肢厥冷,大汗
脉象	细弱	微弱
程度	压眶、对光反射存在	压眶、对光反射消失

三、厥脱实证分清气、血、痰、食

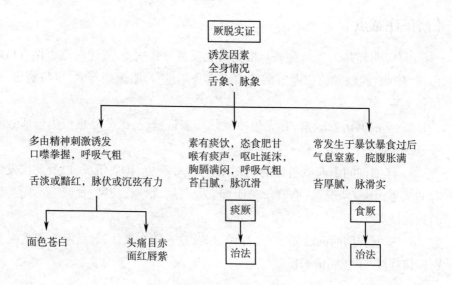

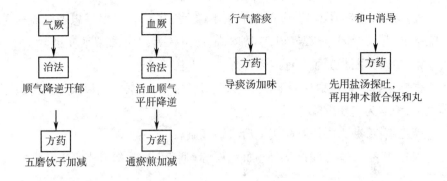

四、厥脱虚证分清气血

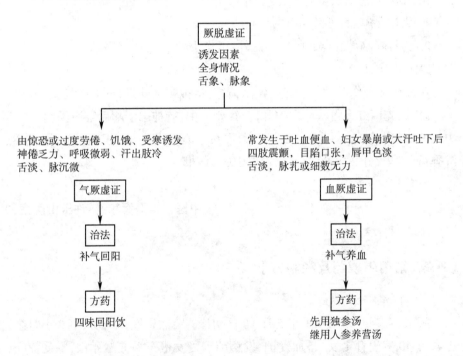

【病例思维程序示范】

梁某,女性,28岁,家庭妇女。素性暴躁,稍不遂意,辄负气相争。时值与其兄嫂争吵,突然昏倒,口噤拳握,牙关紧闭,呼吸气粗,胸膈喘满,四肢厥冷,脉沉弦。

辨证思维程序:

第一步:分清该患者厥脱之虚实。

根据患者素性暴躁,发病正值情绪不遂,争吵之时,又根据患者厥脱兼见口噤拳握,牙关紧闭,呼吸气粗,胸膈喘满,脉沉弦等,考虑属厥脱实证。

第二步:诊断为厥脱实证后辨明外感与内伤。

根据患者发病与精神因素密切相关,且无中寒、中暑病史以及无发热畏寒等表证,考虑为内伤厥脱。

第三步:诊断为内伤厥脱实证后辨别气血。

根据患者上述厥脱之表现,而无面赤、唇紫、头痛等症状,考虑为气厥实证。

第四步:若患者反复发病,需做相关检查。

1. 为排除癫痫,可做脑电图检查。

2. 为排除脑部肿瘤或脑血管意外,可作头颅 CT、MRI 等检查。

第五步:治疗。

辨证属暴怒伤肝,肝气上逆,蒙蔽清窍,治拟顺气开窍、宽中理气。

急救:先以红灵丹吹鼻取嚏开窍,针刺人中,待神志清醒后继服汤剂。

处方:白芍 12g　香附 12g　广木香 6g　石菖蒲 12g　枳壳 10g　檀香 8g　沉香(研细末,分 2 次冲服)2g　青皮 10g　槟榔 8g

(《中医内科医案精选·许玉山医案》)

【医案、常用中成药及经验方】

一、医案

吴某,女,44 岁。2001 年 5 月 16 日初诊。突然昏厥,不省人事 2 小时余。患者于 40 岁生育 1 女,备加爱护,发病前因爱女遭车祸突然死亡,骤受惊吓,突然昏倒,四末发凉,心悸不宁,呼吸微弱,无四肢抽搐,无口吐白沫及异常叫声。既往史:既往健康。体检:体温 36.7℃,脉搏 90 次 /min,呼吸 28 次 /min,血压 110/80mmHg,处于昏睡状态,自动体位,面色苍白,全身皮肤黏膜未见皮疹、出血点及黄染,双侧瞳孔等大等圆,对光反射灵敏,耳鼻口无异常分泌物,颈软无抵抗,气管居中,甲状腺不肿大,胸廓无异常,双肺呼吸音弱,心率 90 次 /min,律齐,各瓣膜区(−),腹平软,肝脾(−),肠鸣音正常,四肢张力、肌力正常,神经系统检查(−)。舌质淡,脉沉弱。血常规:血红蛋白 119g/L,白细胞 8.6×10^9/L,中性粒细胞 0.70,淋巴细胞 0.30;尿常规:尿糖(−),尿酮体(−);

脑脊液常规(-);脑脊液生化:糖定量 4.6mmol/L,氯化物 112mmol/L。证属:气厥虚证,治宜补气回阳。急拟:灌服温糖水或热茶,同时静滴生脉注射液,后患者慢慢苏醒。

二诊:次日患者自觉神疲乏力,动辄汗出,四肢发冷,少气懒言,夜不能寐,舌淡,脉沉弱。综观诸症,参合舌脉,证属:阳气虚损,心神失养。治拟:补气回阳,养心安神,四味回阳饮加减。

处方:人参 10g 黄芪 30g 制附子(先煎)10g 炮姜 10g 炙甘草 10g 远志 10g 酸枣仁(捣碎)10g

服 3 剂,并嘱煎煮沸腾后 30~40 分钟,共 2 次,取汁 400ml,分 2 次温服。

三诊:服中药 3 天后汗出渐止,四肢微冷,仍觉乏力、懒言,舌淡,脉沉弱。继续予前方 7 剂治疗。

按语:此案患者中年失女,骤遇惊恐,元气耗伤,恐则气下,清阳不升,致阴阳气不相顺接,突然昏厥,面色苍白;气虚下陷,则呼吸微弱,少气懒言;气虚阳气不运则四肢发冷;舌淡、脉沉弱皆为气虚佐证。故治拟补益回阳,急则灌服温糖水或热茶,静滴生脉注射液;清醒后,除精神安慰外,复以四味回阳饮缓缓图治。

二、常用中成药

1. 气厥实证 木香顺气丸、苏合香丸、玉枢丹(紫金锭)。

2. 气厥虚证 生脉饮、生脉注射液、参脉注射液。

3. 血厥实证 清开灵注射液。

4. 血厥虚证 参脉注射液、参附注射液。

5. 痰厥 鲜竹沥口服液、礞石滚痰丸。

6. 食厥 保和丸。

三、经验方

1. 解毒开窍汤(《中国当代名医经验方大全》)

功能:清热解毒,开窍醒神。

主治:暑厥、发热、昏迷不醒,或伴抽搐谵语。

组成:金银花 9g 连翘 9g 牛蒡子 9g 桑叶 9g 淡竹叶 9g 石菖蒲 9g 南沙参 15g 石斛 15g 粳米 20g 甘草 6g 桔梗 6g 至宝丹 1.5 粒

用法:水煎剂,日 1 剂,分 2 次服。

2. 治癔通窍散(《中国当代名医验方大全》)

功能:祛风豁痰,开窍醒神。

主治:癔症性昏厥,精神抑郁,表情痴呆,语无伦次,喜怒无常,无端哭闹。

组成:皂荚 3g　细辛 3g　冰片 1g

用法:取 1 小纸片卷成细纸筒,取药面少许,以细纸筒吹入患者鼻中,取嚏为度。

胃痛

【概述】

胃痛是指以心窝部以下、脐以上的胃脘部疼痛为主,或伴有脘腹胀满、纳呆、泛酸嘈杂、恶心呕吐等症的一种病证。西医学中的急性或慢性胃炎、消化性溃疡、功能性消化不良、胃下垂、胃黏膜脱垂、胃癌、食管炎等以胃脘部疼痛为主要表现者,可参照本篇辨治。

【主要病因病机】

1. 外感寒邪,客于胃腑;或过服寒凉伤中,致寒凝气滞而痛。

2. 饮食不节,损伤脾胃,运化失常,而致食积、湿阻,气机不畅;或脾胃失养而痛。

3. 情志不畅,肝失疏泄,横逆犯胃,肝胃不和而痛。

4. 久病素虚诸劳,致脾胃亏虚失养而痛。

【辨证注意点】

1. 着重询问胃痛的性质、与饮食的关系、大便情况、诱发加重与缓解因素、伴随症状。

2. 胀痛非肝气犯胃所独有,在其他证型中亦可出现,应注意询问伴随症状。

3. 由于脾胃受损,运化失健,故往往兼有湿象。

4. 由于胃与肝关系密切,故肝气郁结犯胃的证候每易出现,而与其他证型相兼夹。

5. 部分患者可仅仅表现为脾胃气虚,而不一定有虚寒征象。

6. 本病证往往反复发作,病程较长,故临床多见虚实夹杂。

【辨证思路】

一、分清虚实

	实证	虚证
起病情况	较急	较缓
诱发因素	常有	不明显
疼痛性质	痛剧而急,固定不移,拒按	痛徐而缓,痛处不定,喜按
与饮食关系	食后痛甚	空腹疼痛
脉象	脉盛气盛	脉虚气怯

二、实证分清寒、热、食积、气滞与瘀血

根据病程长短、发病是否急暴,胃痛实证可分成两部分,详见下表:

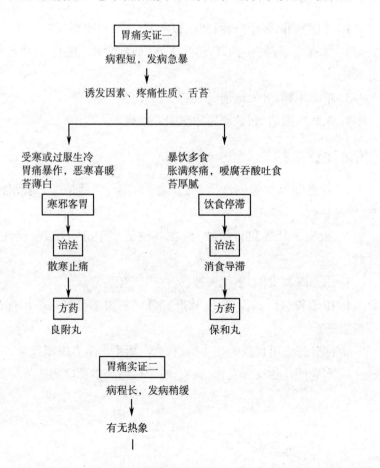

胃痛实证一

病程短，发病急暴

诱发因素、疼痛性质、舌苔

受寒或过服生冷
胃痛暴作，恶寒喜暖
苔薄白

寒邪客胃

治法

散寒止痛

方药

良附丸

暴饮多食
胀满疼痛，嗳腐吞酸吐食
苔厚腻

饮食停滞

治法

消食导滞

方药

保和丸

胃痛实证二

病程长，发病稍缓

有无热象

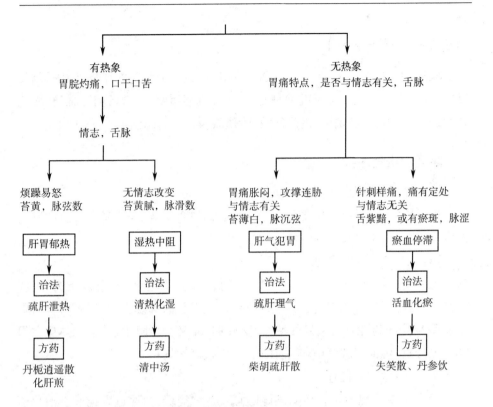

三、虚证区别阴虚与阳虚

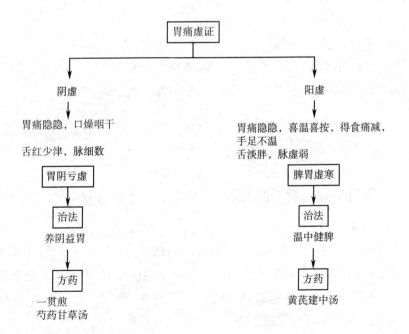

【病例思维程序示范】

陈某,男,37 岁。1974 年 7 月 26 日就诊。患者中脘隐隐作痛,闷胀不舒,反复发作,由来已久。每于饥饿时尤甚,得食则痛缓解,但食后闷胀难受,面色萎黄,神疲乏力,四肢困重,纳呆便溏,舌质淡,苔白腻,脉濡细。

辨证思维程序:

第一步:判别病程长短及起病急缓。

患者胃痛反复发作,由来已久,又无受寒、过食生冷、暴饮暴食等急性发病的因素,故病程相对较长,起病较缓。

第二步:分清虚实寒热。

患者胃脘隐痛反复发作,饥饿尤甚,得食痛减,面色萎黄,神疲乏力,舌淡脉细,均为脾胃亏虚之症,但无明显寒象。时值盛暑,暑多夹湿,患者有食后胃脘胀闷难受,四肢困重,纳呆便溏,苔腻脉濡,故又兼湿阻中焦,但无热象。根据以上分析,辨证属脾胃虚弱,湿阻中焦,以致健运失司。

第三步:做相关检查。

患者主要表现为胃脘隐痛,饥饿为甚,得食痛缓,故通过胃镜或上消化道钡餐造影即可明确诊断。

第四步:治疗。

宜健脾化湿,补气和胃。

处方:苍白术(各)9g 藿香 9g 佩兰 9g 薏苡仁 12g 白豆蔻(后下)3g 炒神曲 9g 陈皮 9g 茯苓 9g 谷麦芽(各)12g 太子参 15g

（《中医内科医案精选》）

【医案、常用中成药及经验方】

一、医案

1. 符某,男,37 岁,工人。2000 年 11 月胃痛较甚,经西药治疗,未见起效。胃镜诊断为"胃窦炎"。目前胃痛偏右侧,自觉胃脘似有物顶住,大便干燥,每天 1 次,无嗳气泛酸。舌质红,脉细弦。气滞作痛,痛有定处,乃久病入络,夹有瘀血之症。治拟调气化瘀之法。

处方:广木香6g 制香附9g 延胡索9g 当归9g 赤白芍(各)9g 炙甘草4.5g 川楝子9g 青陈皮(各)6g

服7剂。

二诊:3月27日。药后胃痛已瘥,胃脘部仍似有物顶住,便已润。舌质红,脉细弦。再守原意。

处方:前方加红花4.5g。服7剂。

三诊:4月3日。胃痛消失,有物顶住感已减,排气增多,自觉舒适,大便正常,寐安。舌红,脉细带弦。

处方:前方加丹参12g。

服7剂。

四诊:4月10日。胃痛未发,胃脘部有物顶住感续减。舌红,脉细带弦。短期治疗,病情好转较快,深为可喜。本月15日即将离沪回乡。再守原法,巩固疗效。

处方:木香6g 制香附9g 旋覆花梗9g 当归9g 赤白芍(各)9g 炙甘草4.5g 丹参12g 青陈皮(各)9g 炙鸡内金9g

服7剂。

按语:经胃镜已确诊为"胃窦炎",属中医学"胃痛"范畴。辨证关键在于:胃痛已久,痛有定处。认为此证不仅气滞作痛,已进一步发展到瘀阻胃络。《临证指南医案》指出:"初病在经,久痛入络,以经主气,络主血,则可知其治气治血之当然也……而辛香理气,辛柔和血之法,实为对待必然之理。"用木香、香附、陈皮等辛香理气,当归、红花等辛柔和血,使气机流畅,瘀血蠲除,症情渐减而胃痛终于消失。

2. 李某,男,18岁,学生。2003年7月18日初诊。患者自1994年5月起,胃痛每月发作1次,有周期性,已有9年。发作时为剧痛,颇难忍受,呕吐酸水,饮食即吐,每次发作期为10~15天,治疗后始能渐渐轻减。1998年7月经某医学院住院检查和中西医结合治疗共6个月,缓解后出院。胃镜诊断为胃窦炎。出院后胃痛仍有发作,在1999年10月再住某医院共2个月。出院后每年发作5~6次,每次发作期仍为10~15天。此次就诊时诉胃痛时发时愈,已有9年之久。发作时为剧痛,泛吐酸水,不能饮食,痛减后怕冷喜睡,连续15天左右,始能起床,饮食渐进。舌苔白腻,脉象小弦。此为胃中有寒,气失和降,气聚则痛,上逆为呕吐。在发作时治以温中止痛,理气降逆为主。

处方:炮姜3g 肉桂(后下)3g 姜半夏9g 青陈皮(各)9g 紫苏9g 白

芍 9g　旋覆花(包煎)9g　制香附 9g　广木香 6g　延胡索 9g　煅瓦楞子(先煎)30g

此方在发作时服 7 剂。不发时用和胃调气,佐以温中之法。

旋覆花(包煎)9g　陈皮 9g　姜半夏 9g　紫苏 9g　白芍 9g　茯苓 9g　炒枳壳 6g　炮姜 3g　煅瓦楞子(先煎)15g

此方在痛止后服之。

二诊:9 月 19 日。据述回去后,因胃痛未发作,服和胃调气方共 33 剂。

以后曾小发作一次,因吃玉米后,觉胃中不舒,并有胃痛,与食物不慎有关。服温中止痛方 4 剂即愈。痛止后继续服和胃调气方,前后共服 60 剂,至 2003 年 12 月 29 日随访时,胃痛未发,饮食大便正常。嘱暂时停药,注意饮食寒暖,以防复发。

2004 年 10 月,其父因公来沪,特携带病史记录,面述服中药后经过情况,并说病已痊愈,现在身体很好,除正常工作外,并参加体育活动和劳动锻炼,心情愉快。

按语:胃痛初起,由于受寒停食,多属于寒凝气滞作痛。因在发作后忽于治疗,以致胃气失于和降,容易引起发作,故时发时愈。在用药方面,主以肉桂、炮姜辛温止痛,佐以紫苏散寒,白芍缓中,加入理气和胃之品,在发作时可以取效。但在不发作时,必须用和胃理气为主,佐以温中,不但可防止复发,还能使脾胃健旺,增强抗病能力,故久病得以治愈。

二、常用中成药

1. 寒邪客胃　良附丸。

2. 饮食停滞　保和丸。

3. 肝气犯胃　气滞胃痛颗粒、胃苏颗粒、舒肝丸。

4. 肝胃郁热　左金丸、溃疡宁胶囊。

5. 湿热中阻　黄连上清片、甘露消毒丹。

6. 瘀血停滞　荜铃胃痛颗粒。

7. 胃阴亏虚　阴虚胃痛颗粒、胃安胶囊。

8. 脾胃虚寒　温胃舒颗粒、虚寒胃痛颗粒、仲景胃灵片、附子理中丸。

9. 脾胃气虚　香砂养胃丸、香砂六君子丸、养胃颗粒、人参健脾丸、胃乃安胶囊、胃复春片。

上述药物中,胃乃安胶囊、胃复春片尚有活血作用。此外,还有健胃愈疡片,功能疏肝健脾、解痉止痛、止血生肌,用于肝郁脾虚、肝胃不和型消化性溃疡活动期。三九胃泰、复方猴头颗粒均能理气健胃消炎。

三、经验方

1. 马山验方(《实用中医消化病学》)

功能:补气温中,活血化瘀。

主治:慢性萎缩性胃炎。

组成:黄芪 30g　桂枝 10g　细辛 4g　吴茱萸 10g　丹参 30g　川芎 10g　当归 10g　赤芍 10g　蒲黄(包煎)10g　乌药 10g　三棱 10g　莪术 10g　水蛭 10g　甘草 10g

用法:水煎服,日 1 剂,分 2 次服。

2. 蒲辅周验方(《实用中医消化病学》)

功能:疏肝泄热和胃。

主治:十二指肠溃疡肝郁化热型。

组成:黄连　吴茱萸　白芍　木瓜　香附　延胡索　青皮　半夏　茯苓　砂仁　藿香　麦芽　薏苡仁　瓦楞子(先煎)(原方未注明剂量)

用法:水煎服,日 1 剂,分 2 次服。

3. 张羹梅验方(《实用中医消化病学》)

功能:健脾养胃。

主治:消化性溃疡。

组成 1:健脾益气为主

党参 12g　白术 10g　茯苓 12g　白芍 12g　甘草 4.5g　姜黄连 3g　吴茱萸 1.5g　瓦楞子(先煎)30g

组成 2:益养胃阴为主

石斛 15g　太子参 15g　白术 9g　茯苓 12g　黄连 3g　吴茱萸 1.5g　白芍 15g　甘草 4.5g

用法:水煎服,日 1 剂,分 2 次服。

4. 夏度衡验方(《实用中医消化病学》)

功能:行气活血益胃。

主治:寒热错杂、虚实互见、气血皆病之消化性溃疡。

组成:柴胡 10g　黄芩 10g　百合 15g(体虚者用 30g)　丹参 15g　乌药 10g　川楝子 10g　郁金 10g

用法:水煎服,日 1 剂,分 2 次服。

5. 金四藤汤(《中国中医秘方大全》

功能:泄热消滞,和胃止痛。

主治:慢性胃炎。

组成:川楝子9g　延胡索9g　柴胡9g　枳实9g　白芍9g　甘草9g　大血藤9g　青木香9g

用法:水煎服,日1剂,分2次服。

胃痞

【概述】

胃痞是指以胃脘部胀满痞闷不舒为主要临床表现的一种病证,其特征是外无胀急之形,触之濡软,按之不痛,是脾胃病中较为常见的一种病证。西医学的功能性消化不良、慢性胃炎、胃轻瘫、胃下垂和慢性胆囊炎等疾病出现胃脘部胀满痞闷不舒时,均可参照本篇辨治。

【主要病因病机】

1. 邪热内结于中焦,妨碍脾胃气机升降而成胃痞。

2. 饮食不节,损伤脾胃,食滞中焦,或酿生湿浊,或脾失健运,中焦气机升降不利而成胃痞。

3. 七情失和,横逆先犯中土,导致脾胃不和而成胃痞。

4. 久病素虚诸劳,均可导致脾胃虚弱,失于健运而成胃痞。

【辨证注意点】

1. 本病的特征是虚多实少,因虚致实;或因邪热食滞而致实证日久夹虚,虚实夹杂亦不少见。故在辨证时应辨明虚实的主次之别,以明确治疗时消补的侧重。

2. 脾胃虚弱是虚证胃痞的总括,临证时应详分是气虚、阴虚,还是阳虚,抑或是中气下陷。

3. 湿浊内蕴证型每可蕴久而生热,产生湿热中阻之证;肝郁日久亦可化火伤阴,形成肝胃郁热,热伤胃阴。

【辨证思路】

一、胃痞首分虚实

	偏实证	偏虚证
病程	较短	较长
病因	多由感受热邪、饮食不节、情志失调而致	多由禀赋虚弱、久病体虚、劳倦过度或过用克伐之剂所致
脘胀程度	较明显	较轻
全身症状	形体较壮实,无乏力	形神较萎,乏力声低,纳差

二、实证胃痞应分清邪实的性质

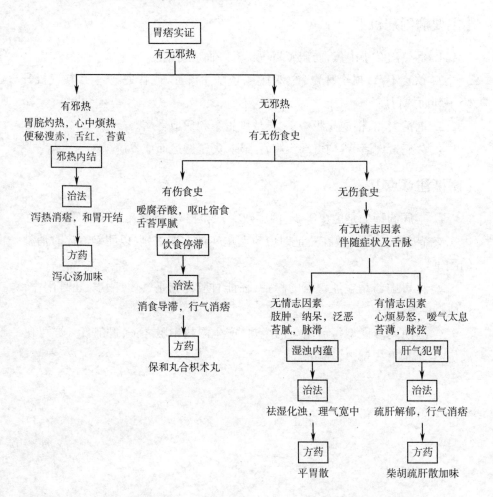

三、虚证胃癌根据全身症状、舌脉分清气虚、阳虚、阴虚及中气下陷

```
                            胃癌虚证
        ┌───────────────┬───────────────┬───────────────┐
       气虚             阳虚            阴虚           中气下陷

   倦怠乏力，少气懒言  喜温喜按，畏寒肢冷  胃脘烧灼感      沉重坠胀感
   舌淡红，苔薄，脉细弱  便溏，舌淡，苔白，  口燥咽干，消瘦   消瘦乏力，或
                      脉沉细           乏力，舌红，少苔  伴有内脏下垂
                                      脉细数          舌淡，脉细

     ┌脾胃气虚┐       ┌脾阳虚弱┐       ┌胃阴亏虚┐       ┌中气下陷┐
         │               │               │               │
       ┌治法┐          ┌治法┐          ┌治法┐          ┌治法┐
     益气健脾          温中健脾          养阴和胃          补中益气
     和胃消癌          和胃消癌          和中消癌          和胃消癌
         │               │               │               │
       ┌方药┐          ┌方药┐          ┌方药┐          ┌方药┐
     香砂六君子汤      黄芪建中汤或      益胃汤加减        补中益气汤加减
       加减            附子理中丸
                        加减
```

【病例思维程序示范】

林某，男，57岁，1963年2月23日初诊。因过食，1个月来胃脘胀，吞酸嗳气，不欲食，大便稀，日10余次，曾诊为急性胃肠炎。舌红，苔白腻，边缘不齐，脉寸沉细、关沉滑、尺沉迟。

辨证思维程序：

第一步：分清虚实。

患者病程相对较短，病因由伤食引起，症状上无明显脾虚之象，故可明确为实证。

第二步：根据有无邪热、伤食等因素确立胃癌实证的分型。

患者有明显伤食史，导致脾胃受损，饮食停积，胃气郁滞而不降，故胃脘作胀，吞酸嗳气；脾失健运而不升，水谷混杂而下，故纳呆不欲食，便稀而频；食停湿滞，故关脉滑，苔白腻。根据以上分析，辨证属饮食停滞，脾胃升降失常所致之胃癌。

第三步:做相关检查。

1. 患者有腹泻,为明确有无炎症反应,可查血及大便常规。

2. 患者大便日行 10 余次,质稀,可查血电解质以防电解质紊乱。

3. 为排除胃及胆囊有无器质性病变,可做胃镜、B 超等检查。

第四步:治疗。

治拟和胃理气,消食化滞。

处方:苍白术(各)3g 厚朴 6g 陈皮 6g 炙甘草 3g 砂仁 4.5g 木香 4.5g 茯苓 9g 炒枳壳 3g 焦山楂 6g 炒麦芽 9g 生姜 2 片

(《中医内科医案精选》)

【医案、常用中成药及经验方】

一、医案

1. 赵某,男,46 岁,2013 年 5 月 6 日初诊。胃脘部胀满 3 年,伴泛酸烧心,进食牛奶后加重,平素工作压力大,且为家庭繁琐之事操劳,失眠,以入睡困难为主,少有早醒,大便溏。舌淡,苔薄白,脉细。胃镜示:慢性萎缩性胃炎,萎缩(+),肠化(+)。证属:胃痞(脾胃虚弱)。治拟:益气健脾和胃。

处方:党参 9g 炒白术 15g 茯苓神 15g 陈皮 9g 姜半夏 9g 木香 9g 砂仁(后下)6g 酸枣仁(捣碎)15g 川芎 12g 知母 12g 淮小麦 30g 大枣 5 枚 炙甘草 6g

服 14 剂。另嘱停牛奶、绿茶等食物,粥汤类食物改成固体软食。增加运动,调畅情志等。

二诊:2013 年 5 月 20 日复诊,诉症状大有改善,泛酸烧心基本消失,睡眠大有改进,仅遇操心事时偶作。

处方:前方加入煅龙骨(先煎)30g,煅牡蛎(先煎)30g。

服 14 剂。

再诊时诸症皆消。嘱坚持锻炼,调畅情志。

按语:本方可拆解为香砂六君丸、酸枣仁汤合甘麦大枣汤加减,起到补益脾胃及养心安神的作用。患者中年男性,面临的工作、家庭压力可想而知,长期处于焦虑、压力之下不能排遣,致使脾胃受损。古云"胃不和则卧不安",其实临床中我们也观察到"卧不安则胃不和"的现象,两者的因果关系纠缠。因此在用药选方时必须跳脱教条,在本案例中不仅使用了香砂六君丸,还刻意增加了甘麦大枣汤、酸枣仁汤的用药经验,果然收效甚著。

2. 林某,女,32 岁,2016 年 1 月 3 日初诊。自诉胃脘胀满不适 3 个月余,近半个月因工作压力大而加重,阵发性,饥时饱时均有发作,餐后偶发恶心,少许嗳气、泛酸,无烧心,时有胸骨后堵闷感,咽部异物感,大便 2~3 天一次,色黄成形,无黏液脓血,纳眠可,舌淡黯,舌尖红,苔薄白,脉弦。既往体健。胃镜提示慢性浅表性胃炎。证属:胃痞(肝郁脾虚证)。

处方:党参 9g　白术 15g　茯苓 15g　柴胡 12g　白芍 12g　厚朴 12g　瓦楞子(包煎)30g　佩兰 12g　郁金 12g　柿蒂 9g　木蝴蝶 9g　甘草 6g

服 7 剂。

二诊:2016 年 1 月 10 日复诊,胀满不适较前减轻,恶心、泛酸、胸骨后堵闷感、咽部异物感消失。继续守上方加生麦芽 20g,去柿蒂、瓦楞子,药后症情明显改善,予上方加药再进,1 周后随访,患者胀满基本消失,嘱患者坚持饮食及心理调护,以巩固疗效。

按语:患者因工作繁重,肝气郁结,脾失健运,故首诊处方以党参为君药,用以健脾益气;白术、茯苓为臣,具有补气而不燥不腻的特点;柴胡、郁金疏肝解郁;白芍养肝柔肝;厚朴行气消胀;佩兰化湿行气,瓦楞子抑酸,木蝴蝶清热利咽,甘草调和诸药。诸药合用,共奏健脾、疏肝、行气消胀之效。

二、常用中成药

1. 邪热内结　清胃黄连丸。

2. 饮食停滞　保和丸、香砂枳术丸、沉香化滞丸、枳实导滞丸。

3. 湿浊内蕴　平胃丸、香砂平胃丸、二陈丸、香砂养胃丸。

4. 肝气犯胃　舒肝丸、舒肝止痛丸、越鞠丸、胃苏颗粒、气滞胃痛颗粒。

5. 脾胃虚弱　人参健脾丸、香砂六君子丸、养胃颗粒。

三、经验方

1. 董建华验方(《实用中医消化病学》)

功能:调理气机,和胃降逆。

主治:胃下垂。

组成:太子参 10g　黄连 6g　莱菔子 10g　黄芩 6g　生姜 5g　酒大黄 3g　枳壳 10g　砂仁(后下)3g　鸡内金 5g　香橼皮 10g　大腹皮 10g

用法:水煎服,日 1 剂,分 2 次服。

2. 健脾消痞汤(《实用中医消化病学》)

功能:健脾理气。

主治:功能性消化不良。

组成:党参 10g　炒白术 15g　茯苓 20g　炙甘草 10g　陈皮 10g　半夏 10g　枳实 10g　厚朴 10g　炒莱菔子 30g　酒大黄 3g　黄连 5g　丹参 15g

用法:水煎服,日 1 剂,分 2 次服。

3. 补中消痞汤(《慢性胃炎患者必读》)

功能:补中消痞。

主治:萎缩性胃炎、浅表性胃炎。

组成:黄芪 15g　白术 15g　党参 15g　丹参 15g　枳实 10g　桂枝 10g　生姜 10g　炙甘草 10g　大枣 5 枚

用法:水煎服,日 1 剂,分 2 次服。

呕吐

【概述】

呕吐是指胃失和降,气逆于上,迫使胃中的食物、痰涎和水液等经口吐出,或仅有干呕恶心。其中,以有声有物谓之呕,有物无声谓之吐,有声无物谓之干呕。但呕与吐往往并见,很难截然分开,故临证一般呕吐并称。西医学中很多疾病,如细菌性食物中毒、病毒性肝炎、急性胰腺炎、急性胃炎、急性胆囊炎、幽门梗阻、胃黏膜脱垂、胃肠神经官能症、肠梗阻、消化道肿瘤、颅脑疾病、内耳眩晕症、尿毒症及药物影响等,若以呕吐为主要表现时,可参照本篇辨治。

【主要病因病机】

1. 风寒暑湿热邪,以及秽浊之气,侵犯胃腑,以致胃失和降,上逆而呕。

2. 饮食不节,食滞内停;或脾胃不主运化,反生痰饮,而致浊气、饮邪上逆而呕。

3. 郁怒伤肝,横逆犯胃;或思虑过度,损伤脾气,上逆作呕。

4. 体虚久病,脾胃虚弱,无力行使和降之职,发生呕吐。

【辨证注意点】

1. 应分清呕吐与反胃。反胃属呕吐的一种,以朝食暮吐,呕吐宿食为特征。

2. 详细询问呕吐物的性状、诱发因素及伴随症状以辨别虚实。

3. 对于实证应辨明病邪的性质,虚证应分清气血阴阳的亏损。

4. 本病与肝脾功能失调关系密切,但与胆腑亦有关连。胆热犯胃时,所致的呕吐以呕吐黄色苦水为特征。

5. 反复呕吐,病程长者,多为虚证,但须注意兼有实邪的可能,如脾胃虚寒夹有食滞等。

【辨证思路】

一、首当详辨虚实

	实证	虚证
起病情况	较急	较缓
病程	较短	较长
发病因素	明显,多为外邪、饮食、情志	不甚明显
呕吐情况	呕吐量多,吐出物多酸臭	吐出物不多,无酸臭
全身情况	形体壮实	形体消瘦,精神疲乏,面色㿠白或潮红

二、实证分清外邪、食积、气滞与痰饮的不同

实证呕吐虽总体病程较短,但根据引起呕吐的病邪性质不同,尚可区分为病程极短、病程相对稍长,以及是否容易复发。据此,实证呕吐可分为两部分。

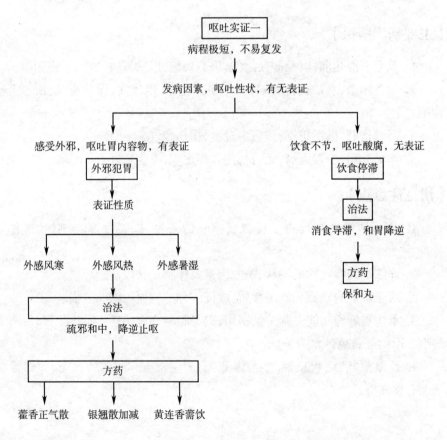

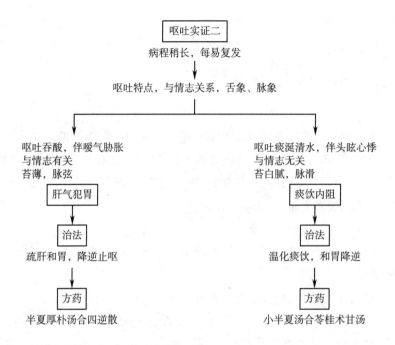

三、虚证区别气虚、阳虚与阴虚

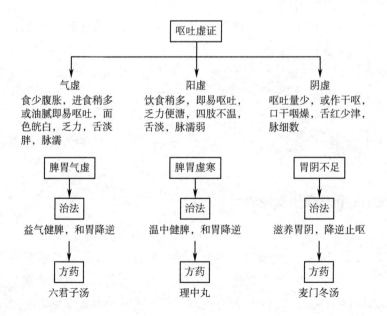

【病例思维程序示范】

董某,女,65 岁,初诊 1983 年 3 月 14 日。患者于 5 个月前起脘腹部胀痛,呕吐苦水,脘中烦懊不舒,不思纳食,食后即吐,2个月前起呕吐发作转频,迄今未止,屡治未效,大便2日一次,量少颇艰,舌红,苔薄,脉沉细带弦。

辨证思维程序:

第一步:分清邪正虚实。

患者病发时见脘腹胀痛,烦懊不舒,呕吐苦水,脉带弦,为肝之郁火犯胃之象,此乃邪实。但屡治未效,病程迁延达5个月之久,又有不思饮食,食后即吐,大便秘结,舌红,脉沉细等症,正气已伤,胃之气阴不足显然可知,此乃正虚。故本案辨证当属邪实正虚、虚实夹杂之证。

第二步:做相关检查。

患者以呕吐为主要表现,且伴有消化道症状,久治不愈,故可行下列检查以明确诊断。

1. 肝功能、肝胆B超以明确是否有肝胆疾病。

2. 胃镜及胃肠摄片以了解有无食管及胃肠疾病。

3. 必要时尚可做腹部CT以助诊断。

第三步:治疗。

因辨证为肝火犯胃,气阴两伤,故治宜益气养阴,清肝和胃。方用大半夏汤合左金丸化裁。

处方:太子参12g 姜半夏12g 生姜4.5g 蜂蜜20g 炒吴茱萸1.2g 炒黄连1.6g

（《中医内科医案精选》）

【医案、常用中成药及经验方】

一、医案

李某,女,20岁,1995年1月9日初诊。患者身体素健,2年前餐后2小时许自觉胃脘疼痛难受,旋即泛吐不消化物,吐后感觉舒适。其后经常在餐后泛恶呕吐,时轻时重,经久不愈,伴有泛酸。二便正常。舌边略见齿痕,苔薄腻,脉右细左小弦。证属饮食伤于脾胃,脾不运化,胃失降和,以致引起呕吐。先拟和胃降逆之法,予旋覆代赭合橘皮竹茹汤加减。

处方:旋覆花(包煎)9g 煅赭石(先煎)12g 煅瓦楞子(先煎)30g 佛手

4.5g 青陈皮(各)6g 炒竹茹9g 紫苏9g 白蒺藜9g 木香6g 生姜2片

服6剂。

二诊:1月16日。服药之后,泛恶呕吐减轻。舌边略见齿痕,苔薄腻,脉右细左小弦。再守前法。

处方:原方加炒谷芽15g。

服6剂。

三诊:1月30日。呕吐已止,仅时见腹胀。

处方:原方加大腹皮9g。

服7剂。

按语:本例属于"呕吐",由于饮食不调,饥饱失常,损伤脾胃,以致脾阳不运,胃气虚寒,饮食停留,难以运化,肝气乘机横逆,形成呕吐不止。日久不愈,中焦不能生化气血,以致气血亏损,故见舌胖脉细。处方以旋覆花、煅赭石顺气降逆,陈皮、木香、紫苏、生姜理气散寒,白蒺藜、青皮、瓦楞子、佛手、竹茹等平肝和胃,以止呕吐。服药6剂症情减轻,再服6剂而呕吐止,最后续服前方以防复发。

《临证指南医案·呕吐门》按语中指出,叶氏治呕吐证"以泄肝安胃为纲领,用药以苦辛为主,以酸佐之"。然亦有以阿胶、南枣肉以治此证者。而黄文东先生认为:当呕吐不止,切忌甘腻重浊之品。此时用药以辛开苦泄,和胃降逆为主。使患者能够受药,不致服药即吐,方能达到治疗要求。

二、常用中成药

1. 外邪犯胃 藿香正气软胶囊。

2. 饮食停滞 保和丸、沉香化滞丸、枳实导滞丸。

3. 肝气犯胃 舒肝丸、舒肝止痛丸、木香顺气丸。

4. 痰饮(湿)内阻 二陈丸、香砂平胃丸。

5. 脾胃虚寒 理中丸。

三、经验方

1. 蔡淦经验方(《实用中医消化病学》)

功能:疏肝和胃降逆,健脾益气助运。

主治:十二指肠壅积症。

组成:柴胡9g 枳壳9g 赤芍9g 白芍9g 甘草6g 香附9g 川芎9g半夏9g 旋覆花9g 赭石(先煎)15g 党参9g 白术9g

用法:水煎服,日1剂,分2次服。

2. 反射性呕吐方(《实用中医消化病学》)

功能:和胃降逆止呕。

主治:胃肠功能紊乱,进食即吐,甚或连药亦吐,以及神经精神因素所造成的反射性呕吐。

组成:木姜子 10g　半夏 10g　竹茹 10g　两面针 10g　生姜 5g　黄连 5g　紫苏梗 10g　深土泥浆 200g

用法:深土泥浆于火上烤干,用布包煎,煎汤代水而后下诸药,药汁稍浓缩,待药至微温时,分多次小口呷下。

3. 瓜蒌薤白半夏汤加味(《实用中医消化病学》)

功能:理气化痰,和胃降逆。

主治:胃部分切除术后吻合口梗阻之属气滞兼痰湿者。

组成:全瓜蒌 20g　薤白 10g　炒半夏 10g　炒白术 10g　旋覆花 10g　枳壳 10g　赭石(先煎)30g　陈皮 6g　炙甘草 5g

用法:水煎服,日 1 剂,分 2 次服。

4. 柴平汤(《实用中医消化病学》)

功能:疏肝解郁,和胃化痰,消食导滞。

主治:胃术后输入袢梗阻之属气滞兼积滞不化者。

组成:柴胡 10g　法半夏 10g　黄芩 10g　党参 10g　陈皮 10g　莱菔子 10g　厚朴 10g　苍术 15g　干姜 3g　大黄 3g　甘草 6g　大枣 5 枚

用法:水煎服,日 1 剂,分 2 次服。

反胃

【概述】

反胃是以脘腹胀满,宿食不化,朝食暮吐,暮食朝吐为主要表现的病证,又名胃反、翻胃。西医学中的各种胃肠病伴有幽门痉挛、水肿或狭窄(如溃疡瘢痕、胃肠肿瘤等所致),引起胃排空障碍而出现上述症状者,可参照本篇辨治。

【主要病因病机】

1. 饮食不当,思虑忧愁,七情内伤等损伤脾胃,致脾胃虚寒,不能消谷化食;或脾虚不运,水湿停聚,致痰浊阻胃,而产生反胃。

2. 脾胃病证,久病入络,瘀阻胃脘;或久病致釜底无薪,脾肾两衰,引起反胃。

【辨证注意点】

1. 要区别反胃与呕吐的不同。反胃以朝食暮吐,暮食朝吐,吐出物多为大量未消化之宿食为特征;而呕吐往往吐无定时,或轻或重,吐出物为食物或痰涎清水。

2. 反胃的共同病机是胃失和降,气逆于上,但引起的原因有痰浊、瘀血、食阻和脾胃亏虚致使饮食不能顺降的不同,故辨证时仍需首先分清虚实。

3. 根据呕吐物性状结合全身情况分清邪实与正虚的性质。

4. 反胃以寒性为多,但须注意痰湿郁而化热,久病耗伤胃阴,致使产生寒热错杂、气阴两亏的可能。

5. 本病除急性起病者外,大多病程长,故虚实夹杂之证多见。

【辨证思路】

一、根据病程、病史、呕吐物性状及全身情况分清偏实偏虚

	偏实	偏虚
病程	较短	较长

续表

	偏实	偏虚
病史	多由暴饮暴食而致急性起病	以往多有胃病史,每因饮食、情志而诱发,时作时止
呕吐物性状	多为大量宿食或痰涎,酸臭味较甚	吐出宿食不多,或为清水胃液,酸臭味不甚
全身情况	形体壮实,无乏力纳差	乏力少气,食少便溏

二、实证区别痰浊与食滞

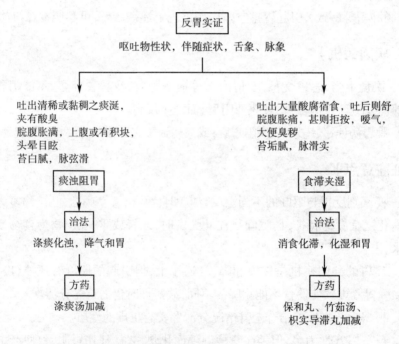

反胃实证

呕吐物性状，伴随症状，舌象、脉象

吐出清稀或黏稠之痰涎，
夹有酸臭
脘腹胀满，上腹或有积块，
头晕目眩
苔白腻，脉弦滑

痰浊阻胃

治法

涤痰化浊，降气和胃

方药

涤痰汤加减

吐出大量酸腐宿食，吐后则舒
脘腹胀痛，甚则拒按，嗳气，
大便臭秽
苔垢腻，脉滑实

食滞夹湿

治法

消食化滞，化湿和胃

方药

保和丸、竹茹汤、
枳实导滞丸加减

三、虚证分清脾胃与脾肾之阳虚

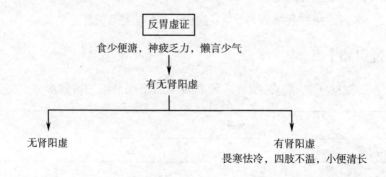

反胃虚证

食少便溏，神疲乏力，懒言少气

有无肾阳虚

无肾阳虚

有肾阳虚
畏寒怯冷，四肢不温，小便清长

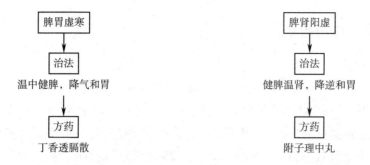

脾胃虚寒 → 治法：温中健脾，降气和胃 → 方药：丁香透膈散

脾肾阳虚 → 治法：健脾温肾，降逆和胃 → 方药：附子理中丸

四、本证久病入络，而致瘀血，可出现瘀阻胃脘，而与其他证型相兼夹出现。临证可见呕吐黄水或褐色浊液，甚或吐血，伴有脘腹刺痛，积块坚硬，舌黯红，或有瘀点，脉弦涩。治宜活血化瘀，和胃降逆，可合用膈下逐瘀汤。

【病例思维程序示范】

陈某，天津河北人，56岁，业商。初因夏日多食瓜果致伤脾胃，伤于饮食，后又因处境不顺心多抑郁，致成反胃，半年不愈。症见食后消化力甚弱，渐觉恶心，久之则觉有气自下上冲，即将饮食吐出，身体羸弱，脉弦长，按之不实，左右皆然。

辨证思维程序：

第一步：判别虚实。

患者病程较长，已达半年之久，病由饮食伤胃引起，复加情志失调，而反复出现反胃，临证又见食少，消化力弱，身体羸弱等亏虚之象，故当属反胃虚证。

第二步：虚证辨别脾胃与脾肾之阳虚。

患者病起于夏日多食生冷瓜果，复加忧愁思虑，此均可造成脾阳受损，以致脾胃虚寒，不能腐熟水谷而成反胃，临证主要表现为食少体弱，脉弦长，按之不实等脾胃虚弱之象，而无肾阳虚表现，故辨证当属脾胃虚寒。

第三步：做相关检查。

本病通过胃镜检查即可明确诊断。

第四步：治疗。

宜温补脾胃，佐以降胃镇冲。

处方：生怀山药30g　炒白术9g　干姜9g　生鸡内金9g　生赭石（先煎）18g　炙甘草6g

（《中医内科医案精选》）

【医案、常用中成药及经验方】

一、医案

王某,女,18岁。2014年3月5日初诊。患者呕吐已1年余,平素抑郁寡欢,食后胃中不舒,渐渐吐出不消化物,无酸味,吐尽方舒。吐后又觉饥嘈,略进饮食,泛吐如前,形体消瘦,大便艰难,口干,舌质红,脉细弱。X线胃肠检查无异常发现。由于肝气不舒,失于条达,饥饱失调,引起久吐不止,导致气阴两伤,上逆之气,从肝而出,损伤脾胃。先用顺气降逆,泄肝养胃之法。

处方:旋覆花(包煎)9g　煅赭石(先煎)12g　北沙参9g　麦冬9g　川楝子9g　半夏9g　陈皮6g　姜竹茹9g　谷芽12g　枳壳4.5g

服3剂。

二诊:3月8日。呕吐略减,胃嘈如前,前方再加黄连1.5g。

服7剂。

三诊:略

四诊:3月23日。呕吐已止,大便亦通,饮食渐进(先进豆浆、稀粥,渐渐能食软饭),胃中较舒,但神疲,舌红,无苔,脉细。可见脾胃已伤,气阴未复,再与益气生津,健脾和胃之法,方用《金匮要略》麦门冬汤加减。

组成:麦冬9g　半夏4.5g　党参9g　生甘草3g　陈皮4.5g　香谷芽12g

此方嘱连服10剂,巩固疗效,并注意饮食不宜过量,以防复发。

按语:本例患者呕吐已1年余,由于胃虚气逆,属“反胃”范畴。曾经多次治疗无效,以致形瘦色萎,全身乏力,不能劳动。据病情分析,既有食入反出,谷食不化,属于脾胃虚寒之证,又有舌红、口干、饥嘈,属于胃热伤阴,胃中不和之象。故用药避免香燥,而以顺气降逆为主,且偏重于滋养胃阴,兼养胃气。乃以旋覆代赭汤、麦门冬汤、黄连温胆汤合为一方,并根据朱丹溪“上逆之气,从肝而出”的论点,加入川楝子以泄肝利气。这种病例,临床上虽不多见,但属缠绵难愈。在辨证上大多寒热夹杂,先实后虚,故病情比较复杂。当呕吐不止的时候,服药不易接受,故先用和胃降逆,略佐苦降之法,较为适宜。从药能入胃至气顺而吐止,因而取得疗效。

二、常用中成药

1. 痰浊阻胃　二陈丸。

2. 脾肾阳虚　附子理中丸。

三、经验方

1. 印会河验方(《实用中医消化病学》)

功能:补脾护胃。

主治:幽门不全梗阻。

组成:半夏 30g　附子(先煎)10g　党参 30g　当归 12g　厚朴 12g　枳实 30g　川花椒 15g　大枣 12 枚　甘草 6g

用法:水煎服,日 1 剂,分 2 次服。

2. 裴慎验方(《实用中医消化病学》)

功能:降逆和胃,温中化瘀,兼护中气。

主治:幽门不全梗阻。

组成:旋覆花(包煎)12g　赭石(先煎)12g　潞党参 9g　法半夏 6g　茯苓 6g　陈皮 6g　炙甘草 4.5g　丹参 12g　檀香 3g　砂仁(后下)4.5g　丁香 4.5g　郁金 9g　炒麦芽 9g　枳实 3g　郁李仁 9g　火麻仁 15g　生姜 3 片　大枣 3 枚　五灵脂(研末冲服)3g

用法:水煎服,日 1 剂,分 2 次服。

3. 王自立验方(《实用中医消化病学》)

功能:健脾助运。

主治:幽门不全梗阻。

组成:党参 30g　白术 10g　茯苓 10g　佛手 15g　枳实 30g　麦芽 15g　石菖蒲 15g　大黄(后下)6g　甘草 6g

用法:水煎服,日 1 剂,分 2 次服。

呃逆

【概述】

呃逆是以气逆上冲,喉间呃呃连声,声短而频,令人不能自制为主要表现的一种病证。轻者偶然发作,常可自行消失;或刺鼻取嚏,或突然使其惊恐,或闭气不令其出入,皆可获效。重者持续不断,则需辨证施治,始能渐平。西医学认为呃逆是由于膈肌痉挛所致,中医学所涉及的范围并不局限于此,临床上如胃肠神经官能症、胃炎、胃扩张、肝硬化晚期、消化道肿瘤、脑血管疾病、尿毒症或其他原因所致的呃逆,均可参照本篇辨治。

【主要病因病机】

1. 饮食不节,或饮食生冷寒凉,胃中寒冷,气机失降,胃气上冲喉间,膈间不利而致呃逆;或辛热温燥,胃肠蕴结实热,胃火上冲而致呃逆。

2. 情志抑郁或恼怒过度,肝气上乘肺胃,胃气上逆动膈而致呃逆。

3. 久病重病之后;或因病误用吐下太过,耗伤中阳;或损伤胃阴,以致胃虚失降,胃气上逆动膈而成呃逆。亦有病深及肾,肾失摄纳,引动冲气上乘,夹胃气上逆动膈而致呃者。

【辨证注意点】

1. 注意呃逆的声音及伴随症状有助于辨别虚实。

2. 实证呃逆应辨清寒热性质。因气滞日久,津液失布而滋生痰浊,血行不畅而产生瘀血,故临证须辨别是否兼夹痰浊、血瘀。

3. 虚证呃逆重点在辨别阴虚与阳虚。

4. 对于脾胃阳虚型呃逆,当患者缺乏寒象时,可仅表现为脾胃气虚或中气大亏。胃阴不足型呃逆,因病深及肾,肾失摄纳,尚可有肝肾阴虚的证型出现。

【辨证思路】

一、分清虚实

根据呃逆的声音、病程、脉象可大致辨别虚实。

	实证	虚证
呃声	响亮有力,连续发作	呃声低长,气怯声低无力,时断时续
病程	较短,无慢性病史	较长,往往有慢性病史
脉象	多弦滑	多细弱

二、实证呃逆区别寒热与气滞

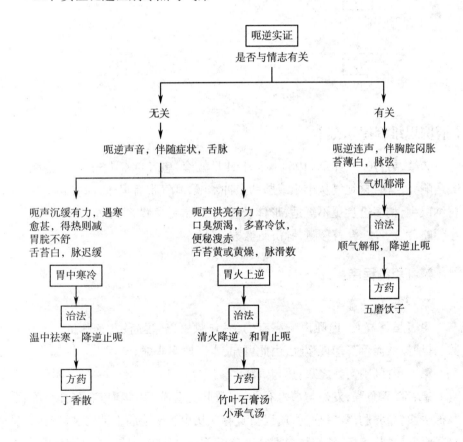

三、虚证呃逆辨别阴虚与阳虚。

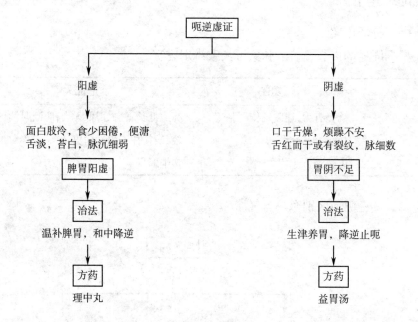

【病例思维程序示范】

龚某,男,70岁,干部,1964年4月21日就诊。患者自4月5日起呃逆频作,呃声响亮,有时自觉气从小腹或胁肋上冲咽喉,其气带有臭味,偶有胸闷憋气,胃纳减少,稍多进食更不舒适,形体较瘦,性情常易急躁,大便每日2次,成形,小便略黄。舌质黯,苔秽腻,脉沉弦微数。

辨证思维程序:

第一步:分清虚实。

患者虽属高龄,但呃声响亮有力,发作频繁,病程尚短,其脉虽沉而弦微数,其纳虽减而舌苔却现秽腻,由此可知,本证属实非虚。

第二步:区别实证之寒、热与气滞。

患者性素急躁,发病与情志有关,以致肝气横逆,引动胃气不降而为呃;肝脉循少腹,布胁肋,厥气横逆,所以自觉有气从少腹或胁肋上冲,频频发作并见胸闷憋气,且其气臭,苔秽腻。据脉证分析,辨证当属肝胃气逆,夹有食滞。

第三步:做相关检查。

患者病程尚短,发病与情志相关,可先行治疗,不必急于检查,若久病不

愈,则可考虑行下列检查:

1. 腹部 B 超,以明确是否存在肝、胰病变,必要时行腹部 CT 检查。

2. 上消化钡餐、胃镜检查,以明确是否有消化道疾病,如胃炎、胃癌等。

3. 为排除颅内疾病、尿毒症等,可行相关头颅 CT、肾功能等检查。

第四步:治疗。

治宜疏肝和胃降逆,佐以消食。

处方:茯苓 10g　法半夏 6g　广陈皮 5g　旋覆花(包煎)10g　柿蒂 10g
炒麦芽 6g　紫苏梗 6g　伏龙肝(包煎)30g

(《中医内科医案精选》)

【医案、常用中成药及经验方】

一、医案

杨某,男,68 岁。1997 年 4 月 7 日初诊。呃逆发作已 1 个月。患者素有便秘病史 15 余年,5 天来未大便,曾服泻下药及灌肠治疗则便通,停药则便秘如故。刻诊:神疲倦怠,口干纳呆,大便燥结,小便短赤涩痛,肛门灼热,小腹胀痛,舌黯红,苔薄黄,脉细数。证属气阴两虚,虚火上逆。治宜益气养阴,通腑止呃。

处方:生石膏(先煎)30g　淡竹叶 10g　麦冬 12g　法半夏 12g　陈皮 15g
薏苡仁 30g　党参 15g　黄芪 12g　黄柏 10g　赭石(先煎)12g　生甘草 10g
生白术 30g　肉苁蓉 20g

服 3 剂,水煎服。

服上方后,大便已通,小便涩痛大减,呃逆明显好转,上方加减共服 9 剂,呃逆已止,二便通调,诸症均愈。

按语:此案患者年事已高,脾胃亏虚,气阴不足。气虚则大肠传导无力,阴虚则津枯肠燥便干。阴虚则内热,热夺胃津,中气耗伤,故胃气冲逆动膈而致呃逆。笔者选用竹叶石膏汤,清热生津,益气补虚,和胃降逆,加生白术、肉苁蓉滋补脾肾,意在补气润肠而通便。浊气得降,清气得升,气机调畅,升降有序,气顺呃止。标本兼治,危候转安。

二、常用中成药

1. 气机郁滞　舒肝止痛丸、舒肝丸。

2. 胃火上逆　清胃黄连丸、黄连上清丸。

3. 脾胃阳虚　理中丸、黄芪建中丸。

三、经验方

1. 验方一(《常见病验方研究参考资料》)

功能:温中散寒止呃。

主治:胃寒呃逆。

组成:荜澄茄、高良姜各等份

用法:研末,每服 7g,水煎入醋少许服用。

2. 验方二(《常见病验方研究参考资料》)

功能:清热降气止呃。

主治:胃热呃逆。

组成:刀豆子 3 枚(用竹刀切碎)　枇杷叶 6g

用法:水煎服。

3. 验方三(《实用中医内科学》)

功能:和胃降逆。

主治:顽固性呃逆。

组成:韭菜子(生或炒均可)

用法:研末,每次服 9g,开水送下。

噎膈

【概述】

噎膈是以吞咽食物梗噎不顺,甚则饮食难下或食下即吐为主要表现的病证。西医学中的食管癌、贲门癌,以及贲门痉挛、食管憩室、食管炎、弥漫性食管痉挛等病以吞咽困难为主要表现者,可参照本篇辨治。

【主要病因病机】

1. 忧思恼怒,情志失调,而致痰气搏结,阻于食管;或因气滞而血行不畅;或痰热伤津,产生瘀血,阻滞食管,食管狭窄而成噎膈。

2. 长期酒食不节,痰浊血瘀阻于食管,而致噎膈。

3. 气郁化火,或痰瘀生热,或过食辛香燥热之品,火热伤津,津亏液耗,食管失于濡养而成噎膈。

4. 房劳或年老,真阴亏损,精血渐枯,食管失养而成噎膈。病变进展,阴损及阳,而致气虚阳微。

【辨证注意点】

1. 本病虽有轻重虚实之别,但本虚标实这一病理环节贯穿着整个病变过程,只是在病情发展的不同阶段,本虚与标实有主次之异。

2. 痰、气、瘀是噎膈的主要病理因素,属标实。一般初起病尚轻以痰气为主,继则痰、气、瘀三者交互搏结,故噎膈偏实证当辨别痰、气、瘀的主次。久则邪郁化火伤津,津亏液耗,终则阴损及阳,故噎膈重证当辨清阴虚为主还是阳虚为主。

3. 本病后期饮食难进,气血生化乏源,故尚可有气血两亏的表现,其本虚并不仅仅是津亏、阳微。

【辨证思路】

一、病变早期偏实证者应分清标实性质

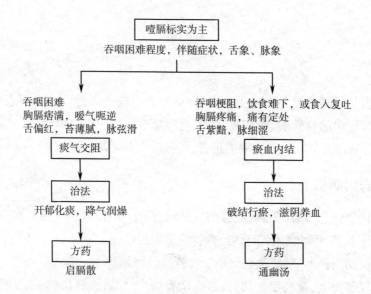

二、病变较久,偏虚证者辨明阴阳亏虚轻重

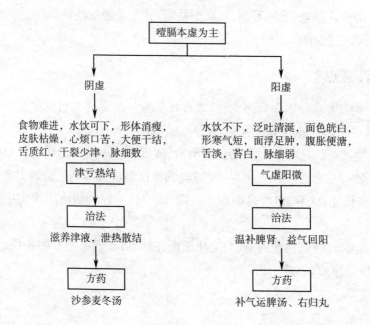

注意:本病多虚实夹杂,故运用理气活血化瘀法时勿忘扶正,运用益气养

阴、温补脾肾时勿忘祛邪,并结合疾病诊断适当加用辨病药物,如食管癌,可加抗癌解毒及软坚散结之品,以增加疗效。

【病例思维程序示范】

王某,女,68岁。1966年7月18日初诊。初见饮食之时,始觉难下,或吞咽稍急便梗阻于胸膈,但需抬肩伸颈方可缓缓咽下,继之一日甚于一日,虽经多医治疗,皆无效果。现症见:每次饮食必噎,甚则呛吐酸苦,只能食稀粥、牛奶,面容憔悴,胸闷脘胀,小便短少,大便干燥,状如羊矢而数日一行。舌红少津,无苔,脉来沉细而数。

辨证思维程序:

第一步:明确诊断。

患者由吞咽困难而致每食必噎,只能进稀食,噎膈的诊断已经明确。本例从局部看,为标实梗阻,从全身看,形瘦憔悴,为本虚为主,故本例为本虚标实之噎膈。

第二步:分清标实性质。

患者初起吞咽不顺,但食尚能下,为肝气郁结,气郁于胸膈之故。继之日甚一日,每次饮食必噎,只能食稀粥、牛奶,甚则食入呛吐,说明病情进展,气滞日久而血行不畅,产生瘀血。肝郁化火,肝胃不和,故又见吐酸。综上分析,本例标实主要为气滞血瘀。

第三步:辨明本虚性质。

患者面容憔悴,大便干燥,小便短少,舌红少津,无苔,脉沉细而数,为一派内热伤津,阴津亏损之象。故本虚主要在于津亏。

第四步:做相关检查。

本病主要表现为吞咽困难,故通过食管钡餐或胃镜检查即可明确诊断。

第五步:治疗。

本证属气滞血瘀,阴津亏损,故治宜养阴润燥,疏肝和胃,活血化瘀。

处方:瓜蒌18g　炒枳实12g　北沙参9g　石斛25g　白芍9g　丹参12g
红花6g　川郁金9g　川楝子12g　芒硝(冲服)9g　甘草3g

（《中医内科医案精选》）

【医案、常用中成药及经验方】

一、医案

贾某,男,79岁。初诊:平素嗜酒,数月来情怀抑郁,食减便燥,渐至进食有时作噎,咽下困难。现只能进半流质食物,硬食已有2个月不能进矣。胸际闷胀微痛,饭后尤甚,有时吐白黏沫,口干,不思饮,大便干燥,四五日一行,夜寐多梦,精神委顿,体重减轻,经胃镜检查,谓食管狭窄,未发现癌变。舌苔白而燥,脉沉涩。证属:噎膈(气郁津枯)。治拟:顺气开郁,养阴润燥。

处方:薤白10g　全瓜蒌18g　天麦冬(各)5g　炒枳实6g　清半夏10g　油当归12g　赭石(先煎)15g　川郁金10g　旋覆花(包煎)5g　广陈皮6g　火麻仁15g　桃杏仁(各)6g　茜草根10g　怀牛膝10g

服3剂。

二诊:诸症如前,胸际略畅,大便仍燥。

处方:上方加晚蚕沙(包煎)10g,皂角刺10g。

再服五剂。

三诊:服药5剂,自觉诸症有所减轻,能稍进馒头类食物,大便仍微干,2日一行,身倦少力。守上方再服。嘱调情志,忌辛辣烟酒。

按语:中医无食管狭窄病名,综观脉症,是属噎膈之证。张景岳云:"噎膈一证必以忧愁思虑,积劳积郁,或酒色过度,损伤而成。盖忧思过度则气结,气结则施化不行,酒色过度则伤阴,阴伤则精血枯涸,气不行则噎膈病于上。"何梦瑶云:"酒客多噎膈,食热酒者尤多。以热伤津液,咽管于涩,食不得人也。"治疗上以旋覆代赭汤、瓜蒌薤白半夏汤加减为主,佐以桃杏仁、油当归滑润之药,二冬滋阴养津,郁金、枳实、茜草、陈皮等开郁顺气。

二、常用中成药

1. 瘀血内结　血府逐瘀口服液。

2. 气虚阳微　人参健脾丸、附子理中丸、右归丸。

三、经验方

1. 理气化结汤(《中国中医秘方大全》)

功能:理气化痰,消肿散结。

主治:食管癌。

组成:预知子12g　枳壳30g　急性子30g　干蟾皮12g　白花蛇舌草30g　丹参30g　生马钱子4.5g　公丁香9g　广木香9g　生天南星9g　蜣螂虫9g

夏枯草 15g　紫草根 30g　苦参 30g　瓦楞子（先煎)30g　天龙 9g

　　用法:水煎服,日 1 剂,分 2 次服。

　　2. 降香通膈汤(《中国中医秘方大全》)

　　功能:化痰软坚,理气降逆。

　　主治:食管癌。

　　组成:降香 24g　佩兰 12g　粉防己 12g　半夏 12g　乌梅 15g　陈皮 9g
炮穿山甲（先煎)4.5g

　　用法:水煎服,日 1 剂,分 2 次服。

　　3. 八角金盘汤(《中国中医秘方大全》)

　　功能:清热解毒,活血消肿。

　　主治:食管癌、贲门癌。

　　组成:八角金盘 10g　预知子 30g　急性子 15g　半枝莲 15g　丹参 12g
青木香 10g　生山楂 12g

　　用法:水煎服,日 1 剂,分 2 次服。

　　4. 开关散(《实用中医消化病学》)

　　功能:软坚散结。

　　主治:食管癌晚期梗阻严重者。

　　组成:牛黄 2g　麝香 2g　海南沉香 10g　礞石 10g　硇砂 10g　火硝 30g
硼砂 40g　冰片 10g

　　用法:上药共研细末,装瓶密封,每次 1.5g,每日 5~10 次,含服。

　　5. 孟氏一方(《中国中医秘方大全》)

　　功能:活血祛瘀,消积止痛,生肌长肉。

　　主治:食管与十二指肠憩室。

　　组成:五灵脂（包煎)30g　白豆蔻（后下)15g　京三棱 15g　莪术 15g　制
乳香 12g　制没药 12g

　　用法:水煎服,日 1 剂,分 2 次服。

泄泻

【概述】

泄泻是指粪便稀薄,或完谷不化,甚至泻出如水样,并多伴有排便次数增多为特征的一类病证。本证一年四季均可发生,尤以夏秋两季为多见。西医学急性肠炎、肠易激综合征、功能性腹泻、吸收不良综合征、肠结核、溃疡性结肠炎缓解期、慢性胰腺炎等多种消化系统疾病引起的泄泻,均可参照本篇辨治。

【主要病因病机】

1. 外邪(暑、热、风、寒)夹湿,内侵困脾,清浊不分而泄泻。
2. 情志所伤,气机乖戾,肝脾不和而泄泻。
3. 饮食不节或误食不洁,化为积滞或脾胃受伤而泄泻。
4. 内伤日久,年高体衰,脾胃气虚,或脾肾阳亏,甚而命门火衰而泄泻。

【辨证注意点】

1. 应辨清久暴缓急,了解泄泻的诱发因素,同时要结合时令变化。
2. 应详细了解泻下之物的色、质、量、味,以及泄泻时的感觉。
3. 要注意有无腹痛,腹痛的特点及与泄泻的关系,有无缓解或加重的诱因。
4. 要系统地了解患者的饮食、起居、精神情志状况,询问有无其他脏腑病变,分析既往的理化检查结果与辨证的关系。

【辨证思路】

一、区分久暴缓急,大致形成辨证框架。

	暴泻	久泻
病程	短,夏秋多发	长,四季不定
起病	急、烈、暴	缓、久、反复

续表

	暴泻	久泻
诱因	风寒湿热外邪,饮食不洁	饮食、劳倦、情志因素
腹痛	绞痛,拘急,拒按	缠绵,隐痛,喜按
兼症	表证,呕恶	肝气不舒,虚弱倦怠
提示辨证	实证,多寒湿、湿热、食滞泄泻	偏虚证或虚实夹杂,多肝脾、脾胃同病

二、辨证论治

通过详细了解泻下之物及泄泻时感觉,结合诱因、腹痛、舌脉特点辨清病情性质,根据兼症推测主要的病位及脏腑失调情况。

(一)暴泻

一般而言,暴泻多实证,重点在分清寒、温、湿热与食滞。

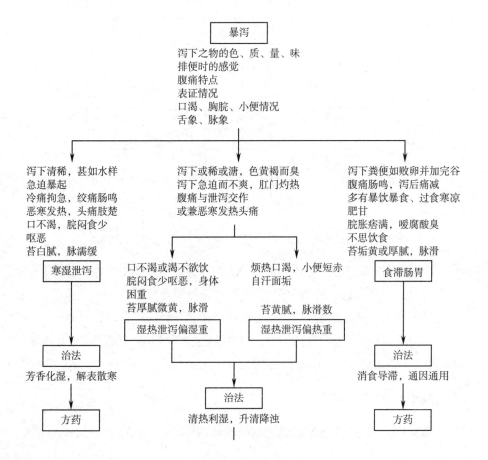

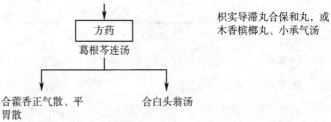

藿香正气散、胃苓汤、
纯阳正气丸
另：若暑湿夹风寒则
选新加香薷饮合六一
散

方药
葛根芩连汤

枳实导滞丸合保和丸，或
木香槟榔丸、小承气汤

合藿香正气散、平胃散

合白头翁汤

（二）久泻

多虚证或虚实夹杂证，辨证重点在于分清虚实性质与脏腑病位。

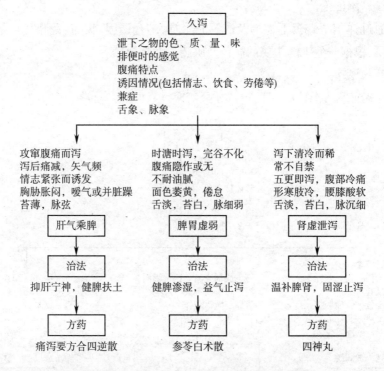

久泻

泄下之物的色、质、量、味
排便时的感觉
腹痛特点
诱因情况(包括情志、饮食、劳倦等)
兼症
舌象、脉象

攻窜腹痛而泻
泻后痛减，矢气频
情志紧张而诱发
胸胁胀闷，嗳气或并脏躁
苔薄，脉弦

肝气乘脾

治法

抑肝宁神，健脾扶土

方药

痛泻要方合四逆散

时溏时泻，完谷不化
腹痛隐作或无
不耐油腻
面色萎黄，倦怠
舌淡，苔白，脉细弱

脾胃虚弱

治法

健脾渗湿，益气止泻

方药

参苓白术散

泻下清冷而稀
常不自禁
五更即泻，腹部冷痛
形寒肢冷，腰膝酸软
舌淡，苔白，脉沉细

肾虚泄泻

治法

温补脾肾，固涩止泻

方药

四神丸

注意：脾胃虚弱若并见形寒肢冷、腹部冷痛甚者为脾阳不振，可加附子理中丸；若神疲腹胀、得卧胀消为中气下陷，可合补中益气汤。

肾虚泄泻若并见形瘦唇红、五心烦热，为阴阳两亏，可合用胃关煎。

若脾虚泄泻之人，因进食不慎夹有食滞；或大便转臭、肛口热灼，为脾虚夹滞、虚中夹热，应在扶正同时加用消食、清肠之品。

【病例思维程序示范】

马某，男，56岁。患者平时常有胸胁胀痛，腹满不适，医生曾予承气汤下之，遂发肠鸣腹痛,痛则泄泻,完谷不化,反复发作,日夜 2~5 次,无里急后重。近 2 个月来,自服土霉素、四环素,泄泻减而未除,四肢乏力,形体消瘦,精神萎靡,舌苔薄白而腻,脉弦而缓,。

辨证思维程序:

第一步:分清久暴缓急。

患者有反复、长期的腹泻病史,近 2 个月病情虽有进展(服药效果渐显不力),但非新发,从病史及目前症状分析当为久泻。

第二步:分析泻下之物、腹痛、泻时感觉等情况,结合兼症、舌脉辨病情、病位和脏腑失调情况。

患者腹泻肠鸣但不感觉里急,结合平素胸胁胀痛和脉弦等,似为肝脾不和之证。但病已经年,且曾经承气之辈重伤脾气,并有完谷不化、四肢乏力、形疲神萎、苔白腻之象,提示脾气已弱,湿结内停。故此综合分析为脾虚肝实证。

第三步:做相关检查。

患者中年已过,病程缠绵,近来服抗生素未果,且伴有消瘦,应注意排除器质性病变的可能。

1. 为排除慢性细菌感染或条件致病菌感染(长期服用抗生素、体质虚弱)需做常规大便检查和大便细菌培养加药敏等检查。

2. 为排除肠道病变,还应常规做钡剂灌肠造影、肠镜检查。

3. 通过细致的体格检查,必要时根据情况行甲状腺功能检查(T_3、T_4、FT_3、FT_4、TSH)以排除甲状腺疾病等其他全身疾病致泻的可能。

第四步:治疗。

辨证为脾虚肝旺,当以扶土升清为主,兼施疏肝缓急之法。

处方:白术 12g 炒白芍 9g 广陈皮 9g 茯苓 12g 甘草 9g 炮姜炭(包煎)6g 炒吴茱萸 3g 煨葛根 12g 防风 6g 泽泻 9g

(《中医内科医案精选》)

【医案、常用中成药及经验方】

一、医案

李某,女性,65 岁。2016 年 10 月 17 日初诊。腹痛腹泻反复 1 年余。素体畏寒怕冷,受凉、饮冷或恼怒后易腹泻。泄泻前脐腹疼痛不适,排便急迫感,排便后腹部不适可缓解,大便稀溏,无黏液血便,无消瘦。苔白腻,舌胖边有齿痕,脉细弦。体检:精神可,腹软,无压痛,肝脾肋下未及,未触及包块,肠鸣音3~4次/min,无亢进。结肠镜检查未见异常。证属:脾阳虚兼肝气乘脾。治拟:温中健脾,抑木扶土。

处方:潞党参 15g 炒白术 15g 白茯苓 15g 熟附子(先煎)9g 炮姜炭(包煎)9g 炒白芍 15g 炙甘草 6g 广陈皮 6g 炒防风 9g 六神曲 30g 山楂炭(包煎)30g 炒薏苡仁 30g 缩砂仁(后下)6g

服 14 剂,每日 1 剂,分 2 次服。

二诊:2016 年 10 月 31 日。2 周来腹痛未作,大便每日 1~2 次,较前转实。舌淡红,体胖边有齿印,苔薄白,脉细。证属:脾阳虚弱。治拟:温中健脾。

处方:潞党参 15g 炒白术 15g 白茯苓 15g 熟附子(先煎)9g 炮姜炭(包煎)9g 广陈皮 6g 六神曲 30g 山楂炭(包煎)30g 炒薏苡仁 30g 缩砂仁(后下)6g 怀山药 30g

服 14 剂,每日 1 剂,分 2 次服。

按语:患者素体畏寒怕冷,为阳虚体质。或因受凉饮冷,寒邪入侵;或因情志恼怒,肝木克伐,导致脾阳受损,失于健运,清阳不升,湿注肠道,故见腹痛、腹泻。舌胖边有齿印,脉细为脾虚之证,苔白腻为寒湿之证,脉弦为肝气偏胜之证。四诊合参,该病案为脾阳虚弱兼肝气乘脾之证,故以附子理中丸温中健脾,合以痛泻要方抑木扶土。二诊时,肝木乘脾之证已缓解,故去痛泻要方,加怀山药补益脾土以治其本。

二、常用中成药

1. 寒湿泄泻 藿香正气散、纯阳正气散。

2. 湿热泄泻 葛根芩连微丸、香连片、肠胃康颗粒。

3. 食滞肠胃 保和丸、健胃消食片。

4. 肝气乘脾 逍遥丸、痛泻宁颗粒。

5. 脾胃虚弱 补中益气丸、补脾益肠丸。

6. 肾虚泄泻 附子理中丸、四神丸、固本益肠丸。

三、经验方

1. 秦艽萆薢汤(《中国中医秘方大全》)

功能:健脾益肾,扶正固本。

主治:肠易激综合征。

组成:秦艽 12g　萆薢 12g　补骨脂 12g　煨诃子 12g　党参 12g　茯苓 15g　焦白术 15g　山药 15g　春砂仁(后下)3g　广陈皮 10g

用法:水煎服,日 1 剂,分 2 次服。

2. 五厚汤(《中国中医秘方大全》)

功能:温中健脾,安神补气。

主治:肠易激综合征。

组成:厚朴 10g　五味子 10g　石榴皮 10g　乌梅 3 枚　鸡内金 3g　黄芪 10g

3. 保元汤(《中国中医秘方大全》)

功能:健脾化湿,益气温肾。

主治:慢性溃疡性结肠炎缓解期。

组成:黄芪 20g　党参 20g　炒白芍 20g　甘草 6g　苍术 10g　藿香 10g　川花椒 5g　肉桂(后下)3g　田三七 3g　诃子 15g

用法:水煎服,日 1 剂,分 2 次服。

痢疾

【概述】

痢疾是以腹痛、里急后重、下痢赤白脓血为特性的一类病证。西医学中细菌性痢疾、阿米巴痢疾,以及溃疡性结肠炎等与本证相类似。

【主要病因病机】

1. 外感湿热疫毒或饮食肥甘生冷,滋生湿热或寒湿食滞积于肠腑,搏结气血,腐败化脓而痢。

2. 下利日久,或收涩过早,邪留伤正,致正虚邪恋,寒热夹杂。

【辨证注意点】

1. 仔细询问病史,首先分辨新久。

2. 根据大便脓血情况,初辨湿热轻重。

3. 结合病程及体质情况,判断虚实兼夹。

4. 初痢做大便常规、细菌培养,久痢予钡剂灌肠、肠镜等以明确诊断,辅助辨治。

【辨证思路】

一、鉴别痢疾与泄泻

	痢疾	泄泻
泻下之物	次数多而量少,痢下赤白黏冻或脓血	大便溏薄,或如稀水,或完谷不化,甚或滑脱不禁,并无赤白脓血
里急后重	有	无
腹痛	与里急后重相连,痢后痛不减	与肠鸣相连,便后痛可减

二、同时区别痢之新久，形成初步辨治的框架

	新痢	久痢
病程	短，不超过2个月	缠绵不愈，反复发作，病程超过2个月
病理特点	湿热毒邪为主的实证	正虚邪恋，发时以湿热、寒湿、瘀血为标，平时多以脾肾亏虚、阴血伤损为主
治疗原则	通因通用	通补兼施

三、新痢辨明湿热与寒湿偏重以及热毒状况

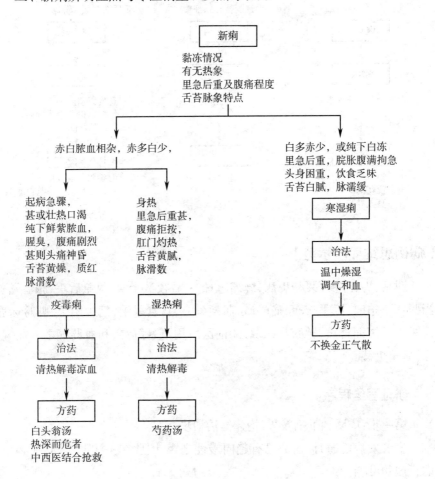

四、久痢辨明是否夹有邪实以及阴阳气血亏虚性质

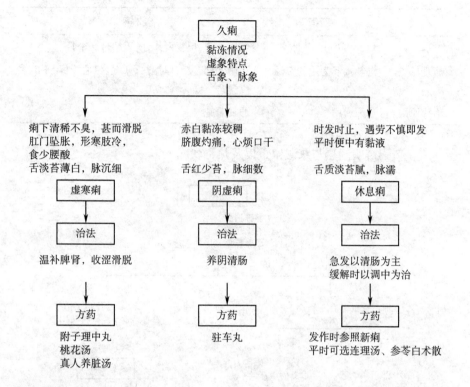

【病例思维程序示范】

谢某,男,31岁。夏初患病,缠绵逾月,一昼夜数十次,里急后重,脓血黏稠,当腹痛下迫时,以手按腹,痛略减,肌瘦骨立,饮食呆纳,精神困乏,呻吟床席。诊视舌质绛而苔黄,脉弦数细散,阅前医所用清暑解毒、和血调气之方而痢不除,后重更甚。

辨证思维程序:

第一步:应明确下痢新久,构建辨治初步框架。

患者发病已逾月,病势已有趋向慢性之嫌,因此在关注邪实同时,必须考虑正虚的可能。

第二步:了解黏冻、腹痛以明寒热,并了解全身征象以判明正气情况。

患者下利脓血,里急后重,可知湿热毒邪仍盛;但下利经月,且频繁不止,脓血已呈黏稠,可知阴血已伤;其腹痛喜按,肌瘦骨立,纳呆神疲,可知脾气已

亏;更见舌质绛而苔黄,脉弦软细数,邪恋而气阴两伤之证确立。

第三步:补充临床辅助检查以排除其他病证。

患者曾服清暑解毒、和血调气之方不效,可见除湿热邪实外,还应考虑其他身体情况。患者 31 岁,痢疾日久,除考虑慢性细菌性痢疾之外,还应排除诸如溃疡性结肠炎、克罗恩病等其他青壮年多发病证,故应:

1. 予查大便常规、大便培养,以明确细菌感染情况。

2. 待初步控制下利后,即行肠镜、钡剂灌肠等,以排除肠道其他特异性或非特异性病变,甚或肿瘤的可能。

第四步:治疗。

综合辨证,当为湿热久痢,脾虚气陷,气阴两伤,邪恋未清,故可选李东垣补中益气汤补气补阳,再佐调气和血、清热解毒止痢之品。

处方:北黄芪 10g 党参 10g 白术 7g 当归身 7g 杭白芍 7g 白头翁 7g 升麻 2g 柴胡 2g 广陈皮 3g 砂仁(后下)2g 炙甘草 2g

（《中医内科医案精选》）

【医案、常用中成药及经验方】

一、医案

周某,男性,24 岁。2019 年 1 月 8 日初诊。反复腹痛、黏液血便 2 年。外院肠镜检查示全结肠黏膜充血水肿,伴有糜烂、浅溃疡,确诊为溃疡性结肠炎全结肠型,予 5-氨基水杨酸口服治疗,疗效不佳,加用泼尼松口服,症情缓解,但激素减量则症状复发。曾先后用硫唑嘌呤和肿瘤坏死因子拮抗剂治疗,或因副作用或因过敏而停用。来就诊时脐腹疼痛,黏液脓血便,每日 5~6 次,舌质偏红,边有齿印,苔薄黄腻,脉滑。证属:肠道湿热夹瘀。治拟:清热化湿,活血化瘀。

处方:马齿苋 30g 生薏苡仁 15g 苦参 15g 青黛 2g 黄连 6g 升麻 18g 五倍子 12g 三七 6g 片姜黄 15g 地榆炭(包煎)15g 槐米炭(包煎)15g 炒白术 12g 茯苓 12g 炒白芍 9g 炙甘草 9g

服 14 剂,每日 1 剂,分 2 次服。

二诊:2017 年 1 月 22 日。患者腹痛明显减轻,大便每日 2~3 次,带有黏液,血便基本消失,舌淡红,边有齿印,苔薄白,脉滑。证属:脾虚湿蕴。治拟:益气健脾,祛湿化瘀。

处方:生黄芪 24g 炒白术 12g 茯苓 12g 马齿苋 30g 生薏苡仁 15g 苦参 15g 青黛 2g 五倍子 12g 三七 6g 片姜黄 15g 六神曲 30g

服 14 剂,每日 1 剂,分 2 次服。

按语:本案西医诊断为溃疡性结肠炎,但其临床特点为腹痛,解黏液脓血便,故当属中医痢疾之范畴,病理特点为本虚标实。本虚是指脾虚,标实是指湿热、瘀毒。在疾病活动期是以湿热瘀毒为主要表现,因此以清热化湿、活血化瘀为主,佐以健脾。在疾病缓解期是以脾虚为主要表现,因此在该阶段以益气健脾为主,佐以清热、化湿、活血。该患者在初诊时表现为腹痛、黏液脓血便,舌质偏红,苔薄黄腻,表现为典型的湿热蕴积肠道,所以治疗上用马齿苋、生薏苡仁、苦参、青黛、黄连、升麻清热化湿,用三七、片姜黄活血化瘀,地榆炭和槐米炭止血,五倍子涩肠止泻,炒白术和茯苓健脾,炒白芍和炙甘草缓急止痛。2周后,患者湿热瘀等标实症状明显缓解,此时应以治本为主。因此,重用生黄芪即可益气健脾,又可托毒生肌促进肠道受损黏膜的修复。因溃疡性结肠炎由活动期转入缓解期需要 8~12 周时间,虽然临床症状明显缓解,但肠镜下炎症表现改善仍有待时日,因此继用清热化湿、活血化瘀法以治标实。因标实症状减轻,故去黄连、升麻、地榆炭和槐米炭。该患者连续治疗 3 个多月后,成功撤除激素,未出现症状的反复。

二、常用中成药

1. 湿热痢 香连片、葛根芩连微丸、肠胃康颗粒。

2. 肝脾不和 结肠炎丸。

3. 脾胃虚弱 泻痢固肠片、补脾益肠丸。

4. 脾肾阳虚 固本益肠片、四神丸。

三、经验方

1. 秦皮汤(《中国中医秘方大全》)

功能:清热解毒,凉血止痢。

主治:细菌性痢疾。

组成:秦皮 30g 白头翁 30g 大血藤 60g 败酱草 60g 马齿苋 60g 凤尾草 60g 赤芍 20g 甘草 10g

用法:水煎服,日 1 剂,分 2 次服。

2. 清肠饮(《中国中医秘方大全》)

功能:清热化湿,消积导滞,调和气血。

主治:急性细菌性痢疾。

组成:葛根 9g　黄芩 9g　焦槟榔 12g　白芍 15g　藿香 9g　黄连 6g　木香 9g　生甘草 6g　车前草 15g　炮姜 3g

用法:水煎服,日 1 剂,分 2 次服。

3. 泻下逐瘀汤(《中国中医秘方大全》)

功能:清肠活血,通里导滞。

主治:休息痢。

组成:玄明粉(冲服)6g　大黄(后下)6g　红花 6g　桃仁 10g　马齿苋 30g　麦冬 10g　生地黄 10g

用法:水煎服,日 1 剂,分 2 次服。

4. 清肠解毒汤(《中国中医秘方大全》)

功能:清热凉血,解毒化湿。

主治:阿米巴肠病。

组成:白头翁 30g　黄芩 15g　黄连 9g　鸦胆子 9g　厚朴 9g　藿香 9g

用法:水煎服,日 1 剂,分 2 次服。

5. 土苦汤(《中国中医秘方大全》)

功能:清热化湿,去腐生肌,凉血止血。

主治:慢性溃疡性结肠炎。

组成:土大黄 30g　苦参 30g　白及 10g　地榆炭(包煎)10g　杜仲炭(包煎)10g

用法:浓煎成 100ml,待药液温度 37~39℃后保留灌肠。

便秘

【概述】

便秘是指大便秘结不通,排便周期延长;或粪质干结,排出艰难。西医习惯性便秘以及各种急、慢性疾病过程当中以便秘为主要症状的,可参照本篇辨治。

【主要病因病机】

1. 饮食不节、热病之后等,可致肠胃积热,燥矢内结。
2. 情志失调、损伤或喜静少动,可以郁滞气机,糟粕内停。
3. 体虚病后、产后失血过用苦寒等,可致气血、阴阳有亏,虚而成滞。

【辨证注意点】

1. 了解平时排便习惯及周期,以确定是否便秘。
2. 辨清大便质地、排便情况,初步推测寒热虚实。
3. 细问平时饮食起居情况,推测可能的病因。
4. 回顾其他脏腑征象,结合全身情况,了解是否有器质性病变,尤其是全身性疾病,如消渴、瘿病、肺胀等。
5. 辅助肠镜、钡剂灌肠及其他相关生化检查。

【辨证思路】

一、辨别虚实

	实秘	虚秘
病程	较短	较长
年龄	青壮年发病	中老年发病或产后
体质	尚实	多虚弱,常在久病之后
全身疾病史	多无	常兼夹

二、实秘分清热秘与气秘

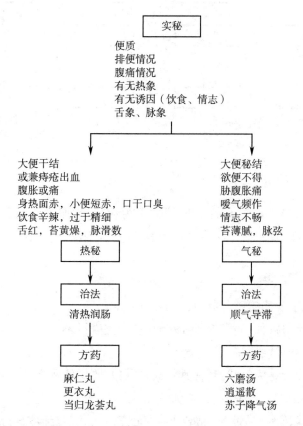

三、虚秘分清气血阴阳的亏虚。

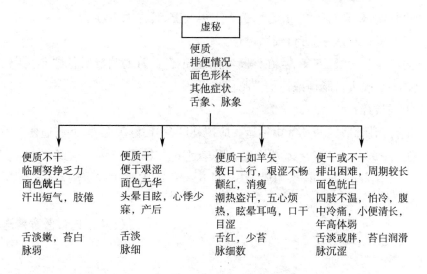

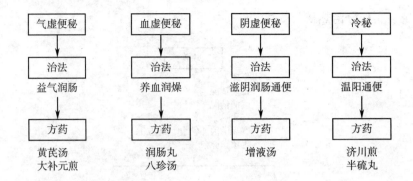

【病例思维程序示范】

刘某,男,72岁。5年来大便干结,多为粒状,常服养阴润肠药,现在大便仍然干结,夜寐不酣,易惊醒,舌白,无苔,脉右沉细涩,左沉弦细数。

辨证思维程序:

第一步:了解病史,根据年龄、病程推测虚实。

此患者年逾古稀,病已5年,故当从虚为主进行辨治。

第二步:辨清便质特点。

患者大便干结为粒状,且无其他火热征象,阴虚精亏之证可知。

第三步:了解全身征象、舌苔脉象、治疗经过等。

患者夜寐不酣,易惊醒,结合舌白,无苔,左脉沉弦细数,可推知为肝肾亏虚,肝不藏魂,虚火内扰。但患者服养阴润肠之品不效,可知年高之人,定有其他病机相参,见其右脉沉而细涩,拟为中焦气虚,转输无力。

第四步:结合临床进行辅助检查。

患者年高,病已5年,当在诊断习惯性便秘时,注意排除其他器质性病变,故而必要时应进行肠镜或钡剂灌肠检查等。

第五步:治疗。

此证当属肝肾阴亏,气虚不运。应拟补肝益肾,健脾温养,润肠通便。

处方:肉苁蓉12g 女贞子9g 墨旱莲6g 柏子仁9g 火麻仁12g 决明子6g 黑芝麻9g 茯苓10g 法半夏6g 广陈皮5g 蜂蜜酌量

（《中医内科医案精选》）

【医案、常用中成药及经验方】

一、医案

陈某,男性,82 岁。2014 年 9 月 26 日初诊。有习惯性便秘病史 10 余年,常服麻子仁丸或润肠片以帮助排便。近 2 个月来所服通便药物剂量逐渐较前增大。近 1 周来未排便,腹胀,有矢气,无腹痛、恶心呕吐,伴有口气重浊,纳呆。舌红,舌有裂纹,苔黄燥,脉弦滑。体检:精神可,腹略膨隆,质软,无压痛,肝脾肋下未及,未触及包块,肠鸣音 3~4 次 /min,无亢进。腹部立卧位片示:肠郁积,左半结肠可见气粪影。证属:肠胃积热,阳明腑实。治拟:泄热通腑。

处方:生大黄(后下)12g　枳实 18g　厚朴 18g　芒硝(冲服)20g　生地黄 30g　玄参 15g　蒲公英 30g

服 3 剂,嘱便通即停服。

二诊:2014 年 9 月 29 日。患者诉服用 1 剂中药后即排便,腹胀已缓解,口气减轻,胃纳增,舌红,苔薄黄腻,脉弦滑。证属:肠胃郁热。治拟:清热润肠通便。

处方:枳实 18g　厚朴 18g　火麻仁 30g　生白芍 30g　蒲公英 30g　决明子 30g

续服 14 剂。

按语:此案为便秘日久,胃肠积热,耗伤津液,肠失濡润,腑气不通,进而加重胃肠积热,周而复始,最终导致阳明腑实,故见便秘、腹胀、口气重浊、舌红、苔黄燥。患者虽耄耋之年,但脉弦滑有力,提示正气未损,故急予大承气汤合增液汤加减以泄热通腑治其标。二诊时腑气已通,故腹胀和口气均减轻。舌苔由黄燥转为薄黄腻,提示胃肠积热已除大半,故继予麻子仁丸加减清肠道之余热和行气通腑。此案在临证之初首当与肠痹(肠梗阻)鉴别,故体检、腹部立卧位片尤为重要,在治疗上除内服中药外,还可用大承气汤灌服,以解危急之候。

二、常用中成药

1. 热秘　麻子仁丸、麻仁软胶囊、一清胶囊、三黄片、当归龙荟丸、新清宁片、复方芦荟胶囊。

2. 气秘　木香槟榔丸、枳实导滞丸。

3. 虚秘　苁蓉通便口服液、便通胶囊、半硫丸、便秘通、搜风顺气丸。

三、经验方

1. 调脾通结汤(《中国中医秘方大全》)

功能:健脾助运,行气润肠。

主治:习惯性便秘。

组成:生白术 30g　苍术 30g　枳壳 10g　肉苁蓉 20g

用法:水煎服,日 1 剂,分 2 次服。

2. 加味滋阴润燥方(《中国中医秘方大全》)

功能:养阴润燥,行气通便。

主治:习惯性便秘。

组成:生首乌 15g　玉竹 9g　大腹皮 12g　青陈皮(各)6g　生枳壳 9g
乌药 9g　青橘叶 9g

用法:水煎服,日 1 剂,分 2 次服。

3. 养血润肠煎(《中国中医秘方大全》)

功能:养血润肠通便。

主治:习惯性便秘。

组成:生首乌 15g　火麻仁 15g　生当归 9g　生赤芍 9g

用法:水煎服,日 1 剂,分 2 次服。

湿阻

【概述】

湿阻是指湿邪阻滞中焦,运化功能减弱,以脘腹闷满,肢体困重,全身乏力,口淡或口甜,纳食呆滞等为主要症状的疾病。

【主要病因病机】

本病以脾气亏虚,健运失司为基础;或土虚不能胜湿,感受外来湿邪;或脾失健运,津液不能正常运化,停聚而生内湿是引起湿阻的病因。病机主要为湿邪阻滞中焦,脾胃升降失司,如湿从寒化,多易损伤脾阳;湿从热化,多易损伤胃阴。但湿为阴邪,湿盛则阳微,故湿从寒化是湿邪致病的主要发展趋势。

【辨证注意点】

1. 湿为阴邪,病势缠绵,故湿阻病程较长。
2. 多发于夏令梅雨季节及地域潮湿的地方。
3. 分清脾虚与湿阻的主次,湿阻为主者再分清寒湿证和湿热证。

【辨证思路】

一、应区分湿温与湿阻的不同

	湿温	湿阻
共同点		感受湿邪,病在脾胃,多发于长夏,胸脘痞闷
病因	暑湿,湿热	内外湿邪
传变	可从气分传变到营血	无传变
症状	持续高热或中等度发热,身重而痛,表情淡漠	食少纳呆,头身重,不发热,或有低热

二、分清虚实的主次

湿阻为主者偏实,除胸闷、脘胀、纳呆外,常伴口味甜腻,或口苦黏腻,舌苔白腻或黄腻。脾虚为主者偏虚证,常伴乏力气短,口淡,舌淡胖,苔薄。

三、分清湿困脾胃、湿热中阻及脾虚湿滞三个证型的不同

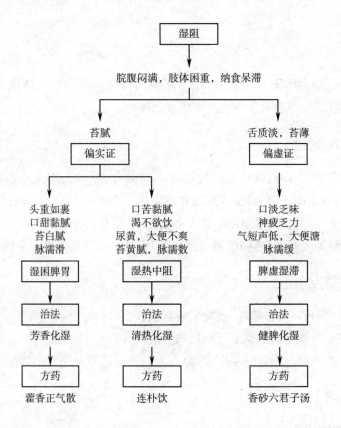

【病例思维程序示范】

张某,女,26岁,萍乡人,操舟为业。恶心欲吐,食欲不振,四肢困倦,大便溏薄,病已逾3~4个月。舌苔薄白腻,脉象浮濡。

辨证思维程序:

第一步:明确该患者是否患有湿阻。

根据患者恶心欲吐,食欲不振,四肢困倦,大便溏薄,舌苔薄白腻,脉象浮濡,且操舟为业,常年接触水湿,可诊断为湿阻。

第二步:应分清虚实与寒热偏盛。

根据患者虽病已数月,但无气短乏力,且舌苔偏腻,应考虑偏于湿阻实证;又根据无尿黄口苦、苔黄腻等热象,应诊断为湿困脾胃。

第三步:做相关检查。

患者病已数月,故应查血常规、肝功能、肿瘤及免疫指标,并查胸片、B超(肝胆、子宫、卵巢等)以除外器质性病变。

第四步:治疗。

因辨证为寒湿困阻脾胃,故治疗拟温运燥湿。

处方:不换金正气散。

组成:苍术9g 厚朴6g 法半夏6g 藿香梗6g 陈皮6g 猪苓6g 生姜6g 甘草3g

(《蒲园医案》)

【医案、常用中成药及经验方】

一、医案

路某,女性,20岁。籍贯上海。2005年5月21日初诊。近半月来周身困重,倦怠乏力,头重如裹,胸闷腹胀,纳呆食少,便黏不爽,苔白腻,脉濡滑。证属:湿困脾土,中阳被遏。治拟:芳香化浊,醒脾燥湿。

处方:藿香9g 佩兰12g 苍术9g 厚朴6g 陈皮9g 茯苓12g 桔梗6g 白芷9g 泽泻9g 大腹皮12g 甘草6g

服7剂,水煎服。

二诊:服上方7剂,周身困重、倦怠乏力、胸闷腹胀缓解,仍纳呆食少,苔薄白腻,脉濡滑。证属:湿邪渐化,脾运未复。治拟:运脾化湿。

处方:藿香9g 佩兰12g 苍术9g 厚朴6g 陈皮9g 茯苓12g 桔梗6g 泽泻9g 大腹皮12g 六神曲9g 鸡内金9g 甘草6g

服14剂,水煎服。诸症渐消。

按语:江南长夏梅雨季节,水湿内侵,困遏脾土,则周身困重,倦怠乏力。湿蒙清窍,则头重如裹。胸闷腹胀,纳呆食少,便黏不爽皆为湿阻中焦,脾失健运,气机壅滞之证。治以芳香化浊,醒脾燥湿。方中用藿香、佩兰芳香醒脾化湿,苍术、厚朴、白芷、陈皮苦温燥湿,茯苓、泽泻淡渗利湿,厚朴、陈皮理气除湿。7剂后,湿邪渐化,脾运未复,上方加六神曲、鸡内金以助脾运。连服14剂,诸症悉除。

二、常用中成药

1. 湿困脾胃　藿香正气胶囊。

2. 湿热中阻　甘露消毒丹。

3. 脾虚湿阻　香砂六君丸。

三、经验方

湿阻方(《程门雪医案》)

功能:清热利湿。

主治:湿阻化热。

组成:黑栀子 6g　黄连 1g　竹沥半夏 6g　薄橘红 4.5g　白杏仁 9g　白豆蔻(后下)2.4g　枳实 1.5g　炒竹茹 4.5g　生薏苡仁 12g　干芦根(去节)24g　益元散(包煎)12g

用法:水煎服,日 1 剂,分 2 次服。

腹痛

【概述】

腹痛是指以胃脘以下，耻骨毛际以上的部位发生疼痛为主要表现的病证。西医学的急性或慢性胰腺炎、胃肠痉挛、神经官能性腹痛、消化不良性腹痛、急性肠系膜淋巴节炎、结核性腹膜炎、肠粘连、嵌顿疝早期等以腹痛为主要表现时，即可参照本篇辨治。

【主要病因病机】

1. 外感时邪（主要为风寒暑湿时邪），入侵腹中阻滞为痛。
2. 恣食辛辣厚味，或过食生冷，或暴饮暴食，导致腹痛。
3. 恼怒伤肝，气滞不通而为腹痛。
4. 跌仆损伤，或腹部手术可致瘀血腹痛。
5. 蛔虫内扰肠胃，气机逆乱，胃失和降而腹痛。
6. 素体阳虚或年老阳气虚衰而引起虚寒腹痛。

【辨证注意点】

1. 明确腹痛的诊断及与相关病证的鉴别。仔细询问腹痛的伴随症状，如饮食、大小便，是否有呕逆嗳气等。胃脘痛多伴嗳气、吐酸、嘈杂；痢疾之腹痛与里急后重、下利赤白黏冻同见；霍乱之腹痛往往上吐下泻并见；癥积之腹痛与腹内包块并见；淋证之腹痛伴小便滴沥刺痛，甚则见尿血。

2. 着重询问腹痛的部位、性质、持续时间、诱发与缓解因素，区分腹痛之寒热虚实。

3. 要重视腹痛与一些危重急症如心绞痛、心肌梗死、外科和妇科急腹症的鉴别。不典型心绞痛、心肌梗死有类似腹痛症状者，但心电图和心肌酶谱可提供诊断依据；外科腹痛一般先腹痛，后发热，疼痛较剧，压痛明显，可伴有肌紧张或反跳痛；妇科腹痛多在小腹，常与经、带、胎、产有关。

【辨证思路】

一、首先分清虚实

	实证	虚证
起病方式	较急	较缓
诱发因素	常有	不明显
病程	较短	较长
疼痛性质	坚满急痛，拒按	痛势绵绵，喜揉喜按
与饮食关系	食后痛甚	饥而痛甚
脉象	弦或滑实	细而无力

要注意虚痛感邪成虚实夹杂之证。

二、实证腹痛分清外感与内伤

外感须分清寒、热；内伤须分清食积、气滞、血瘀、虫扰。

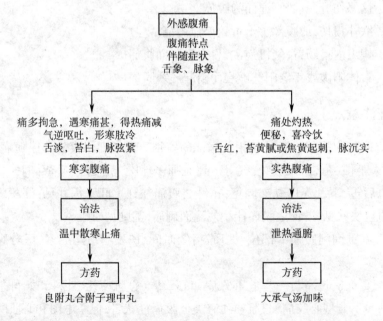

注意：腹痛寒热之间常相互转化，如寒痛日久，郁而化热，郁热内结，而成实热腹痛；实热腹痛日久，若素体阳虚，热邪寒化，而成寒实腹痛。

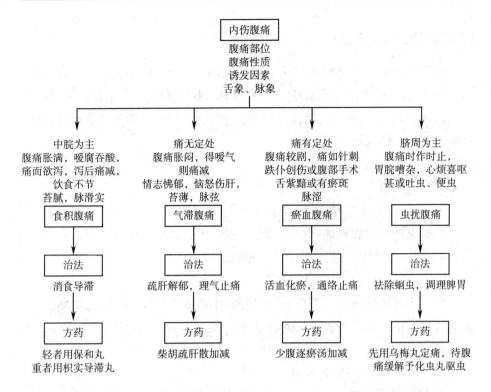

注意：腹痛气血之间可相互转化或兼夹为病。气滞腹痛，迁延不愈，可致瘀血腹痛。

三、虚寒腹痛

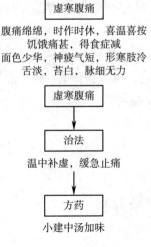

【病例思维程序示范】

邓某,男性,53岁,1975年3月初诊。左少腹剧烈疼痛,西医诊断为肠粘连,嘱其手术治疗,患者不愿手术,遂来中医就诊。患者颜面苍白,表情痛苦,畏寒,纳呆,大便溏薄,小便清长,匍匐而行以缓急迫,扪之腹软,无包块索状物,舌质淡嫩,苔白薄,脉沉弱。

辨证思维程序:

第一步:分清该患者腹痛之部位和科属。

根据患者左少腹疼痛剧烈,但扪之腹软,无肌紧张及反跳痛,明确非外科急腹痛,而为内科腹痛,并已诊断为肠粘连。

第二步:分清寒、热、虚、实。

根据患者腹痛兼面色苍白,畏寒便溏,小便清长,舌淡嫩,脉沉细弱,考虑患者为虚寒证。又根据患者少腹剧烈疼痛,匍匐而行以缓急迫,故考虑是虚实夹杂病例。

第三步:分清所属脏腑经络。

根据患者疼痛部位为左少腹,因厥阴肝经循阴器过少腹,故认为是肝经腹痛。

第四步:做相关检查。

1. 为排除泌尿系结石,可做尿常规、腹部平片、静脉肾盂造影或B超等检查。

2. 为排除左少腹部位相关肿瘤,可做腹部B超、CT等检查。

第五步:治疗。

辨证属寒滞肝脉,治拟温经散寒,行气通络。

处方:当归 10g 枸杞子 10g 小茴香 15g 台乌药 10g 茯苓 10g 肉桂(后下)10g 沉香 5g 花椒 6g

(《中国现代名中医医案精华》)

【医案、常用中成药及经验方】

一、医案

陈某,女,36岁,干部。2013年12月7日初诊。患者有慢性腹痛病史,常因着凉或饮食不慎而出现腹痛,得温痛减。此次发病因受凉后突然出现腹痛,坐立不安,自觉腹中拘急,畏寒身蜷,手足不温,腰膝酸冷,气坠欲大便,但并未得解。既往史:无其他疾病史。体检:面色苍白,腹软无压痛,无肌紧张及反跳痛。舌淡红,苔白腻,脉弦紧。实验室检查:腹部 CT 检查、肝脾 B 超及血尿常规均正常。证属:脾肾阳虚,复加感寒,寒凝气滞。治拟:温阳散寒,温补脾肾,行气止痛。方取良附丸加减。

处方:高良姜 10g 香附 10g 当归 10g 白芍 15g 巴戟天 15g 补骨脂 15g 肉桂(后下)5g 陈皮 10g 甘草 5g

服 3 剂,嘱煎煮沸腾后 30~40 分钟,共煎 2 次,取汁 400ml,分 2 次温服。

二诊:服药后腹痛时作时止,腹痛绵绵,喜温喜按,手足欠温,大便 1 次,便质稀溏,兼有神疲、气短、怯寒等症,舌淡,苔薄白腻,脉象沉细。证属中虚脏寒,治拟温中补虚,和里缓急。方选黄芪建中汤加减。

处方:黄芪 15g 川桂枝 10g 白芍 30g 甘草 5g 生姜 5g 大枣 15g 饴糖 15g 补骨脂 15g 香附 10g 陈皮 10g

服 7 剂,煎法同前。

三诊:患者诸症得以改善,唯时时自觉气坠欲解大便,舌淡,脉沉细,故以补中益气丸巩固疗效。

按语:此案初起着凉受寒为病,使阴乘阳位,脉络拘急,不能舒展故腹痛;素体阳虚,阳气下陷,在外则畏寒身蜷,手足不温,在内则腰膝酸冷,时有大便之意,属虚实夹杂。先拟温阳散寒,继以温中补虚,益气升提。

二、常用中成药

1. 寒实腹痛 良附丸、附子理中丸。

2. 实热腹痛 麻仁丸。

3. 食积腹痛 轻证用保和丸,重证用枳实导滞丸。

4. 气滞腹痛 木香顺气丸。

5. 瘀血腹痛 失笑散。

6. 虫扰腹痛 使君子丸。

7. 虚寒腹痛 附子理中丸。

三、经验方

1. 清胰 I 号(《实用中医消化病学》)

功能:疏肝解郁,清热化湿。

主治:肝郁湿阻型腹痛。

组成:柴胡 9g　胡黄连 9g　黄芩 12g　广木香 9g　延胡索 12g　白芍 12g 生大黄(后下)9g　芒硝(冲服)6g

用法:水煎服,日 1 剂,分 2 次服。

2. 清胰Ⅱ号(《实用中医消化病学》)

功能:疏肝解郁,安蛔止痛。

主治:急性胰腺炎蛔虫上扰者。

组成:柴胡 9g　胡黄连 9g　黄芩 12g　广木香 9g　生大黄(后下)9g　苦 楝皮 12g　槟榔 9g　使君子 9g　细辛 4.5g

用法:水煎服,日 1 剂,分 2 次服。

3. 通结汤(《实用中医消化病学》)

功能:活血化瘀,通络止痛。

主治:肠粘连气滞血瘀型。

组成:丹参 20g　当归 12g　赤芍 15g　香附 15g　木香 10g　乌药 10g 川芎 10g　桃仁 10g　红花 10g　牡丹皮 10g　五灵脂(包煎)10g　炒延胡索 10g　炙甘草 9g

用法:水煎服,日 1 剂,分 2 次服。

胰瘅

【概述】

胰瘅是指肝胆气滞而引起的上腹部呈腰带状疼痛为主要临床表现的一种病证。西医学的急、慢性胰腺炎，若出现以上腹部腰带状疼痛为主要临床表现的，即可参照本篇辨治。

【主要病因病机】

1. 情感刺激，肝胆气滞。
2. 饮食不节，损伤脾胃。
3. 虫扰石阻，肝胆血瘀。
4. 风寒湿邪，邪滞肝经。

【辨证注意点】

1. 胰瘅是一种特殊类型的腹痛，须与胃痛相鉴别。
2. 仔细询问疼痛性质、伴随症状和诱发因素，以分清虚证与实证。
3. 实证胰瘅应分清气滞与血瘀，以及湿热的轻重；虚证胰瘅需分清脾虚是否夹有湿滞。

【辨证思路】

一、辨别胰瘅与胃痛

	胰瘅	胃痛
诱因	有暴饮暴食、过食肥甘史或胆囊炎病史	有过食生冷、情志不遂等病史
疼痛部位	中上腹偏左	胃脘部近心窝处
疼痛性质	剧痛、绞痛、刀割样痛，拒按，有肌紧张	胀痛、刺痛、隐痛，喜按，腹软
血、尿淀粉酶	升高	正常

二、区分胰瘅实证与虚证

	实证	虚证
病程	较短	较长
起病方式	较急	较缓
症状	疼痛呈刀割样,腹胀拒按	疼痛隐隐,时作时止
舌脉	苔腻脉实	苔少脉虚

三、实证胰瘅分清气与血,实热与湿热

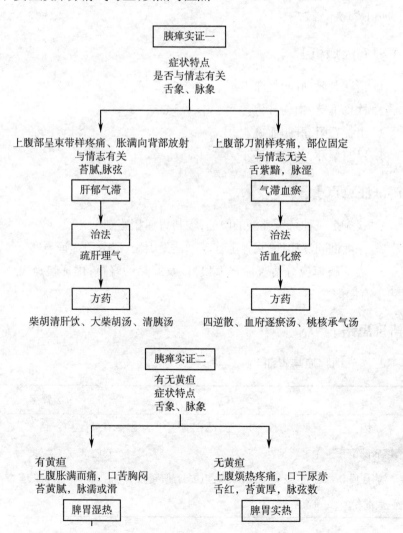

胰瘅实证一

症状特点
是否与情志有关
舌象、脉象

上腹部呈束带样疼痛、胀满向背部放射
与情志有关
苔腻,脉弦

肝郁气滞

治法

疏肝理气

方药

柴胡清肝饮、大柴胡汤、清胰汤

上腹部刀割样疼痛,部位固定
与情志无关
舌紫黯,脉涩

气滞血瘀

治法

活血化瘀

方药

四逆散、血府逐瘀汤、桃核承气汤

胰瘅实证二

有无黄疸
症状特点
舌象、脉象

有黄疸
上腹胀满而痛,口苦胸闷
苔黄腻,脉濡或滑

脾胃湿热

无黄疸
上腹烦热疼痛,口干尿赤
舌红,苔黄厚,脉弦数

脾胃实热

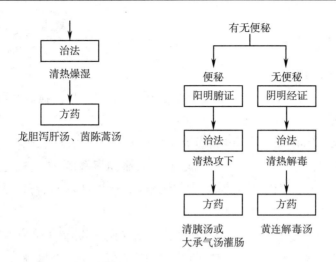

有无便秘

便秘 → 阳明腑证 → 治法 清热攻下 → 方药 清胰汤或 大承气汤灌肠

无便秘 → 阴明经证 → 治法 清热解毒 → 方药 黄连解毒汤

治法 清热燥湿 → 方药 龙胆泻肝汤、茵陈蒿汤

四、虚证胰瘅

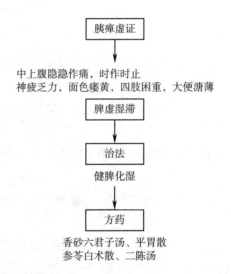

胰瘅虚证

中上腹隐隐作痛，时作时止
神疲乏力，面色萎黄，四肢困重，大便溏薄

脾虚湿滞

治法

健脾化湿

方药

香砂六君子汤、平胃散
参苓白术散、二陈汤

【病例思维程序示范】

李某,男,35 岁,1974 年 8 月 9 日初诊。患者昨日因生气饮酒一杯,今早 5 时开始脘腹剧痛,胀闷痞塞,疼痛拒按,胸胁苦满,口苦咽干,目眩,心烦喜呕,大便燥结,尿短赤,舌淡红,苔黄厚腻,脉弦紧。查血清淀粉酶 128U/L,尿淀粉酶 1 024U/L。

辨证思维程序：

第一步：明确诊断。

根据患者有饮酒的诱因，脘腹剧痛，拒按，实验室检查血、尿淀粉酶升高，可诊断为胰瘅。

第二步：分清该患者胰瘅是虚证还是实证。

患者因生气和饮酒引发急性脘腹剧痛，胀闷痞塞，疼痛拒按，且伴有胸胁苦满，口苦咽干，目眩，心烦喜呕，大便燥结，尿短赤，舌淡红，苔黄厚腻，脉象弦紧等实象，故可诊为胰瘅实证。

第三步：辨为胰瘅实证，要分清病位在气在血，属脾胃实热或脾胃湿热。

根据患者病起于生气，肝失疏泄，故病位在气。由肝及脾，脾运失健，腑气不通，故见脘腹胀闷痞塞，恶心呕吐，大便秘结，小便短赤，苔黄厚腻，脉弦紧等症，均是脾胃实热之征。

第四步：做相关检查。

1. 为明确是否有急性胆道感染，可做血常规、血清胆红素、肝功能、腹部 B 超甚至腹部 CT 等检查。

2. 为明确是否有消化性溃疡急性穿孔，可做腹部 X 线立卧位片、胃镜检查。

3. 为明确是否有急性肠梗阻，可做腹部 X 线立卧位片。

第五步：治疗。

因为辨证属脾胃实热，治拟清热解毒、通里攻下、行气止痛之法，以清胰汤和大承气汤加减。

处方：柴胡 15g　黄芩 9g　杭白芍 12g　牡蛎(先煎)12g　厚朴 9g　川楝子 9g　枳实 9g　延胡索 9g　菊花 9g　防风 9g　胡黄连 6g　大黄(后下)9g　芒硝(冲服)9g

（《中医内科医案精选》）

【医案、常用中成药及经验方】

一、医案

赵某,男,45 岁,干部。2003 年 3 月 8 日初诊。患者 2 年前曾患急性胰腺炎,此后每遇劳累或进食油腻则腹痛发作。此次无明显诱因出现上腹部胀痛,纳呆,便溏。现腹胀痛,食后腹胀加剧,大便溏薄,大便次数不增多,小便不利,疲乏,纳呆,无呕吐,无黄疸。既往史:无其他疾病史。体检:面色萎黄,形体消瘦,腹部平坦,左上腹压痛,无反跳痛及肌紧张,肝脾未触及,肠鸣音正常。舌淡隐青,苔薄滑腻,脉细涩。实验室检查:血常规、肝功能及血淀粉酶正常。证属:脾胃虚弱,气虚血瘀。治拟:益气健脾,淡渗利湿,佐以理气化瘀。方用参苓白术散加减。

处方:党参15g　白术15g　茯苓15g　炙甘草10g　薏苡仁15g　砂仁(后下)5g　怀山药15g　木香10g　泽泻15g　猪苓10g　莪术10g　陈皮10g

服7剂,嘱其煎煮沸腾后30分钟左右,每日2次,每次200ml,温服。

二诊:服药7剂后,患者上腹胀痛减轻,大便成形,胃纳欠馨,舌淡,苔薄腻,脉细滑。证属脾胃虚弱,治拟健脾养胃,化湿助运,方取香砂六君丸以善其后。

按语:本案患者胰病日久,脾胃受累,升降失职,气机不畅,不通则痛故腹痛;运化无权,生化乏源,日久见形体消瘦、面色萎黄、进食油腻则腹痛腹泻;久病入络,则见气虚血瘀之象。本病虽以实证多见,病久也会由实转虚,临诊当详辨施治。

二、常用中成药

1. 肝郁气滞　木香顺气丸。

2. 气滞血瘀　失笑散。

3. 脾胃湿热　龙胆泻肝丸。

4. 脾胃实热　清胰合剂。

5. 脾虚湿滞　香砂六君丸、二陈丸。

三、经验方

1. 清胰炎Ⅰ号(《实用中医消化病学》)

功能:疏肝清热,理气行瘀。

主治:急性胰腺炎轻症,无并发症。

组成:柴胡　黄芩　大青叶　厚朴　桃仁　红花　(原方未标明剂量)

2. 清胰炎Ⅱ号(《实用中医消化病学》)

功能:清热解毒,通里攻下,行气止痛。

主治:胰腺炎重症,并发感染、胆石症、肠梗阻。

组成:柴胡　黄芩　蒲公英　桃仁　红花　厚朴　木香　生大黄　芒硝(冲服)　延胡索粉(冲服)　(原方未标明剂量)

胃癌

【概述】

　　胃癌是指发生在贲门、胃体、幽门部胃黏膜上皮组织较常见的恶性肿瘤。胃癌在组织学上可分为乳头状腺癌、管状腺癌、黏液腺癌、印戒细胞癌、低分化腺癌、未分化癌、鳞腺癌、鳞状上皮癌、类癌等类型。胃癌的扩散以直接蔓延浸润、淋巴道转移、血道转移为主。临床上早期常无明显症状,随病情的进展可出现上腹部的饱胀不适感、胃部隐痛、泛酸、嗳气、恶心呕吐等症状,严重者出现消化道梗阻、上消化道出血、胃穿孔等症状。中晚期胃癌常伴有消瘦、乏力、低热、贫血等恶病质表现,以及癌肿扩散转移而出现的相应症状。本病在中医学中属于噎膈、反胃、胃脘痛、癥瘕、积聚等范畴。

【主要病因病机】

　　本病的病因较为复杂,其发病与情志不遂、忧思过度、饮食不节、素体脾胃虚弱以及胃部慢性疾患等因素有关。各种致病因素导致脾胃受损,运化失职,气滞痰凝,热毒血瘀,胶结于胃,日久形成积块。癌毒日久耗气伤阳、化热伤阴,形成一系列病机变化。

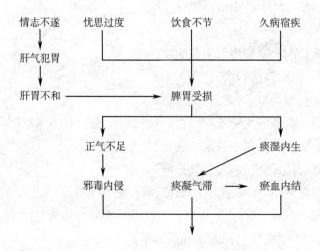

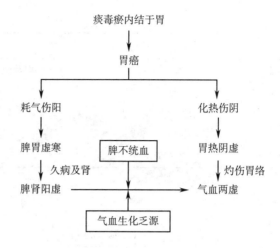

【辨证注意点】

1. 根据现代医学诊断标准明确诊断胃癌后,应根据患者的一般状况、年龄、病程的长短、病情轻重、病变范围,辨明胃癌病期的早、中、晚。早期表现以邪实为主,多见正盛邪实之证,但大多数患者确诊后都属于中晚期,表现为虚实夹杂的本虚标实之证。

2. 当根据患者的临床表现及望、闻、问、切结果,具体辨明邪实、正虚的情况。邪实分清是属于肝胃不和、气滞痰凝、瘀血内阻,还是胃热炽盛;正虚当分清是属于脾胃虚寒、脾肾阳虚、胃阴不足,还是气血两虚。

3. 应详细询问患者的消化道症状,如胃胀、腹痛、恶心呕吐、饮食、大便等,了解肿块的位置大小,注意观察呕吐物及大便的形、色、质、量、味等情况。

4. 除了询问消化道症状外,还应了解虚证的状况,如有无神疲乏力、头晕目眩、虚烦不寐、自汗盗汗、肢冷便溏等气血阴阳各方面虚衰的情况,以及舌苔脉象情况。

5. 根据病变的范围,结合中医"十问",了解是否伴有他脏情况,重视中医的整体观念。

【辨证思路】

一、辨别邪正盛衰

	邪实正不虚	邪实正虚
病程长短	短	较长

续表

	邪实正不虚	邪实正虚
病变范围	局限于胃	累及腹腔、大网膜、肝等
症状表现	以实证为主	虚实夹杂
体力情况	良好,生活自理	较差卧床不起
饮食	正常或稍减	食少纳呆或食入即吐
恶病质	无	常见

二、胃癌实证辨别

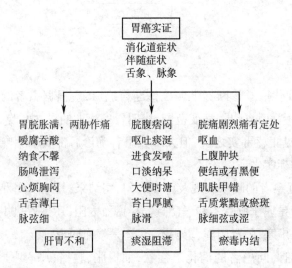

胃癌实证 消化道症状 伴随症状 舌象、脉象		
胃脘胀满,两胁作痛 嗳腐吞酸 纳食不馨 肠鸣泄泻 心烦胸闷 舌苔薄白 脉弦细	脘腹痞闷 呕吐痰涎 进食发噎 口淡纳呆 大便时溏 苔白厚腻 脉滑	脘痛剧烈痛有定处 呕血 上腹肿块 便结或有黑便 肌肤甲错 舌质紫黯或瘀斑 脉细弦或涩
肝胃不和	痰湿阻滞	瘀毒内结

三、分析虚证状况

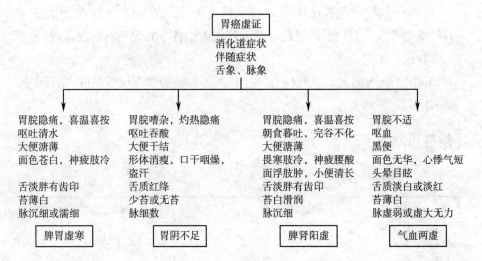

胃癌虚证 消化道症状 伴随症状 舌象、脉象			
胃脘隐痛,喜温喜按 呕吐清水 大便溏薄 面色苍白,神疲肢冷 舌淡胖有齿印 苔薄白 脉沉细或濡细	胃脘嘈杂,灼热隐痛 呕吐吞酸 大便干结 形体消瘦,口干咽燥, 盗汗 舌质红绛 少苔或无苔 脉细数	胃脘隐痛,喜温喜按 朝食暮吐,完谷不化 大便溏薄 畏寒肢冷,神疲腰酸 面浮肢肿,小便清长 舌淡胖有齿印 苔白滑润 脉沉细	胃脘不适 呕血 黑便 面色无华,心悸气短 头晕目眩 舌质淡白或淡红 苔薄白 脉虚弱或虚大无力
脾胃虚寒	胃阴不足	脾肾阳虚	气血两虚

四、分证论治

由于胃癌一经确诊多属于中晚期,脾胃受损明显,临床表现繁多复杂,大多属本虚标实证,单纯的虚证或实证很少见,故治疗上应以攻补兼施为宜,即扶正与祛邪相结合、辨证与辨病相结合。扶正法包括益气健脾温中法、和胃法、养胃生津法、温补脾肾法、补益气血法。祛邪法包括清热解毒法、化痰软坚法、活血化瘀法。在治疗过程中,应时时注意保护胃气,即所谓的"有胃气则生,无胃气则死"。

(一)辨证治疗

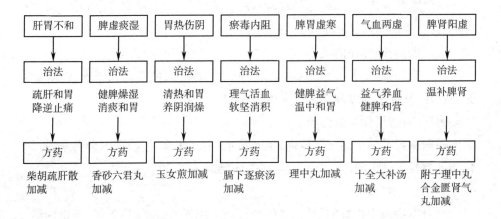

肝胃不和	脾虚痰湿	胃热伤阴	瘀毒内阻	脾胃虚寒	气血两虚	脾肾阳虚
治法	治法	治法	治法	治法	治法	治法
疏肝和胃降逆止痛	健脾燥湿消痰和胃	清热和胃养阴润燥	理气活血软坚消积	健脾益气温中和胃	益气养血健脾和营	温补脾肾
方药	方药	方药	方药	方药	方药	方药
柴胡疏肝散加减	香砂六君丸加减	玉女煎加减	膈下逐瘀汤加减	理中丸加减	十全大补汤加减	附子理中丸合金匮肾气丸加减

(二)常用中草药

在辨证分型治疗的基础上,根据病机中痰、毒、瘀表现的不同,酌情选用具有抗癌作用的中草药。

化痰软坚类:生薏苡仁、夏枯草、海藻、生牡蛎、瓜蒌皮、生天南星、生半夏、山慈菇、威灵仙等。

清热解毒类:野葡萄藤、藤梨根、菝葜、白花蛇舌草、干蟾皮、山豆根、石上柏、石打穿、半边莲、半枝莲等。

活血化瘀类:丹参、急性子、蟅螂虫、参三七、水红花子、泽兰叶、王不留行、柘木等。

理气散结类:预知子、枳壳、陈皮、青皮、木香、降香、沉香、佛手、旋覆花、紫苏梗、丁香、娑罗子等。

【病例思维程序示范】

戚某,女性,58岁。1970年3月起胃痛时作,大便色黑,1971年9月、12

月胃肠摄片均提示:胃幽前区有小龛影。1971年1月行剖腹探查术,术中发现:胃与腹膜、肝脏、大网膜、结肠等广泛粘连,胃大、小弯淋巴结均肿大。行"分离粘连、胃大部姑息切除术",并行"胃与空肠吻合术",术后病理证实为"胃未分化癌",贲门切端(+)。1971年6月4日来诊。主诉:腹胀闷痛,乏力纳差,呕吐黄水,上腹部扣及肿块,大便日行4~5次,舌质淡,苔薄白,脉细软。

辨证思维程序:

第一步:明确诊断和病期。

根据患者的症状、体征、影像学检查、手术所见、病理结果可以明确诊断为胃癌,且可明确病期已属于晚期,为虚实夹杂的本虚标实证。

第二步:明确虚在何脏。

胃大部切除术后,正气受损,表现为乏力纳差,大便日行4~5次,舌质淡,脉细软,故其虚主要以脾胃之气虚损为主。

第三步:辨清标实的性质。

根据患者术后仍见腹胀闷痛,呕吐黄水,扣及腹部肿块,提示余毒未清,其标实证主要为气机阻滞、运化失常、痰毒内结为主。

第四步:治疗。

结合本病例本虚标实情况,总体辨证属于脾胃气虚、气机不畅、痰毒内结。故治则为益气健脾理气、降逆和胃、软坚散结。

处方:炒党参 12g　炒白术 9g　茯苓 15g　陈皮 9g　半夏 9g　预知子 30g　枸杞子 15g　木香 9g　大血藤 30g　菝葜 30g　白花蛇舌草 30g　藤梨根 30g　野葡萄藤 30g　夏枯草 12g　海藻 12g　生牡蛎(先煎)30g　焦山楂 12g　焦神曲 12g　鸡内金 12g

（《中西医结合治疗癌症有效病例选》）

【医案、常用中成药及经验方】

一、医案

陈某,男,73岁,2017年7月19日初诊。确诊胃腺癌3个月余,伴乏力1周。现病史:患者2017年1月无明显诱因出现胃痛,未予重视。2017年4月患者胃痛加重,住入某医院,胃镜检查提示:胃窦部小弯侧可见大小约 5cm×3cm

结节样隆起,周边黏膜增厚,病变部位胃腔狭小,内镜尚能通过,胃角部受侵犯,胃窦活检 4 块,病理提示:胃(窦)中分化腺癌;行 PET-CT 检查示:胃窦部小弯侧占位,大小约 5cm×3cm,FDG 摄取增高,SUV_{max}=15.8,恶性肿瘤可能;肝脏多发异常密度灶,最大约 2cm×1cm,FDG 摄取增高,SUV_{max}=10.2,转移可能。患者 2017 年 5 月、6 月行化疗 2 次,化疗后复查胃镜及腹部 CT,胃内病灶及肝脏转移灶较前无明显变化,化疗后患者出现Ⅲ度骨髓抑制,白细胞最低 $1.5×10^9$/L,经升白治疗后好转。近 1 周患者乏力,白细胞最低 $1.5×10^9$/L,为进一步治疗求治中医。刻下:乏力,胃脘隐痛,泛酸,口干,夜寐差,大便干结,胃纳尚可,舌红,苔少,脉细数。证属:胃热阴伤,痰毒内结。治拟:养阴生津,清胃解毒散结。

处方:沙参麦冬汤加减。

组成:太子参 12g　北沙参 30g　麦冬 15g　天冬 15g　川石斛 15g　天花粉 15g　生地黄 15g　玄参 12g　女贞子 9g　预知子 12g　大血藤 15g　野葡萄藤 30g　藤梨根 30g　夏枯草 12g　生牡蛎(先煎)30g　鸡血藤 30g　石韦 30g　大枣 15g　天龙 3g　合欢皮 15g　首乌藤 15g　煅瓦楞子(先煎)30g　海螵蛸 15g　鸡内金 12g

二诊:上方服 1 个月后复诊,已第 3 次化疗,白细胞 $3.7×10^9$/L。诉乏力、口干较前改善,胃痛减轻,泛酸明显好转,夜寐稍有改善,大便仍干,舌红,苔少,脉细数。

处方:原方去海螵蛸、煅瓦楞子,加瓜蒌子 30g,肉苁蓉 15g。

三诊:上方服 3 个月后复诊,患者化疗 4 个疗程结束 2 个月,白细胞正常。复查胃内病灶及肝脏转移灶较前稳定。诉稍乏力、口干,胃脘偶有胀满,无胃痛、烧心,夜寐改善,大便好转,舌红,苔薄,脉细。

处方:生黄芪 15g　太子参 12g　北沙参 30g　麦冬 15g　天花粉 15g　川石斛 15g　生地黄 15g　佛手 12g　预知子 12g　大血藤 15g　野葡萄藤 30g　藤梨根 30g　夏枯草 12g　炙穿山甲(先煎)12g　鳖甲(先煎)12g　生牡蛎(先煎)30g　海藻 12g　天龙 6g　大枣 15g　鸡内金 12g　谷麦芽(各)12g

四诊:患者上方加减服用 1 年余,复查病灶稳定,无明显乏力,脘部偶有隐痛,舌红,苔薄白,脉细。

处方:四君子汤合沙参麦冬汤加减

组成:太子参 15g　白术 9g　茯苓 15g　生薏苡仁 30g　北沙参 15g　麦冬 15g　川石斛 15g　蒲公英 15g　川楝子 9g　预知子 15g　藤梨根 30g　大

血藤 15g　野葡萄藤 30g　夏枯草 15g　怀山药 15g　白芍 15g　天龙 6g　甘草 6g　大枣 15g　鸡内金 12g

患者上方加减,随访至 2018 年 12 月 28 日,复查病灶稳定,生活质量较好,无明显不适主诉。

按语:本案患者为晚期胃癌,初诊时化疗 2 次,白细胞偏低,诉乏力,胃脘隐痛,泛酸,口干,夜寐差,大便干结,胃纳尚可,舌红,苔少,脉细数。辨证为胃热阴伤、痰毒内结,治以清热养阴、化痰解毒,方以沙参麦冬汤为主,加川石斛、女贞子以养胃阴,加野葡萄藤、藤梨根、大血藤、天龙等解毒化痰,鸡血藤、石韦、大枣养血补虚,减轻骨髓抑制,煅瓦楞子、海螵蛸抑酸护胃,合欢皮、首乌藤安神助眠。二诊时患者症状改善,大便仍偏干,去煅瓦楞子、海螵蛸,加肉苁蓉、瓜蒌子润肠通便。三诊在二诊基础上加生黄芪补气,佛手、预知子理气和胃消脘胀,加炙山鳖甲、天龙解毒消坚散结。四诊时患者诸症减轻,舌红,苔薄白,脉细,仍以益气养阴为主、化痰解毒为辅,方以四君子汤合沙参麦冬汤加减以益气健脾、养阴和胃,加川楝子、白芍、甘草行气缓急止痛。

本案患者中药治疗取得临床症状改善、生活质量稳定、化疗反应减轻、复查病灶稳定的满意疗效。在该案例的诊治过程中,益气、养阴、理气、解毒、散结原则灵活应用、贯穿治疗始终,体现了扶正祛邪、病证结合的肿瘤治疗理念。

二、常用中成药

1. 平消胶囊　活血化瘀,止痛散结,清热解毒。适用于毒瘀内结所致的胃癌。

2. 消癌平片　清热解毒,化痰软坚。适用于胃癌等中晚期肿瘤。

3. 云芝糖肽胶囊　补益精气,健脾养心。适用于胃癌患者放、化疗所致的气阴两虚、心脾不足证。

4. 西黄丸　清热解毒,化瘀止痛。适用于胃癌热毒炽盛者。

5. 华蟾素片　解毒,消肿,止痛。适用于中晚期胃癌疼痛并伴有吞咽困难者。

6. 参莲胶囊　清热解毒,活血化瘀,软坚散结。适用于由气血瘀滞、热毒内阻而致的中晚期胃癌患者。

7. 复方苦参注射液　清热利湿,凉血解毒,散结止痛。适用于中晚期胃癌疼痛、出血患者。

8. 参芪扶正注射液　益气扶正。适用于胃癌放化疗血象指标低下及免疫功能低下者。

三、经验方

1. 八月野藤汤(《中国中医秘方大全》)

功能:理气活血,解毒消积。

主治:胃癌。

组成:预知子 15g　藤梨根 30g　石见穿 30g　白花蛇舌草 30g　菝葜 30g　野葡萄藤 30g　大血藤 15g　白英 30g

用法:水煎剂,日 1 剂,分 2 次服。

2. 健脾补肾汤(《中国中医秘方大全》)

功能:益气健脾,补益肝肾。

主治:胃癌。

组成:党参 15g　枸杞子 15g　女贞子 15g　白术 9g　菟丝子 9g　补骨脂 9g

用法:水煎剂,日 1 剂,分 2 次服。

3. 参芪白石汤(《中国中医秘方大全》)

功能:健脾利湿,清热解毒。

主治:胃癌。

组成:党参 15g　生黄芪 15g　生白术 10g　白英 30g　白花蛇舌草 30g　仙鹤草 30g　生薏苡仁 30g　重楼 18g

用法:水煎剂,日 1 剂,分 2 次服。

4. 理气养荣汤(《中国中医秘方大全》

功能:益气养血,理气散结。

主治:胃癌。

组成:炒党参 12g　黄芪 10g　炒当归 10g　郁金 10g　延胡索 10g　炒白术 10g　茯苓 12g　炒白芍 12g　莪术 10g　绿梅花 6g　生甘草 3g　谷芽 10g　麦芽 10g

用法:水煎剂,日 1 剂,分 2 次服。

5. 蟾皮莪术汤(《中国中医秘方大全》)

功能:解毒消肿,理气活血,软坚散结。

主治:胃癌。

组成:干蟾皮 9g　莪术 9g　生马钱子 3g　预知子 12g　枳壳 30g　瓜蒌 30g　白花蛇舌草 30g　白英 30g　煅瓦楞子(先煎)30g　生薏苡仁 30g　槟榔 15g　赤芍 15g　夏枯草 15g　广木香 9g

用法:水煎剂,日 1 剂,分 2 次服。

大肠癌

【概述】

大肠癌是指发生于结肠和直肠部位的恶性肿瘤,是最常见的消化道肿瘤,因其发生部位的不同,临床表现各有其特点,或腹痛、腹部包块;或大便形状或大便习惯发生改变;或血便或黏液脓血便。根据其表现大肠癌可归属中医的"积聚""脏毒""肠蕈""下利""锁肛痔"等范畴。

【主要病因病机】

大肠癌的发病是由于正气不足,脏腑功能失调,脾胃运化失司,湿毒内生,久而化热,邪毒湿热蕴结,下注浸淫肠道,局部气血运行不畅,湿毒瘀滞凝结而成肿块。其发病机制主要有以下几方面:

1. 饮食不节,恣食肥腻,损伤脾胃,运化失司,遂成宿滞,湿热内生,热毒蕴结肠道,气血瘀滞,瘀毒内结,日久成积。

2. 忧思抑郁,脾胃失和,湿浊内生,郁而化热,湿热蕴毒,下注肠道,气滞血瘀,日久成积。

3. 正气虚损,毒邪侵袭。素体阴虚或脾肾不足,肠道各种慢性疾病反复发作,客邪留滞,气机不畅,血行瘀阻,久而成积。

总之,大肠癌以湿热、热毒、瘀滞为病之标,脾虚、肾亏、正气不足乃病之本。

【辨证注意点】

1. 明确诊断 如已明确诊断,则需询问大肠癌发病时的症状及时间、发生的部位、诊断的方法、病理诊断情况。如尚未明确诊断,应进行钡剂灌肠造影、纤维结肠镜、肛肠指诊等检查,同时进行活检明确病理学诊断。

2. 根据现代医学诊断标准明确诊断后,了解患者年龄、病程长短、病灶范围、所处的疾病分期,掌握正虚邪实的主次。

3. 重点询问主症,结合中医"十问"询问兼症,分清标本虚实。

4. 标实证应分清是湿热蕴结,还是瘀毒内阻;本虚证应分清是脾气虚、脾肾阳虚,还是肝肾阴虚。

【辨证思路】

一、辨正虚与邪实

在明确诊断的基础上,进行中医辨证治疗,首先分清正虚和邪实。

		标实	本虚
主症	腹部肿块,疼痛	腹部肿块,或胀痛,或刺痛,拒按	腹部肿块,隐痛,喜按,或腹部肿块手术切除
	大便	大便黏液脓血,不畅	大便溏薄或溏泄
兼症	病程	较短	较长
	精神	尚好	差
	形体	一般或偏瘦	明显消瘦
	面色	一般	萎黄
	胃纳	尚可	较差

二、大肠癌邪实当分辨是湿热蕴结,还是瘀毒内阻

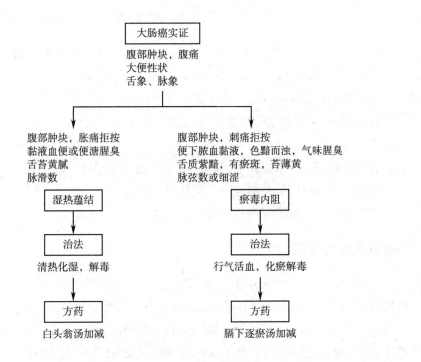

三、大肠癌虚证当辨别属脾气虚、脾肾阳虚,还是肝肾阴虚

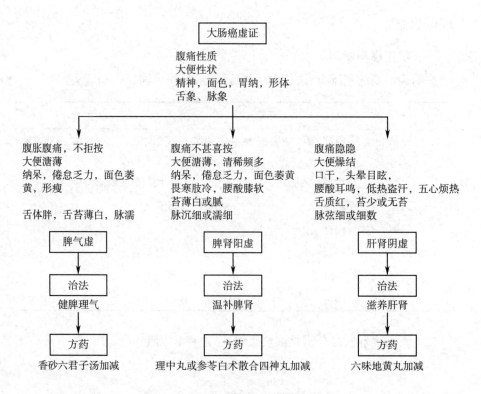

四、临床上,大肠癌邪实和正虚常常相互夹杂,可根据疾病的初、中、末等不同时期,正虚和邪实的具体情况,扶正祛邪,灵活施治。

五、根据病情和辨证适当选择具有抗肿瘤作用的中药

清热解毒:凤尾草、苦参、藤梨根、菝葜、野葡萄藤、肿节风、土茯苓、黄连、大血藤、败酱草、马齿苋等。

活血化瘀:莪术、水红花子、喜树、天龙、柘木、鬼箭羽、马钱子等。

化痰软坚:夏枯草、海藻、昆布、生牡蛎、半夏、天南星等。

理气散结:预知子、绿梅花、乌药、小茴香等。

【病例思维程序示范】

袁某,男,32岁,1989年8月23日初诊。患者1987年1月起,经常出现黑便,经治未愈,1988年1月在某医院B超发现右腹部有来自肠腔的实质肿块。1988年2月5日行剖腹探查术,术中发现横结肠中段有4cm×5cm×5cm大小肿块,横结肠系膜旁有一个约1cm×1.2cm大小的淋巴结,遂行阑尾切除及横

结肠部分切除,术后病理示:溃疡型黏液腺癌。刻下:患者面色萎黄,形体消瘦,神疲乏力,纳食不馨,时泛酸水,夜寐欠安,二便如常,舌质淡,苔薄白,脉细缓。

辨证思维程序:

第一步:明确诊断。

患者有反复黑便史1年,在B超发现右腹部有来自肠腔的实质肿块后,1988年2月5日剖腹探查行肿瘤姑息切除术,术后病理示:溃疡型黏液腺癌。患者有明确的病理诊断。

第二步:分辨正虚和邪实。

根据患者有长期慢性失血,更有手术耗伤元气的病史,术后出现形瘦、乏力等一派虚象,且纳食不馨,夜寐欠安,舌质淡,苔薄白,脉细缓,当考虑为脾气亏虚、运化不健、气血亏虚所致。肿瘤是一种全身性疾病的局部表现,局部的肿块应为热毒痰瘀互结所致,虽经手术,尚应虑其毒邪未净,故本病应为全身属虚,局部属实,虚实夹杂之证。

第三步:做相关检查。

可定期复查腹部B超或CT和MRI、胸部X线或胸部CT、肿瘤相关标志物如CEA、CA125、CA199、AC242、CA50、CA724等;根据病情复查纤维结肠镜或钡剂灌肠造影,了解治疗的效果,复发、转移及预后等情况;如结合化疗时,当复查血、尿、便三大常规、肝肾功能、心电图等了解化疗的毒副反应。

第四步:治疗。

因为中医辨证属脾气虚,毒邪未净,所以治疗以健脾益气、扶助正气为主,佐以解毒。

处方:党参12g 白术9g 茯苓15g 生薏苡仁30g 白扁豆15g 陈皮9g 半夏9g 预知子15g 大血藤15g 野葡萄藤30g 半枝莲30g 淫羊藿15g 首乌藤30g 鸡内金12g 香谷芽15g

[《辽宁中医杂志》1995,22(3):102]

【医案、常用中成药及经验方】

一、医案

张某,女,53岁,2011年3月16日初诊。患者曾有黏液血便史,未予重视,

2011年3月因"胃脘胀痛,伴右胁肋胀痛",2011年3月18日某医院B超示:肝脏多发实质占位,2011年3月15日某医院肠镜示结肠占位,占肠腔1圈,菜花状表面糜烂坏死,肠腔狭窄无法通过,病理示:腺癌。复查CEA>1 500ng/ml,CA199>5 000u/ml,CA50:49.1u/ml;上腹部MRI:肝脏多发MT,转移可能大。刻下:大便变细,次数频多不畅,有里急后重感,口干,纳后脘胀,善饥,舌质黯红苔薄,脉细。证属:瘀毒内结,阴液亏耗。治拟:养阴解毒,理气散结为主。

处方:北沙参30g 麦冬15g 生地黄15g 川楝子9g 预知子12g 大血藤15g 野葡萄藤30g 夏枯草15g 生牡蛎(先煎)30g 山慈菇15g 蛇六谷30g 苦参12g 瓜蒌子15g 枳实9g 乌梅9g 半枝莲30g 天龙6g 生地榆30g 生山楂15g

上述每日1剂,2/3药汁分2次饭后口服,另1/3药汁(150~200ml)保留灌肠,每日1次。口服和灌肠同时使用。

复诊2011年3月30日,药后患者里急后重感明显减轻,大便日行2~3次,肝区隐痛,舌质黯红,苔薄,脉细。守方继续服用,观察疗效。

按语:患者属肠癌伴肝转移,检查肠镜发现结肠占位,活检病理示:腺癌;B超示:肝脏多发实质占位,诊断明确。中医辨证属瘀毒内结,蕴久化热,耗伤阴血,治拟养阴解毒、理气散结,以一贯煎为主加减滋阴疏肝,配合化痰解毒散结,通涩并用,同时采用口服和灌肠联合运用,既保证了用药量,同时直肠灌肠可以增加药物的吸收率并可直达病所,最大化药物的吸收利用以提高疗效。二诊药后合度,里急后重感明显减轻,大便次数减少,守方继续服用,观察疗效。

二、常用中成药

1. 平消胶囊 活血化瘀,止痛散结,清热解毒,扶正祛邪。

2. 复方斑蝥胶囊 破血消瘀,攻毒蚀疮。

3. 消癌平片 清热解毒,化痰软坚。

4. 华蟾素片 解毒,消肿,止痛。

5. 安替可胶囊 软坚散结,解毒定痛,养血活血。

6. 参莲胶囊 清热解毒,活血化瘀,软坚散结。

7. 鸦胆子胶囊 清热燥湿,解毒消癥。

8. 华蟾素注射液 解毒,消肿,散结止痛。

9. 艾迪注射液 清热解毒,消瘀散结。

10. 复方苦参注射液 清热利湿,凉血解毒,散结止痛。

11. 鸦胆子注射液　清热燥湿,解毒消癥。

12. 参芪扶正注射液　益气扶正。

13. 康莱特注射液　益气养阴,消癥散结。

14. 消癌平注射液　清热解毒,化痰软坚。

三、经验方

1. 清肠消肿汤(《中国中医秘方大全》)

功能:理气化瘀,消肿解毒。

主治:直肠癌、结肠癌,并可使用于胃癌和肝癌。

组成:预知子 15g　广木香 9g　大血藤 15g　白花蛇舌草 30g　菝葜 30g
野葡萄藤 30g　苦参 15g　生薏苡仁 30g　紫丹参 15g　土鳖虫 9g　乌梅 9g
瓜蒌子 30g　白英 30g　凤尾草 15g　贯众炭(包煎)30g　半枝莲 30g

用法:水煎服,日 1 剂,分 2 次服。同时配合壁虎 4.5g,研末,分 3 次吞服;
并将本方煎剂的 1/3(约 200ml)保留灌肠,每日 1~2 次。

2. 八角山蛇汤(《中国中医秘方大全》)

功能:清热解毒,活血化瘀,消肿排脓。

主治:直肠癌。

组成:八角金盘 12g　山慈菇 20g　蛇莓 30g　预知子 30g　石见穿 30g　败
酱草 30g　薏苡仁 30g　黄芪 15g　鸡血藤 15g　丹参 15g　大黄 6g　枳壳 10g

用法:水煎服,日 1 剂,分 2 次服,3 个月为 1 疗程。

3. 海蛇软坚汤(《中国中医秘方大全》)

功能:理气活血,清热解毒,软坚消癥。

主治:直肠癌。

组成:夏枯草 12g　海藻 12g　海带 12g　牡蛎(先煎)30g　玄参 12g　天
花粉 12g　蜂房 15g　丹参 15g　浙贝母 9g　川楝子 12g　贯众炭(包煎)30g
白花蛇舌草 30g　白英 15g

用法:水煎服,日 1 剂,分 2 次服。

虫证

【概述】

虫证是指寄生在人体肠道的虫类所引起的病证,主要有蛔虫病、绦虫病、钩虫病及姜片虫病等几种常见的虫证。

【主要病因病机】

食入沾有蛔虫卵的生冷蔬菜、瓜果,含有囊虫的未煮熟的猪肉或牛肉,及生菱角、生荸荠等不洁食物;或人体皮肤接触含有钩蚴的泥土等导致虫卵或虫体进入人体,寄生在肠壁,扰乱脾胃气机及运化功能,吸食水谷精微,导致脾失健运,气机失调,气血亏虚,出现腹痛、腹胀、乏力消瘦等症。

【辨证注意点】

1. 粪便检查中找到蛔虫卵、姜片虫卵、绦虫卵、钩虫卵等,必须予以驱虫治疗。

2. 询问有无感染寄生虫而导致的胃肠功能紊乱及气血亏虚等病证,并加以调理。

【辨证思路】

一、腹不痛或腹痛不剧

虫证在腹不痛或腹痛不剧时,宜驱虫治疗,以除其根。

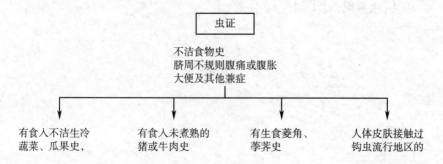

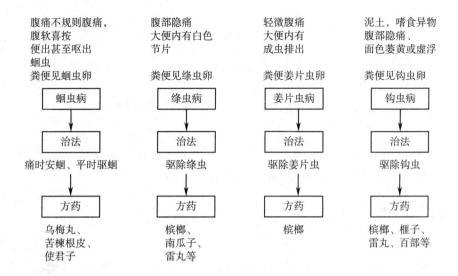

二、腹痛较剧

蛔虫证腹痛较剧,或有右胁钻顶痛,辗转不安者当以安蛔虫止痛法,如给予乌梅安蛔丸或进食米醋。

三、虫证日久

如出现面黄肌瘦、倦怠乏力、头晕目眩等脾胃虚弱、气血亏虚的症状,可给予健运脾胃、补益气血的香砂六君子汤、八珍汤、黄病绛矾丸等。

【病例思维程序示范】

张某,男,19 岁,1976 年 2 月 5 日初诊。有食入不洁瓜果生冷食物史及吐蛔史,今上午突然胃脘部剧烈疼痛,阵发性,有时钻顶痛、痛引肩背,恶心呕吐。

辨证思维程序:

第一步:明确该患者是否患有虫证。

根据患者有食入不洁瓜果生冷食物史及吐蛔史,突然胃脘部剧烈疼痛,阵发性,有时钻顶痛、痛引肩背,恶心呕吐,可诊断虫证。

第二步:分清属何种虫证。

根据有吐蛔史,突发胃脘部剧痛,阵发性,有钻顶痛、痛引肩背,可诊断为蛔虫证。

第三步:做相关检查。

1. 详细腹部体检,有无肌紧张,排除急腹症可能。

2. 粪便检查可找蛔虫卵。

3. 查血常规排除继发感染可能及有无贫血存在。

4. 做胆囊 B 超,明确有无胆道蛔虫证。

第四步:治疗。

因为辨证属于蛔虫证,故治疗宜先安蛔定痛,再驱除蛔虫。

处方:乌梅丸加减。

组成:乌梅 15g 黄连 6g 黄柏 9g 附子(先煎)6g 桂枝 6g 细辛 3g
干姜 9g 川花椒 9g 延胡索 15g 郁金 9g

【医案、常用中成药】

一、医案

师某,女性,5 岁。2001 年 10 月 18 日以脐周腹痛 2 天就诊。3 周前患儿
脐腹疼痛,时痛时止,纳谷不馨,口干,纳欠佳,夜寐磨牙。查体:面部白斑,唇
内粟状白点;心率 88 次 /min,律齐;两肺呼吸音清;大便找见蛔虫卵;舌尖红,
少苔。证属:虫卵伤于脾,脾运不化,气机不畅。治以驱蛔安脏,佐以健脾理气。

处方:川花椒 3g 乌梅 9g 使君子 9g 槟榔 6g 太子参 6g 当归 6g
川楝子 6g 炒白芍 9g 百部 9g 延胡索 9g 木香 6g 玉竹 9g 生白术 9g
炙甘草 6g

服 3 剂,水煎服。

二诊:3 剂后脐腹痛减轻,食欲增加。原方再进 3 剂,煎法同前。

三诊:服药 3 剂后排出蛔虫 2 条,诸症消失,食纳可,舌淡红,苔薄白,脉细。
续服参苓白术散以善其后。

按语:因小儿缺乏卫生常识、饮食不洁,进食附有虫卵的食物,致使脾胃损
伤,健运失职,虫证遂生。肠虫证可影响小儿食欲、肠道功能和生长发育,而且
并发症(如胆道蛔虫症、蛔虫性肠梗阻)多见。故对于虫证,预防是关键,儿童
应注意饮食卫生和个人卫生,保持手的清洁。在虫证治疗的同时应顾护患儿
脾胃,标本兼治,以杜绝虫证之复生。

二、常用中成药

乌梅安蛔丸

头痛

【概述】

头痛是常见的脑系疾病之一。本篇所述头痛主要指内科杂病范围内,以头痛为主要症状的疾病。西医学上的高血压性头痛、偏头痛、丛集性头痛、紧张性头痛等以头痛为主要症状者均可参考本篇辨证论治。

【主要病因病机】

1. 外感六淫之邪,上犯巅顶,清阳受阻,而致头痛。

2. 先天不足,肾虚精亏,髓海空虚而头痛。

3. 情志失调,肝郁化火,或肝阴不足,肝阳上亢,扰动清窍而头痛。

4. 脾胃虚弱,气血亏虚,脑络失荣而头痛。

5. 饮食不节,痰湿内生,上蒙清空而头痛。

6. 外伤跌仆,气滞血瘀,脉络瘀阻而头痛。

【辨证注意点】

1. 应分清外感与内伤头痛,着重问清有无表证,尤其是外感风湿头痛与内伤痰浊头痛症状多相类似,要注意鉴别。

2. 辨清虚实,着重辨清疼痛的性质以区分虚实。虚证头痛多为隐痛、空痛、昏痛,痛势悠悠,遇劳则剧,时作时止;实证头痛多见胀痛、跳痛、灼痛、重痛、昏蒙如裹等,痛势较剧,痛无休止;如为瘀血头痛则痛如针刺,固定不移。一般而言,所有外感头痛及内伤头痛中的痰浊、瘀血头痛为实证;内伤头痛中的肾虚、血虚头痛为虚证;而内伤头痛中的肝阳头痛则为本虚标实证。

3. 按疼痛部位判属头痛归经。太阳经头痛为头枕部下连于项;阳明经头痛为前额及眉棱骨处;少阳经头痛为头部两侧,并连于耳;厥阴经头痛则为巅顶部或连目系。治疗时适当加入引经药,以增加疗效。

【辨证思路】

一、区分外感头痛与内伤头痛

分类	起病	疼痛性质	有无表证
外感头痛	较急	痛势较剧,多为掣痛、跳痛、灼痛、胀痛、重痛、痛无休止	伴恶寒发热、咳嗽咽痛、周身酸楚等表证
内伤头痛	较缓	痛势较缓,多为隐痛、空痛、昏痛、痛势悠悠,遇劳则剧,时作时止	不伴表证

二、外感头痛

根据头痛性质及寒、热、湿邪偏重之不同区分风寒、风热及风湿头痛,详见下图:

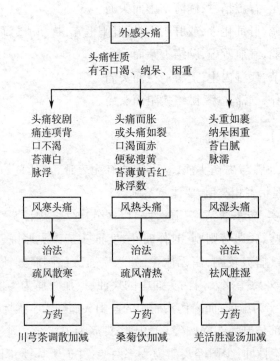

三、内伤头痛

根据头痛性质及兼症的不同区分是瘀血、痰浊、肝阳之实证为主的头痛,还是肾虚、气血亏虚的虚证头痛,详见下图:

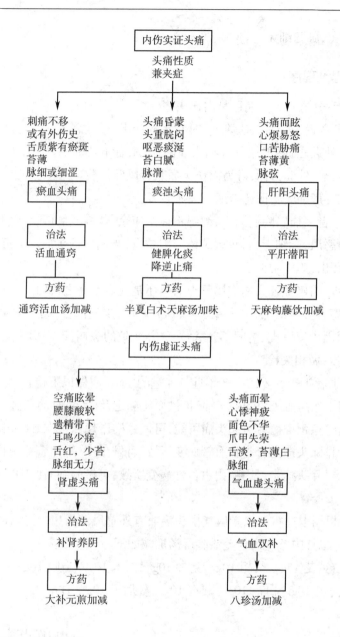

【病例思维程序示范】

郭某,女,35岁,初诊:1979年10月10日。前额隐痛不休2年,服西药"去痛片"稍得缓解,顷刻又作,逐渐蔓延至整个头部游走性疼痛。近1个月余,头胀隐痛日益加剧,每因疲劳、当风、日晒、情绪急躁等诱发,有时头额汗出,微微恶风,失眠多梦,神疲肢倦,少气懒言,纳减体瘦,西医诊为"神经性头痛"。舌淡红,苔薄白,脉弦细无力。

辨证思维程序:

第一步:分清外感头痛还是内伤头痛。

根据患者近 1 个月头胀隐痛,时有头额汗出,微微恶风,舌苔薄白,为气虚不固,风邪外袭之证,但据其长期头痛隐作,稍有不慎即诱发,伴见一派虚象,应以气虚为本,外邪为标,辨为内伤头痛兼有风邪外袭。

第二步:辨别属实证还是虚证头痛。

根据患者头痛以隐痛为主,绵绵不休 2 年余,伴神疲肢倦,少气懒言,纳减形瘦,汗出恶风,脉细无力,每因劳倦等因诱发,当属虚证头痛。但近日头痛加重伴恶风汗出,为虚中夹实之象。

第三步:明确虚证头痛中属肾虚头痛还是气血亏虚之头痛。

根据患者头痛绵绵,伴少寐多梦,神疲肢倦,少气懒言,纳少形瘦,脉细,苔白等症,当因中气亏虚、清阳不升、清窍失养所致的头痛,即气虚头痛。

第四步:做相关检查。

根据患者头痛反复已有 2 年近日加重的主诉,应做以下检查:

1. 为排除高血压引起的头痛,可做血压测定及 24 小时动态血压监测。

2. 为排除颈椎病变引起头痛可能,可做颈椎摄片和颈椎 CT、MRI 检查。

3. 为排除头痛是否为脑血管病变所致,可做 TCD、脑血管造影检查。

4. 为排除头痛是否因颅内占位性病变所致,可做颅脑 CT、MRI 检查。

第五步:治疗。

因为根据上述辨证患者属气虚头痛兼有外感风邪为患,治当补中益气,佐以疏解,方拟补中益气汤合羌活胜湿汤加减如下:

处方:黄芪 15g 柴胡 10g 党参 10g 白术 10g 当归 10g 陈皮 5g 升麻 10g 防风 10g 白芷 10g 藁本 10g 蔓荆子 10g 甘草 3g

(《中医内科医案精选》)

【医案、常用中成药及经验方】

一、医案

张某,女,39 岁。2019 年 3 月 28 日初诊。患者诉 3 年前小产后不慎外出感受凉风而感冒,感冒愈后遗有前额胀痛,已断续发作 3 年余,近 2 周遇风吹加重又发。刻诊:前额胀痛,痛连巅顶,头面发冷,四肢不温,阴冷天气自觉寒气攻头,遂发头痛,惧出门户,乏力气短,胃脘胀痛。舌苔薄白,脉沉细、寸浮。体检:血压 110/70mmHg,心率 80 次/min,体温 36.8℃。证属:中阳不足,清阳不升,脑络受阻。治拟:助阳益气,升阳通络。

处方:生黄芪 30g　党参 20g　川芎 10g　炒白术 15g　荆芥 6g　防风 6g　羌活 6g　白芷 10g　北细辛 5g　炙甘草 15g　薄荷(后下)10g　全蝎 3g　蔓荆子 9g

服 7 剂,水煎服,日 1 剂。调摄:避风寒,忌生冷。

二诊:2019 年 4 月 4 日,诉药后头痛略有减轻,仍遇寒即发,巅顶发凉,手足不温,腰痛,尿频,舌苔薄白,脉沉细、寸浮。证属:气虚兼有肾阳虚。

处方:原方加附子、肉桂、藁本各 10g。服 7 剂,水煎服,日 1 剂。

三诊:2019 年 4 月 11 日,诉药后头痛明显减轻,畏寒、腰痛好转,仍手足不温,畏寒。舌苔薄白,脉沉细。二诊方附子加至 15g(先煎)、生黄芪加至 50g、肉桂改桂枝 12g。继续服药 1 个月,患者头痛瘥,诸症除。

按语:本例患者小产后气阳不足,易受寒。风为阳邪,头为诸阳之会,气虚则清阳不升,浊气不降,清窍不利,导致头痛。方用川芎茶调散引经,载益气药上行至头,使清气得升,浊气得降,头痛自止。初诊用川芎茶调散加益气药,头痛有所减轻;二诊加附子、肉桂温肾阳,头痛明显减轻;三诊附子加量至 15g,生黄芪加至 50g,以温经通阳,头痛瘥,诸症皆除。

二、常用中成药

1. 风寒头痛　川芎茶调散、通天口服液。

2. 风热头痛　黄连上清片、清眩丸、芎菊上清丸、感冒退热冲剂、防风通圣散、牛黄解毒丸。

3. 风湿头痛　午时茶、藿香正气丸、正气片。

4. 肝阳头痛　天麻钩藤冲剂、复方羊角冲剂、正天丸。

5. 肾虚头痛　脑伤宁、左归丸、杞菊地黄丸、右归丸。

6. 气血两虚头痛　十全大补膏、四物合剂、养血饮、补中益气丸。

7. 痰浊头痛　藿香正气丸。

8. 瘀血头痛　脑血栓片、川芎素片、三七皂苷片、通天口服液。

三、经验方

1. 头风汤(《中国当代名医验方大全》)

功能:平肝息风,兼以养血柔肝、化瘀通络。

主治:肝经风火所致的偏头痛,血管神经性头痛(偏头风)。

组成:木贼草、钩藤、白蒺藜、菊花、僵蚕、白芍、枸杞子、川芎各 10g 生石决明(先煎)30g 全蝎(冲服)3g 丹参 15g

2. 芎芍黑龙饮(《中国当代名医验方大全》)

功能:活血化瘀,镇肝息风,涤痰通络。

主治:血管神经性头痛,辨证属风阳上扰,夹痰瘀闭阻脉络之头痛。

组成:川芎 9g 赤芍 15g 白芍 15g 生天南星 12g 炙地龙 9g 钩藤 15g 桃仁 9g 红花 6g 丹参 15g 生铁落(先煎)60g 蜈蚣(研粉冲服)2g

3. 加减清上蠲痛汤(《中国当代名医验方大全》)

功能:疏风散邪,平肝止痛。

主治:风邪所致的血管神经性头痛。

组成:当归 10g 川芎 8g 白芷 10g 羌活 10g 防风 10g 蔓荆子 10g 杭菊花 10g 麦冬 10g 独活 8g 黄芩 10g 细辛 3g 僵蚕 10g

4. 偏头痛方(《中国当代名医验方大全》)

功能:养血平肝,祛风止痛。

主治:血管神经性头痛(偏头痛)。

组成:炙全蝎 15g 明天麻 20g 紫河车 10g 广地龙 15g

5. 头风镇痛丸(《中国当代名医验方大全》)

功能:祛风活血,养肝定痛。

主治:血管性头痛,神经性头痛。

组成:炮附子(先煎)30g 全当归 30g 川芎 20g 枸杞子 20g 明天麻 20g 藁本 20g 姜半夏 20g 炒白术 20g 茯苓 20g 炒酸枣仁 20g 炙大蜈蚣 10 条 炙全蝎 20g

眩晕

【概述】

眩即眼花,晕是头晕,两者常同时并见,为常见的脑系疾患证候之一。西医学的高血压、低血压、低血糖、贫血、梅尼埃病、脑动脉硬化、椎基底动脉供血不足、神经衰弱等如以眩晕为主症时,即可参照本证辨治。

【主要病因病机】

1. 情志不畅,肝郁化火;或肝阴不足,肝阳上亢,扰动清空,发为眩晕。
2. 恣食肥甘,伤及脾胃,聚湿生痰,清阳受阻,而病眩晕。
3. 先后天不足,肾精亏虚,脑海失充而病眩晕。
4. 诸劳久病或失血之后;或后天脾胃失养,气血不足,脑髓失充而发眩晕。
5. 跌仆损伤,气滞血瘀,脉络不通,发为眩晕。

【辨证注意点】

1. 分清虚实　新病、体壮、眩晕伴头胀或痛多为实证;久病、体弱,伴目花、眼前飞蝇、耳鸣多为虚证。
2. 分清脏腑　本病多因肝阳上亢、脾虚气血生化乏源、肾精不足引起,故与肝、脾、肾关系较大,临证当分清病变脏腑定位。
3. 辨标本　本病多以虚为本,以风、火、痰、瘀为标。

【辨证思路】

一、辨虚实

首先辨明属虚证为主的眩晕还是实证为主的眩晕,详见下图:

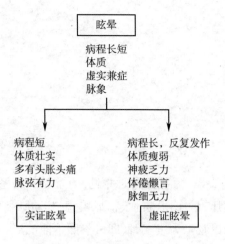

二、实证

实证为主的眩晕应分清肝火上炎、肝阳上亢、痰浊上蒙和瘀血阻窍,辨证思路见下图:

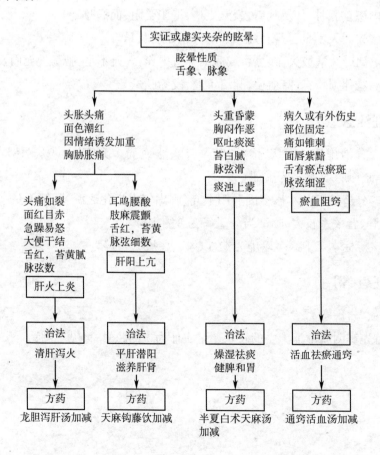

三、虚证

虚证眩晕须分清肝肾阴虚和气血亏虚,辨证思路见下图:

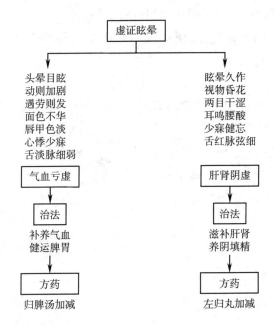

【病例思维程序示范】

王某,男,50 岁,1975 年 9 月 6 日初诊。有肺结核、轻度肺气肿、十二指肠球部溃疡、胃下垂及慢性结肠炎等病史。近 1 个月来,因用脑过度,头目昏眩,耳鸣,恶心欲吐,只能闭目安睡,不能转侧起坐,形体消瘦,进食甚少,肠鸣腹痛,舌苔干黄,脉濡细。经西医检查为"椎基底动脉供血不足"。

辨证思维程序:

第一步:分清是虚证眩晕还是虚实夹杂的眩晕。

根据患者久病体弱,形体消瘦,食少便溏,脉细,虽病程仅为 1 个月,仍可辨为虚证眩晕。

第二步:明确虚证眩晕后,辨别属气血亏虚还是肝肾阴虚。

根据患者原有多种肺、脾系慢性病,时有大便溏泄,肠鸣辘辘,近又增食少恶心可考虑由于脾运失健,气血生化乏源,以致清阳不升,清浊混淆,而致眩晕发作,即当辨为气血亏虚型眩晕。

第三步:做相关检查。

根据患者眩晕发作时伴耳鸣、恶心欲吐之症,可做下述检查:

1. 建议其赴五官科会诊检查以排除内耳眩晕症。

2. 可做颈椎摄片排除颈椎病引起的眩晕。

3. 必要时做脑血管造影或颅脑 CT、MRI,以排除颅内血管病变及颅内占位性病变。

第四步:治疗。

根据辨证属脾运不健、清阳不升所致眩晕,治当益气升清健脾,方拟参苓白术散合二陈汤加减如下:

处方:潞党参 15g　炒白术 9g　大白芍 9g　煨木香 5g　炒白扁豆 9g　炒薏苡仁 15g　云茯苓 9g　广陈皮 6g　炙甘草 3g　灵磁石(先煎)15g　干荷叶 1 角

（《张泽生医案医话集》）

【医案、常用中成药及经验方】

一、医案

曹某,女,78 岁。2013 年 5 月 7 日初诊。患者反复头晕、心悸 5 年余,加重 2 个月。5 年来患者眩晕、心悸阵作,头重脚轻,易于跌倒,腰膝酸软,时有耳鸣,健忘,心烦少寐,夜寐早醒。近 2 个月来因家事思虑劳心,头晕、心悸尤甚,精神萎靡。于 2013 年 3 月 5 日行颈动脉超声示:右颈总动脉内膜 1.0mm,双颈动脉内膜毛糙,颈动脉分叉及颈内动脉起始段可见多个斑块,斑块强回声,厚度 1.9mm;TCD 示:脑供血不足,S1 及 S2 峰圆钝;头颅 CT 示:两侧基底节区、侧脑室旁多发性腔梗灶。查体:血压 140/75mmHg,面色偏赤,舌质偏黯,苔薄白而干,指端黯,脉左关弦,左尺沉细,右尺后偏浮,右上肢压痛。证属:气血不足,下元亏虚,络道失畅,心脑脉滞。治拟:补肾填精,养心荣脑,益气活血。

处方:熟地黄 15g　山茱萸 10g　肉苁蓉 10g　巴戟天 10g　麦冬 20g　五味子 10g　石斛 20g　黄芪 30g　丹参 30g　牛膝 15g　菊花 10g　地骨皮 10g　天冬 10g　续断 15g　天麻 10g　木香 10g

服 28 剂,水煎,日 1 剂,分 2 次温服。

二诊:6 月 8 日,患者现心悸不显,精神渐振,头晕、腰膝酸软,耳鸣减而未罢,夜寐渐安,维持 6~7 小时。脉左关渐柔,舌质稍黯,苔薄白而润。

续守前法,加石菖蒲 9g,灵磁石(先煎)30g。续服 28 剂。

三诊:7 月 10 日,患者服药至 7 月 9 日,头晕不显,行走渐稳,心悸未作,无心烦,耳鸣偶作,劳作后腰酸稍显,二便调,面不赤,左关渐起。守前法,加葛根60g,再进 14 剂。

按语:眩晕是脑动脉硬化的常见症状,这类眩晕多发生在中年以后,脑为髓海,肾主骨生髓,年老肾虚则髓海不足,下元精血亏虚,而易发生眩晕诸症。《灵枢·海论》云:"脑为髓之海""髓海有余,则轻劲多力,自过其度;髓海不足,则脑转耳鸣,胫酸眩冒,目无所见,懈怠安卧"。《灵枢·口问》篇亦云:"故上气不足……头为之苦倾,目为之眩"。张景岳归纳为"无虚不作眩"。患者年近八旬,肾精亏虚,精血虚衰,髓海不满,肝阳夹瘀,上扰巅顶而成下虚上实之证,脉象见左关弦,左尺沉细。方中予熟地黄、肉苁蓉、巴戟天、山茱萸等甘润之品填补下焦精血,而未用桂、附之类温燥之品;清肝潜阳不用苦寒伐中而用甘凉之菊花、地骨皮以顾护年老之肾元;配合丹参、木香增强流动精血之力;黄芪非一般补气药而具去恶血之功,所以在老年瘀证中用之,能起到扶正祛邪的双向作用。

二、常用中成药

1. 肝阳上亢　天麻钩藤冲剂、天麻密环菌片、清眩治瘫丸、脑立清片。

2. 肝火上炎　龙胆泻肝丸、当归龙荟丸、朱珀宁神丹。

3. 痰浊上蒙　镇心降压片。

4. 气血亏虚　归脾丸、十全大补膏、安神补心丸。

5. 肝肾阴虚　左归丸、杞菊地黄丸、六味地黄丸、天麻首乌片。

6. 瘀血阻窍　丹七片、华佗再造丸、脑血康口服液、麝香抗栓丸、通天口服液、血府逐瘀口服液。

三、经验方

1. 健脑散(《中国当代名医验方大全》)

功能主治:补气血,滋肝肾,活血化瘀,主治脑震荡后遗症、严重神经官能症。

组成:红参 15g(或参须 30g)　土鳖虫 21g　当归 21g　枸杞子 21g　制马钱子 15g　川芎 15g　地龙 12g　制乳香 12g　制没药 12g　炙全蝎 12g　紫河车 24g　鸡内金 24g　血竭 9g　甘草 9g

2. 王氏治眩晕方[《北京中医药》1986(3):24]

功能主治:益气化瘀,主治高血压、脑动脉硬化、颈椎病等引起的眩晕病。

组成:黄芪 30~50g　丹参 30~60g　葛根 30~40g　鸡血藤 30~40g　赤芍 20~30g　当归 10g　川芎 10g　桃仁 9g　红花 10g　山楂 10~15g　广地龙 10g 生甘草 9g

3. 于氏眩晕合剂[《中医杂志》1984(11):62]

功能主治:健脾化痰,补益肝肾,主治各类眩晕。

组成:泽泻 10g　白术 6g　茯苓 6g　陈皮 4g　法半夏 6g　女贞子 7g　墨 旱莲 7g　菊花 7g　牛膝 4g　益智仁 6g　甘草 3g

中风

【概述】

中风是以猝然昏仆不省人事,伴口眼㖞斜、半身不遂、言语不利或不经昏仆而仅以㖞僻不遂为主症的疾病。西医学上的脑血管意外(脑出血、蛛网膜下腔出血、短暂性脑缺血发作、脑血栓形成、脑栓塞),周围性面瘫等如出现上述主症时,即可参照本篇辨治。

【主要病因病机】

1. 人体正气虚弱,风邪乘虚入中经络,经络闭阻,而致㖞僻不遂。

2. 五志过极、饮食不节、积损正衰(主要是肝肾阴虚)而致风、火、痰、瘀阻滞经络,气血逆乱,上冲犯脑。

【辨证注意点】

1. 辨病情轻重　根据有无神志改变来辨别中脏腑或中经络。中脏腑者,病情危重,命在旦夕,必须及时抢救;中经络者,病情较轻,但亦不能掉以轻心,以防传变。

2. 对于中经络,根据有无外邪诱发辨别真中风或类中风。

3. 中风重证(即中风中脏腑)通过分清虚实来区分闭证与脱证,闭证又当依据寒象与热象区别阳闭还是阴闭,进行辨证抢救。

4. 通过随时了解神志、瞳神、抽搐、呃逆、戴阳、呕血、黑便等情况,辨病势顺逆。一般来说,神志昏聩无知、瞳神大小不等、四肢抽搐、面红肢冷、呃逆、呕血等症均为邪闭清窍,阴阳离决,肝阳鸱张,阳气暴脱之征,凶多吉少,须引起高度重视。

5. 中风一证常留有后遗症,病程超过半年,属后遗症期。常见后遗症包括半身不遂、言语不利、口眼㖞斜。

【辨证思路】

一、分清中脏腑与中经络

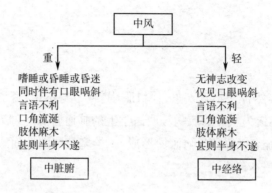

二、中经络

中风中经络一般病情较轻,包括真中风和类中风轻证。

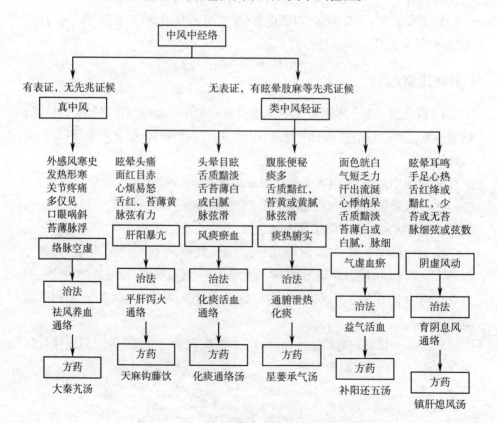

三、中脏腑

有神志改变属中风中脏腑,病情较重,包括闭证与脱证。

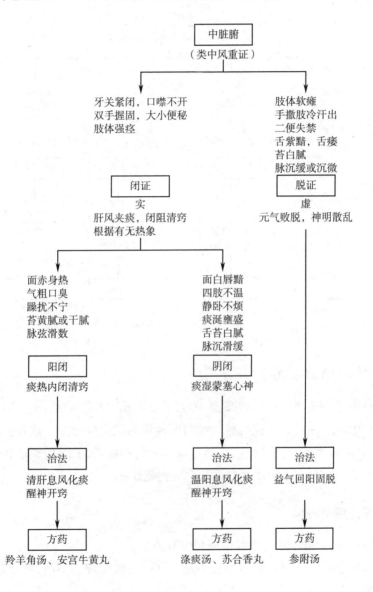

四、后遗症

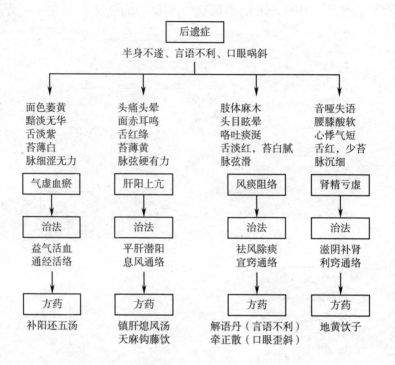

后遗症
半身不遂、言语不利、口眼㖞斜

面色萎黄	头痛头晕	肢体麻木	音哑失语
黯淡无华	面赤耳鸣	头目眩晕	腰膝酸软
舌淡紫	舌红绛	咯吐痰涎	心悸气短
苔薄白	苔薄黄	舌淡红,苔白腻	舌红,少苔
脉细涩无力	脉弦硬有力	脉弦滑	脉沉细

气虚血瘀　　肝阳上亢　　风痰阻络　　肾精亏虚

治法　　治法　　治法　　治法

益气活血　　平肝潜阳　　祛风除痰　　滋阴补肾
通经活络　　息风通络　　宣窍通络　　利窍通络

方药　　方药　　方药　　方药

补阳还五汤　　镇肝熄风汤　　解语丹（言语不利）　　地黄饮子
　　　　　　天麻钩藤饮　　牵正散（口眼歪斜）

【病例思维程序示范】

傅某,男,63 岁,工人,1996 年 10 月 3 日初诊。2 个月前,因生气后左半身不仁不用,左手肿胀,舌强言謇。经西医确诊为脑血栓形成。现症:左侧半身不遂,上下肢疼痛,左手肿胀,言语迟涩,纳呆,神疲乏力,二便调。舌淡质黯,脉沉细缓。检查:头部 CT 示右侧基底节梗死灶。

辨证思维程序:

第一步:分清患者是中经络还是中脏腑。

根据患者发病时左半身不仁不用,舌强言謇,无神志不清,可诊断为中风中经络。

第二步:诊断为中经络后辨明真中风还是类中风。

根据患者发病时无发热恶寒,关节酸痛等表证,排除真中风,诊断应为类中风。

第三步:诊断为类中风中经络后应辨明病机。

根据患者于恼怒后出现半身不仁不用,左手肿胀,舌强言謇,上下肢疼痛,考虑为肝郁气滞、痰瘀阻络之证。患者病程已有 2 个月,纳呆,神疲乏力,舌淡质黯,脉沉细缓,为痰瘀阻络日久,耗伤气血,已出现脾气亏虚之象。

第四步:做相关检查。

头部 CT 已明确脑梗死的诊断,此外尚可做血压测试及一些血液生化的检查以进一步了解病情及可能产生病变的病理基础,如血液流变学、血糖、血脂等。

第五步:治疗。

因为中风之后,气血亏虚,瘀阻脉络,所以治疗应益气养血、祛瘀通络,拟补阳还五汤化裁。

处方:当归 9g   赤芍 9g   生地黄 9g   川芎 4.5g   桃仁 1.5g   红花 6g   清半夏 9g   橘红 4.5g   桑枝 9g   地龙 9g   黄芪 15g   牛膝 9g

【医案、常用中成药及经验方】

一、医案

患者,赵某,男,71 岁。原有"高血压,糖尿病"病史,近 2 年头晕头痛反复,时有耳鸣目眩,少寐多梦,昨起床时发觉左侧肢体活动不利,言语謇涩,口角㖞斜,在送医院数小时后出现不省人事,呼吸气粗,烦躁不安,肢体强痉,舌质红,苔薄,脉弦细。头颅 CT 示右侧侧脑室梗死。患者证属中风中脏腑之阳闭,此为肝阳暴亢夹气血痰火上蒙清窍所致,宜清肝息风、辛凉开窍。经静脉溶栓后同时灌服羚羊角汤化裁,予安宫牛黄丸每日 1 丸,每日 1 次,及给予醒脑静注射液 10ml 静脉点滴,每日 2 次。

处方:羚羊角粉(吞)0.6g   钩藤(后下)30g   生地黄 18g   杭菊花 12g   霜桑叶 9g   生白芍 12g   川贝母 12g   淡竹茹 9g   茯神 15g   生甘草 3g   石菖蒲 12g   炙远志 6g   山栀子 6g

服 7 剂,水煎服,每日 2 次,鼻饲。

二诊:经治疗患者神志转清,遗有左侧偏瘫,肌力 1 级,言语謇涩,口角㖞斜,头晕耳鸣目眩,时有头痛,少寐多梦,舌红,少苔,唇干,脉细弱。证属:中风之中经络,肝肾阴虚,风阳上扰。治拟:滋阴潜阳,息风通络,予镇肝熄风汤加减。

处方:天麻 12g   钩藤 15g   煅牡蛎(先煎)30g   牛膝 12g   菊花 12g   白芍 12g   玄参 12g   天冬 9g   炒酸枣仁 15g   茯神 12g   生地黄 15g   熟地黄

15g

服 14 剂,水煎服,每日 2 次。

三诊:1 个月后随访,肌力 1 级,言语謇涩,口角㖞斜,头晕耳鸣目眩减轻,头痛已除,夜寐好转,舌红较前略减,苔薄白,脉细弱。证候虽同前,但已见效应,继以原法续进。

处方:上方减菊花,加女贞子 15g,墨旱莲 15g。

服 14 剂,水煎服,每日 2 次。因病程 1 个月,中风已属恢复期,嘱积极开展针灸、推拿、理疗等综合性康复治疗。

四诊:5 个月后随访,肌力 2~3 级,言语謇涩好转,口角㖞斜,伴手足浮肿,时时有口水流出,面色不华,伸舌偏斜,舌色偏黯,苔薄白,脉细涩。证属中风后遗症气虚血滞型,治拟补气活血,通经活络。在原先镇肝熄风汤基础上加补阳还五汤化裁。

处方:黄芪 30g 桃仁 9g 红花 6g 当归 12g 赤芍 12g 地龙 9g 桑枝 12g 川续断 12g 牛膝 12g 猪苓 15g 鸡血藤 15g 熟地黄 15g 女贞子 15g 墨旱莲 15g 白芍 12g

服 14 剂,水煎服,每日 2 次。

按语:患者年事已高,肝肾亏虚,不能抑制肝阳是本病的基本病因病机。肝阳暴亢夹气血痰火上蒙清窍表现为急性期有神志障碍的中风中脏腑,急则治标当以清肝息风、辛凉开窍救其标。待神志清醒后当顾其根本,治拟滋阴潜阳、息风通络。后期由于肝肾阴虚的基础体质加之病久气虚不能运血,导致气血淤滞,脉络闭阻,而致肢体废不能用,法当在补益肝肾的基础上加用补气活血、通经活络的方药。本案提示我们同一个疾病在不同阶段表现出不同的证候特点,当分别论治,注意标本缓急、邪正关系。

二、常用中成药

1. 络脉空虚　正天丸、通天口服液、川芎茶调散。

2. 肝阳暴亢　天麻钩藤颗粒。

3. 风痰瘀血　血府逐瘀口服液、丹红注射液、银杏叶片。

4. 痰热腑实　一清颗粒、牛黄上清丸。

5. 气虚血瘀　天丹通络片(胶囊)、通心络胶囊、脑脉利颗粒、人参再造丸。

6. 阴虚风动　杞菊地黄丸、大补阴丸、知柏地黄丸、左归丸。

7. 阳闭　清开灵注射液、安宫牛黄丸、醒脑静注射液。

8. 阴闭　礞石滚痰丸、苏合香丸。

9. 脱证　参附注射液、参脉注射液、生脉注射液。

三、经验方

1. 牵正散(《临床方剂丛书·老年病实用方》)

功能:息风化痰。

主治:风痰入络,口眼㖞斜。

组成:白附子　白僵蚕　全蝎各等份。

用法:共为细末,每日 3 次,每次服 3g。

2. 中风汤(《临床方剂丛书·老年病实用方》)

功能:平肝息风,通经活络。

主治:脑卒中。

组成:生地黄 12g　玄参 10g　赭石(先煎)30g　麦冬 10g　龙胆草 6g
全蝎 9g　蜈蚣 9g　钩藤 30g　桃仁 10g　红花 10g　牛膝 10g　独活 9g　地
龙 9g　威灵仙 12g

用法:水煎服,日 1 剂,分 2 次服。

3. 通脉汤(《临床方剂丛书·老年病实用方》)

功能:活血化瘀,通经和络。

主治:脑血栓形成。

组成:桃仁 10~15g　红花 10~15g　川芎 10~15g　当归 10~30g　赤芍 15g
穿山甲(先煎)10g　鸡血藤 30g

用法:水煎服,日 1 剂,分 2 次服。

4. 偏瘫Ⅰ号(《临床方剂丛书·老年病实用方》)

功能:益气化痰,通经和络。

主治:脑卒中。

组成:黄芪 30g　丹参 30g　川芎 30g　红花 30g　当归 30g　桑寄生 30g
葛根 30g　海藻 30g

用法:水煎服,日 1 剂,分 2 次服。

5. 清心散(《临床方剂丛书·老年病实用方》)

功能:清心开窍。

主治:脑卒中。

组成:青黛 6g　硼砂 6g　冰片 1g　牛黄 1g　薄荷 6g

用法:共碾粉为末,分 2 次服。

6. 开关散(《临床方剂丛书·老年病实用方》)

功能:化痰开窍。

主治:脑卒中。

组成:天南星 冰片各等份。

用法:共碾粉为末,每次 3g,分 2 次服。

郁证

【概述】

郁证是以心情抑郁、情绪不宁、胸部满闷、胁肋胀痛，或易怒易哭，或咽中如有异物梗阻等症为主要表现的病证。西医学的神经官能症，尤其是神经衰弱及癔症等可参照本证辨治。

【主要病因病机】

1. 肝失疏泄　肝气郁结，气滞血瘀，气滞湿阻；或日久气郁化火，耗伤阴血，阴虚火旺，而生郁证。

2. 脾失健运　肝逆犯脾，或忧思伤脾，脾运失司，痰气交阻，而生郁证。

3. 心失所养　久郁暗耗心血，或脾虚气血生化不足，血不养心，而生郁证。

【辨证注意点】

1. 排除癫狂、噎膈、虚火喉痹。

2. 辨受病脏腑与六郁　一般而言，气、血、火郁多与肝失疏泄有关；食、湿、痰郁则多与脾失健运有关。

3. 辨虚实及郁在气分还是血分　初病胀闷窜痛，易受情志变动而影响多为实证，病在气分；病久由胀转痛，部位固定，伴见瘀血之象，则病在血分。

【辨证思路】

一、郁证中梅核气须与虚火喉痹及噎膈相鉴别

病证	好发人群	诱发或加重因素	兼症
虚火喉痹	青中年男性	与感冒、长期烟酒及嗜食辛辣食物有关，与情绪因素无关	伴咽干咽痛、咽痒灼热，无吞咽困难
梅核气	青中年女性	多因心情抑郁而诱发或加重，心情好转或工作愉快分散精神时可减轻	无咽痛及吞咽困难
噎膈	中、老年男性	无诱因，发作呈进行性加重	伴吞咽困难、消瘦等

二、郁证中脏躁须与癫狂相鉴别

病证	好发人群	发作特点	症状	虚实属性
脏躁	中老年妇女	受精神刺激而间歇性发作,可自行缓解	哭笑无常,多言多虑,善恐欲哭,烘热汗出阵作	多为虚证
癫狂	青壮年,男女均可	发无定时,病程迁延,一般极少自行缓解	沉默痴呆,语无伦次,喧扰不宁,甚则躁妄打骂,裸衣奔跑,骂詈不避亲疏	多为实证

三、分虚实

确诊为郁证后,应区分属实证郁证还是虚证郁证,辨证思路见下图:

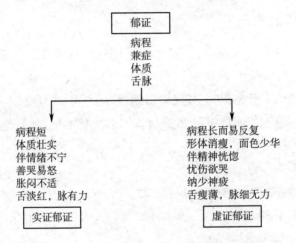

四、实证郁证

当区分有火、无火,有火者多为肝郁化火,无火者尚须区分是肝气郁结还是痰气郁结,辨证思路详见下图:

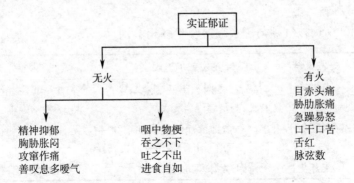

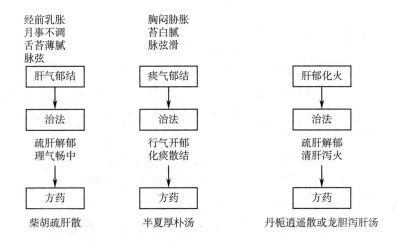

五、虚证郁证

须分清心神失养和肝肾不足,辨证思路见下图:

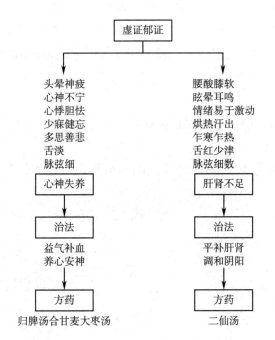

【病例思维程序示范】

顾某,女,15岁,学生。1966年2月17日初诊。近1个月因学习紧张自觉反复胸闷,气短,喜叹息,前额胀痛,咽中如有物梗阻,咽之不下,吐之不出,呛咳少痰,饮食可,二便调,苔薄白腻,脉沉弦滑。

辨证思维程序:

第一步:根据患者"咽中如有物堵"的特点,考虑郁证中的"梅核气",但须排除虚火喉痹及噎膈。根据患者为青年女性,发病与精神因素有关,咽中不适但无咽痛咽痒,饮食正常无吞咽困难,可排除虚火喉痹及噎膈,初步诊断为郁证中的"梅核气"。

第二步:分辨属实证郁证还是虚证郁证。

根据患者病程1个月,饮食、二便正常,脉弦滑有力,可诊为实证郁证。

第三步:明确实证郁证后,根据其无心烦易怒、目赤便艰等热象,且咽中有块,咽之不下,吐之不出,胸闷喜叹息,脘胀少痰,苔白腻,脉弦滑,可诊为痰气郁结型郁证。

第四步:做相关检查。

根据患者时有胸闷气短,咽中物堵,呛咳少痰等症,为进一步明确诊断可做下述检查:

1. 为排除是否有心脏器质性损害,可做心电图、超声心动图检查。

2. 为进一步排除慢性咽炎及食管肿瘤,可做喉镜检查、食管吞钡摄片或胃镜检查。

3. 为排除胸闷咳痰是否由肺脏病变引起,可做胸片检查。

第五步:治疗。

根据患者病情体征,辨证属痰气凝结、肺胃失于宣降所致,治拟行气开郁,降气化痰,方拟半夏厚朴汤加减。

处方:紫苏叶 3g 半夏 6g 厚朴 4.5g 茯苓 6g 炒杏仁 3g 炒枳壳 3g 生枇杷叶 6g 旋覆花(包煎)4.5g 生甘草 3g

（《中医内科医案精选》）

【医案、常用中成药及经验方】

一、医案

王某,女,38岁,2015年3月20日初诊。述平素常感心情不舒,善太息,稍遇精神刺激即胸胁胀痛,近半年来感咽中不适,如有异物梗阻,吐之不出,咽之不下,自疑食管癌,备加担忧,经某医院检查,咽喉食管无异常,但仍不能释怀,遂来求治。平时夜寐时有失眠,大便黏而不爽,苔白腻,脉弦滑。证属痰气郁结,治拟行气开郁,化痰散结。

处方:半夏 9g　厚朴 6g　茯苓 15g　紫苏子 6g　生姜 3g　制香附 12g 枳壳 3g　佛手 12g　苍术 9g

服 14 剂,水煎服,每日 1 剂。

二诊:2015 年 4 月 3 日。述服药后咽部痰阻感减轻,胸闷胀偶作,心情不舒情况明显减少,夜寐欠安,大便转畅,舌红,苔薄腻,脉弦略数。湿痰客于咽喉已减,转以调治肝郁为主,以丹栀逍遥散化裁治疗之。

处方:柴胡 6g　枳壳 6g　牡丹皮 6g　栀子 6g　合欢花 6g　紫苏子 6g 紫苏梗 9g　制香附 9g　厚朴花 9g　苍术 9g　生姜 3g　薄荷(后下)5g

按语:患者以心情不舒,咽中如有物梗为主症,故诊断为郁证。肝郁乘脾,脾运不健,生湿聚痰,痰气郁结于胸膈之上,故自觉咽中不适如有物梗,吐之不出,咽之不下,即《医宗金鉴》所谓的"梅核气"之证。检查已排除器质性疾病,肝经气郁,故稍受刺激则胸胁胀痛;苔白腻,脉弦滑,均为肝郁夹有痰湿之证。一诊以半夏厚朴汤加减而效,二诊着重调治致郁之源,舒畅肝郁,以丹栀逍遥散加减,因患者湿郁肝郁均重,轻宣化湿方能长治久安,故用药均量少,选方经典,专方达到轻可去实之效。

二、常用中成药

1. 肝气郁结　解郁安神冲剂、七制香附丸、逍遥丸。

2. 肝郁化火　当归龙荟丸、龙胆泻肝丸。

3. 心神失养　脑乐静糖浆、归脾丸。

4. 肝肾不足　更年乐、六味地黄丸。

三、经验方

1. 川香柴郁散[《中西医结合杂志》1986,6(12):73]

功能主治:疏肝理气,活血解郁,主治神经衰弱等神经官能症。

组成:木香 0.3g　香附 0.3g　川芎 0.3g　柴胡 0.2g　郁金 0.45g　赤芍 0.45g

2. 宁神灵[《中医杂志》1994(12):26]

功能主治:调和少阳,泻火平肝,主治神经官能症。

组成:柴胡 20g　生龙骨 20g　生牡蛎 20g　黄芩 15g　半夏 15g　桂枝 15g 大黄 7.5g　生甘草 10g

3. 刘氏旋复代赭汤[《上海中医药杂志》1984(4):18]

功能主治:降逆平冲,清心养肝,主治癔症球。

组成:旋覆花(包煎)10g　党参10g　法半夏10g　炙甘草10g　栀子仁10g　酸枣仁10g　赭石(先煎)30g　大枣30g　生姜3片

4. 加味百合地黄汤[《陕西中医》1980,1(4):18]

功能主治:养阴宁神,清热化痰,主治脏躁症。

组成:百合30g　炒酸枣仁30g　生地黄15g　竹茹各15g　远志9g　茯苓9g　龙骨9g　郁金9g　知母12g　甘草6g

5. 谭氏黄连阿胶汤[《黑龙江中医药》1984(4):41]

功能主治:清热养阴,主治焦虑症。

组成:黄连15g　黄芩15g　玄参15g　五味子15g　阿胶(烊化)15g　白芍20g　鸡子黄(冲服)2枚

痫证

【概述】

痫证是一种发作性神志异常的疾病,以突然意识丧失,发则仆倒,不省人事,两目上视,口吐涎沫,四肢抽搐,或口中怪叫,移时苏醒,醒后一如常人为特征表现的发作性疾病,是脑系常见疾病之一。西医学上的癫痫可参照本篇辨治。

【主要病因病机】

1. 先天因素　主要为母体受惊,气机逆乱,精伤而肾亏,使胎儿发育异常。

2. 七情失调　主要为突受惊恐,造成气机逆乱,肝脾肾受损,肝风夹痰上扰清窍而成。

3. 脑部损伤　主要为跌仆损伤、产伤、中风、脑部肿瘤等致颅脑损伤,瘀血内留,导致本病的发生。

【辨证注意点】

1. 辨病之轻重　主要从询问痫证发作的频率、发作持续时间之长短,脑部损伤之轻重着手。

2. 辨证候之虚实　一般而言,痫证发作期多实,大多由风、痰、火、瘀等病邪闭窍而成;间歇期多虚,多因心脾两虚,肝肾阴虚,夹风、夹瘀所致。

【辨证思路】

一、痫证发作期

应根据伴有症状,有否颅脑外伤史来分清风、火、痰、瘀病邪的性质。

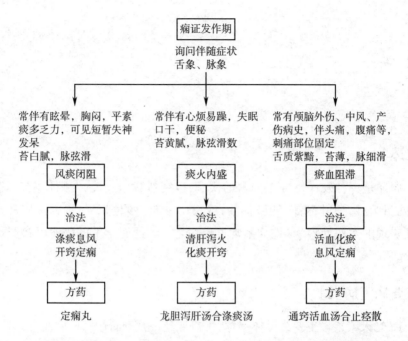

二、痫证间歇期

重点询问精神、胃纳、二便、头目症状,分清亏损所涉及脏腑。

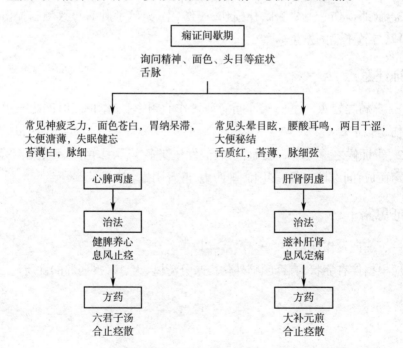

【病例思维程序示范】

孙某,女性,13 岁。2 年前患痫证,初期发作数月 1 次,近来每月发作数次,发时突然仆倒,双手紧握,不省人事,口流痰涎,发作时间持续数分钟缓解,苏醒后觉头晕乏力。检查患儿体质一般,平素头晕,纳差,大便溏薄,小便清长,舌淡,苔白,脉象沉细。

辨证思维程序:

第一步:应确定患者是否为痫证。

痫证为一种发作性的神志异常的疾病,常有反复发作的特征,每次发作形式相似,间歇期如常人。根据患者反复发作的特点,发作时表现为运动障碍及神志变化,数分钟缓解等表现,符合痫证的诊断。

第二步:需要追问病史。

痫证可因不同病因所致,故应进一步询问患儿有否颅脑外伤史,分娩是否顺产,有否产钳助产,有否家族史,明确引起痫证的原因及性质。

第三步:分清虚实之证候特征。

痫证常为本虚标实之证,发作时多实,以风、火、痰、瘀作祟为主;间歇期多虚,以肝、脾、肾受损为主。患儿痫证反复发作,且伴头晕,纳呆,便溏,舌淡,苔白,脉沉细,故可诊断为本虚标实之证。

第四步:进行相关检查,了解颅内是否有异常病变,以排除继发性痫证的可能。

如脑电图,脑地形图,24 小时脑电图监测,头颅 CT 或 MRI 检查。

第五步:治疗。

辨证为脾肾亏虚,风痰上扰,故治应补精固肾,健脾化痰,息风定痫。

处方:紫河车 5 个　制天南星 60g　制半夏 60g　川贝母 30g　枯白矾 45g　白僵虫 15g

用法:将上药研细末,用蜜糖调匀为丸如梧桐子大小,每日服 2 次,每次 6g,温开水吞服。服药期间禁酒、咖啡、辣椒等。

(《湖南省老中医医案选》)

【医案、常用中成药及经验方】

一、医案

李某,男,32岁,2010年6月20日初诊。主诉:突然昏仆、四肢抽搐、口吐白沫、两目上视反复发作2年。患者平素喜食肥甘之品,酗酒,2年前无明显诱因突然出现昏仆,四肢抽搐,角弓反张,口吐白沫,两目上视。近来发作频繁,15~20天发作1次,常因熬夜、疲劳等因素诱发。1周前发作1次,症状如前,5分钟后苏醒,醒后头昏沉,四肢无力。现神疲乏力,舌淡红,苔白腻滑,脉弦滑。证属:痰涎壅盛,郁而化热,上蒙清窍。治拟:豁痰清热,醒脑开窍,息风定痫。

处方:天麻12g 石菖蒲10g 郁金12g 生地黄10g 胆南星10g 僵蚕10g 瓜蒌15g 法半夏12g 地龙12g 全蝎12g 蝉蜕12g 磁石(先煎)30g 知母10g 黄连5g 竹茹10g 甘草6g

二诊:服药15剂后,痫证未发,吐痰较治疗前减少。舌淡红,苔薄白而腻,脉滑细。守上方,去瓜蒌,加天竺黄9g、皂荚1.5g。

三诊:继服15剂后,痫证仅发作1次,症状有所减轻,持续约1分钟即苏醒,醒后精神如常,但大便干结,无其他不适,舌淡红,苔薄白而腻,脉滑细。守上方,加玄参12g、瓜蒌12g。

按语:痫证为一种发作性的神志异常的疾病,常有反复发作的特征,每次发作形式相似,间歇期如常人。根据患者反复发作的特点,发作时表现为运动障碍及神志变化,数分钟缓解等表现,符合痫证的诊断。痫证常为本虚标实之证,发作时多实,以风、火、痰、瘀作祟为主;间歇期多虚,以肝、脾、肾受损为主。痫证之痰常是顽痰,缠绵难愈、反复发作正是由顽痰所致,故治痫必先治痰。本例患者平素嗜食肥甘厚味及醇酒,痰湿较盛,郁久化热,胶结为顽痰,每遇劳累或睡眠不足时气机逆乱,顽痰蒙蔽脑窍,而发痫证。方中生地黄、知母、黄连、瓜蒌、竹茹养阴清热化痰;天麻、石菖蒲、郁金、法半夏、僵蚕、胆南星、地龙、全蝎息风化痰,醒脑开窍;蝉蜕、磁石祛风镇痉。后加天竺黄、皂荚,以增强祛风化痰止痫之效。热清痰化,风除痫止,其病为慢性顽疾,需缓缓图治,且应戒除不良生活习惯。

二、常用中成药

1. 风痰闭阻　白金丸、定痫丸、癫痫宁片、全天麻胶囊。
2. 痰火内盛　龙胆泻肝丸、礞石滚痰丸、珍黄安宫片、牛黄清心丸。
3. 心脾两虚　六君子丸、归脾丸。

4. 肝肾阴虚　杞菊地黄丸、左归丸、大补阴丸。

5. 瘀血阻滞　通心络胶囊、丹参片、血府逐瘀胶囊(口服液)。

三、经验方

1. 豁痰攻下方(《中国现代中医医案精华》)

功能:豁痰攻逐。

主治:痰痫证。

组成:钩藤 6g　竹沥 30g　胆南星 3g　石菖蒲 3g　龙齿(先煎)15g　茯神 15g　远志 6g　竹黄 6g　抱龙荟 1 粒

用法:水煎服,日 1 剂,分 2 次服。

2. 益气化瘀涤痰方(《中国现代名中医医案精华》)

功能:平肝潜阳,息风化痰。

主治:痫证。

组成:白芍 9g　生石决明(先煎)15g　珍珠母(先煎)30g　钩藤 9g　白蒺藜 9g　炙远志 3g　白术 9g　陈胆南星 3g　制半夏 5g　陈皮 5g　炒竹茹 5g　炒枳壳 5g

用法:水煎服,日 1 剂,分 2 次服。

3. 柴胡龙牡汤(《周慎教授从痰热论治癫痫经验选粹》)

功能:平肝息风,化痰镇痫。

主治:痫证。

组成:柴胡 10g　白芍 30g　黄芩 10g　法半夏 10g　太子参 15g　龙骨(先煎)30g　生牡蛎(先煎)30g　白薇 30g　当归 10g　蜂房 10g　郁金 10g　白矾 3g　甘草 10g

用法:水煎服,日 1 剂,分 2 次服。

4. 镇肝熄风汤(《医学衷中参西录》)

功能:镇肝息风,豁痰。

主治:痫证。

组成:怀牛膝 30g　生赭石(先煎)30g　川楝子 6g　生龙骨(先煎)15g　生牡蛎(先煎)15g　生龟甲(先煎)15g　生杭白芍 15g　玄参 15g　天冬 15g　生麦芽 6g　茵陈蒿 6g　甘草 4.5g

用法:水煎服,日 1 剂,分 2 次服。

癫狂

【概述】

癫和狂都是一种精神失常的疾病。癫病以精神活动过度抑制为其临床表现,如表情淡漠、沉默木僵、喃喃自言、语无伦次、静而多喜。狂病则以精神活动过度兴奋为特征,如狂躁刚暴、喧扰不安、骂詈毁物、动而多怒、甚而伤人或自伤等。西医学上的精神分裂症、忧郁症、焦虑症等病可参照本篇辨治。

【主要病因病机】

1. **先天因素** 主要因禀赋不足,阴阳失调或胎儿在母腹中有所大惊、大恐,使胎气被扰而发病。

2. **情志所伤** 多因突然、严重或持续的惊恐恼怒,郁愤不解,气机逆乱;或所欲不遂,思虑过度,脾失健运,痰浊内生,痰迷心窍;或因肝郁化火,或因痰郁化火,火邪独亢,扰动心神,久而可耗血伤阴,神明失养。

3. **气血凝滞,不荣脑髓** 多因跌仆损伤,或因中风等病,导致气血痰凝阻滞,使气血不能上荣于脑髓,灵机混乱,神志失常,发为癫狂。

【辨证注意点】

1. **辨明癫与狂之区别** 主要询问起病的形式及症状的不同来辨明是癫是狂。大率癫证为阴,起病相对缓慢,以精神活动抑制为主,常见表情淡漠、沉默痴呆、喃喃自言、消极悲观等;狂证为阳,起病往往急骤,以精神活动兴奋为主,多见狂躁不安、狂妄自大、甚而伤人等。

2. **辨病机之不同** 癫证属阴,病机以痰气、血少为主;狂证属阳,病机以痰火、阴伤为主。

3. **辨疾病之虚实** 癫狂之病有虚有实,或虚实夹杂,临证时不得不辨。临床上应着重从症状、病程、舌苔、脉象等来观察。大凡疾病初起,正气未虚,形体多实而见精神抑郁或狂躁则为实证,以痰凝、气郁、火热为主。疾病日久,或经治疗,邪实渐消,气虚阴伤而见精神恍惚,思维贫乏,多言不眠,形瘦懒言,脉细或数等则为虚证,以血少、阴伤为主。

【辨证思路】

癫狂病的辨证主要根据患者精神活动的过度兴奋或抑制来区别癫证与狂证之不同,然后依据虚实病机来进行辨证论治。

一、癫证应分清是痰气郁结的实证还是心脾两虚的虚证

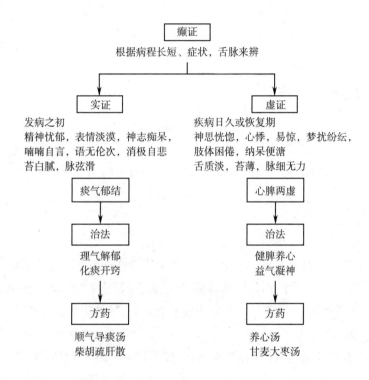

二、狂证应分清实火与虚火

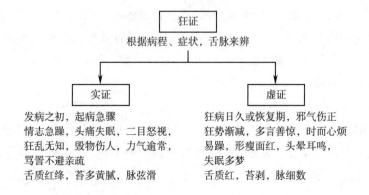

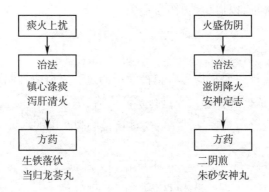

【病例思维程序示范】

卢某,女性,21 岁。自考入大学 1 年来,学习紧张,成绩有所下降,遂感精神不安,5 天前偶遭其父之厉斥,当夜即不能入睡,精神反常,思维混乱,语无伦次,悲观疑虑,心悸善惊,寐差纳少,肢体困倦。苔薄白,脉象弦细。

辨证思维程序:

第一步:辨明患者是癫是狂。

癫狂是一种精神失常的疾病,常常因七情内伤而发病。此患者因学习成绩下降,复遭其父训斥,而致情绪抑郁,思维紊乱,诊为癫狂无疑。患者表现为抑郁,情绪消极悲观,与狂证之狂躁不安显著差异,故本病当辨为癫证。

第二步:分清虚实。

癫证有虚实之别,此患者急性起病,失眠不安,多思多虑多疑,思绪混乱,语无伦次,苔薄白而腻,脉弦。从症状、舌脉合参,当属癫证之实证。

第三步:排除内科其他杂病引起的癫狂症状。

癫狂的临床表现,除了癫狂病之外,常常由内科其他疾病而致,如中风、臌胀、水肿、肺胀及散发性脑炎等,因此应询问患者有无相关的疾病史或 2 周内有否上呼吸道感染或急性腹泻的病史,必要时可做头颅 CT、MRI、脑电图、脑脊液检查等相关检查,以助鉴别诊断。

第四步:辨清病机及治疗。

本患者因七情内伤而致癫证发生,多属思虑过度伤及心脾,更加精神刺激致肝气不疏,气郁痰阻,蒙蔽神明。治疗当以疏肝解郁,化痰开窍,少佐养心安神配合心理疏导。

处方:柴胡 9g　白芍 9g　竹茹 12g　远志 6g　胆南星 4.5g　茯神 9g　酸枣仁 9g　丹参 9g　甘草 6g　神曲 12g

(《医案医论举要·刘志明医话》)

【医案、常用中成药及经验方】

一、医案

李某,男,31 岁,2012 年 5 月 21 日初诊。16 岁时因生气、惊吓发病,出现笑骂无常,幻视幻听,时有狂躁、打人、毁物等症状。10 余年前在沈阳某医院采取手术治疗,术后已不打人毁物,后就诊于各大精神病医院,均未获得明显疗效。来院症见:时有狂躁不安,喧扰不宁,经常头痛,痛时患者自己双手紧按太阳穴处,甚至欲撞墙,睡眠时好时坏,食欲差,大便时干时稀,里急后重,口唇干,舌紫,苔薄白干,脉弦滑。此乃肝气郁结,肝失调达,气郁生痰,痰火互结,蒙蔽神机,扰动神明;久病气滞血瘀,凝滞于脑,多见痰与瘀互结为患,且痰火日久伤及心肝之阴耗灼肾精。治法拟理气解郁,清心泻火,涤痰醒神,益心补肾,潜阳宁神,方用礞石滚痰丸合柴胡加龙骨牡蛎汤加减。

处方:赭石(先煎)30g　珍珠母(先煎)30g　龙骨(先煎)30g　牡蛎(先煎)20g　石菖蒲 20g　姜半夏 20g　枳实 15g　胆南星 15g　熟地黄 20g　山茱萸 20g　石斛 20g　麦冬 15g　五味子 15g　远志 15g　肉苁蓉 15g　巴戟天 15g　青礞石(先煎)20g　甘草 15g

二诊:2012 年 6 月 11 日,服上方 3 周后,病情有所缓解,服药期间大骂过一次,对周围事物反应有所好转,头痛发作次数减少,睡眠尚可,大便好转,但食欲不振,口唇干,舌红,苔薄白干,脉沉弦。上方加柴胡 15g、黄芩 10g、沉香 9g,以疏肝解郁清火。

三诊:2012 年 7 月 2 日,服上方 3 周后,对周围事物开始有反应,偶尔交谈说话,有一点自主性,咳出白色黏痰,未再发生打骂现象,服药期间头痛发作 3 次,饮食增多,睡眠安,大便正常,舌边紫,苔白,脉沉弦。患者癫狂日久,气滞痰凝,形成痰瘀胶结宿疾,故加入桃仁 15g、赤芍 20g、丹参 30g、大黄 7g 活血化瘀。

四诊:2012 年 7 月 23 日,服上方 3 周后,患者来院就诊时安静坐于候诊区,就诊时主动伸舌,家属述其神志较前清醒,对周围事物反应良好,筋脉拘急减轻,头痛减轻,仅发作 1 次,癫狂无发作,睡眠安,饮食尚可,二便正常,舌紫,苔薄白滑润,脉滑数。

按:癫狂是一种精神失常的疾病,常常因七情内伤而发病。该患者因学习成绩下降,遭其父训斥,而致情绪失常,幻视幻听,喧扰不宁,诊为癫狂无疑。因生气、惊吓后情志不畅,致肝气郁结,肝郁乘脾,脾失运化,水湿内停。日久肝郁化火,火热之邪灼津成痰,而形成痰火。痰火蒙蔽清窍,扰乱神明,故见笑骂无常,幻视幻听,狂躁不安,喧扰不宁,打人毁物;患者久病,气滞痰凝,气为血之帅,气滞则血瘀,使气血不相顺接,痰瘀胶结阻滞脑络而时常头痛,痰火日久伤及心肝之阴,耗伤肾精。辨证属虚实夹杂之证。

(《张琪治疗癫狂验案 1 则》)

二、常用中成药

1. 痰气郁结 逍遥丸、白金丸。

2. 心脾两虚 归脾丸、六君子丸。

3. 痰火上扰 龙胆泻肝丸、当归龙荟丸、礞石滚痰丸、安宫牛黄丸。

4. 火盛伤阴 朱砂安神丸、知柏地黄丸。

三、经验方

1. 豁痰解郁方(《中国现代名中医医案精华》)

功能:疏肝解郁,化痰开窍。

主治:癫证。

组成:法半夏 9g 云茯苓 9g 枳实 5g 胆南星 9g 远志 5g 石菖蒲 5g 郁金 5g 香附 9g 生甘草 3g

用法:水煎服,日 1 剂,分 2 次服。

2. 清肝泻火方(《中国现代名中医医案精华》)

功能:清肝泻火,劫痰宁神。

主治:狂证之实证。

组成:龙胆草 9g 黄连 5g 黄芩 9g 生大黄 9g 栀子 9g 青黛 6g 当归 9g 黄柏 9g 木香 9g

用法:水煎服,日 1 剂,分 2 次服。

3. 养心镇惊方(《中国现代名中医医案精华》)

功能:养心安神,镇惊息风。

主治:狂证之虚证。

组成:党参 12g　白术 12g　茯神 10g　远志 10g　石菖蒲 6g　天麻 8g　龙骨(先煎)15g　牡蛎(先煎)15g　半夏 10g　甘草 3g　朱砂 6g　磁石(先煎)6g

用法:水煎服,日 1 剂,分 2 次服。

4. 二胡开散汤(《国医大师张志远治疗癫狂经验拾萃》)

主治:癫狂肝郁气滞证。

组成:柴胡 15g　黄芩 15g　党参 10g　半夏 10g　白芍 15g　枳壳 15g　大黄 6g　甘草 10g　生姜 6 片　大枣(劈开)10 枚

用法:水煎服,日 1 剂,分 2 次服。

5. 迷宫解郁汤(《国医大师张志远治疗癫狂经验拾萃》)

主治:癫狂之血瘀证。

组成:生地黄 15g　百合 15g　藏红花(冲服)1g　茯苓 15g　旋覆花(包煎)15g　甘草 20g　浮小麦 30g　青葱 2 株　大枣(劈开)15 枚

用法:水煎服,日 1 剂,分 3 次服。

6. 苓甘姜附龙骨汤(《四圣心源》)

主治:癫证。

组成:半夏 9g　干姜 9g　附子(先煎)9g　茯苓 9g　麦冬 9g　龙骨(先煎)9g　牡蛎(先煎)9g　甘草 6g

用法:水煎服,日 1 剂,分 2 次服。

痴呆

【概述】

痴呆是以呆傻愚笨为主要临床表现的一种神志疾病。表现为健忘,不知人物、地点、时间,不能独立料理日常生活,不能与人交往,不能控制情感,或表现为淡漠寡言、反应迟钝,或表现为言辞颠倒、举动不经、哭笑无常。西医学上的早老性痴呆、血管性痴呆、混合性痴呆、代谢性脑病、中毒性脑病、正常压力脑积水、小儿智力发育迟缓等如出现上述主症时,即可参照本篇辨治。先天愚型由遗传因素导致,难以见效,不在此篇讨论范围之内。

【主要病因病机】

1. 禀赋不充、年迈体虚、久病耗损导致肾精亏虚、气血不足,心神失养,脑髓空虚,神机失控。
2. 七情内伤、产伤、中风导致痰瘀阻窍而致脑髓失养。

【辨证注意点】

1. 首先根据发病原因、神经心理学测试评分、CT、MRI 等明确是否痴呆。
2. 辨清先天与后天、新病与久病以利判断疾病预后。
3. 根据病程、症状分清虚实。

【辨证思路】

一、分清虚实

	痴呆虚证	痴呆实证
病程	长	短
起病方式	慢	快
诱因	禀赋不充、年迈、久病	情志所伤、产伤、外伤

续表

	痴呆虚证	痴呆实证
兼症	神疲、腰酸、纳呆、气短、面色㿠白、脉细弱等	脘腹胀闷,多涎;或面色晦暗、肌肤甲错、舌黯苔腻脉涩等

二、痴呆虚证

分髓海不足、肾精亏虚和心脾两虚、气血不足两型。

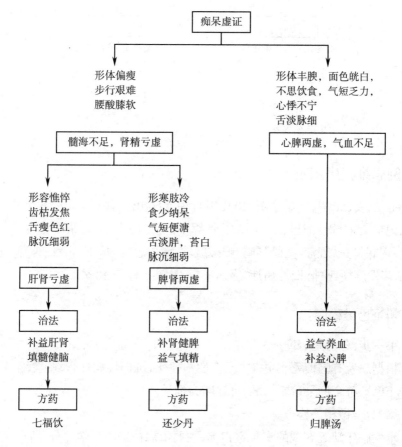

三、痴呆实证

分为痰浊中阻,蒙蔽清窍和瘀血内阻,脑络不通两型。

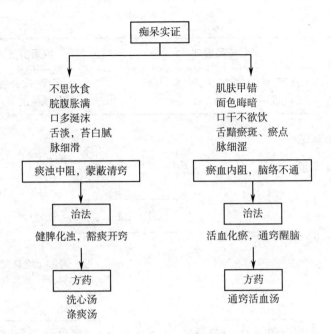

【病例思维程序示范】

王某,女,50岁,大学学历,2001年12月4日初诊。患者1年前发生脑梗死,近来记忆力进行性减退,不识家人,计算不能,出门走失,情绪欠稳定,经常发脾气,夜寐欠安。现症:头晕耳鸣,腰酸肢软,倦怠思卧。检查:舌红,苔薄,脉细;CT示多发脑梗死(陈旧性病灶)及脑萎缩;MMSE评分10分。

辨证思维程序:

第一步:分清是否痴呆。

根据患者有脑梗死病史,CT示多发脑梗死(陈旧性病灶)及脑萎缩,MMSE评分10分,符合痴呆诊断标准,可诊断为痴呆。

第二步:做相关检查。

本病临床缺乏客观的实验室指标,主要依靠神经心理学评分,所以应做一系列神经心理学测试(包括智力测试量表、自主生活能力、抑郁、焦虑等量表)。此外,尚可做头颅 CT、MRI、甲状腺功能、维生素 B_{12}、叶酸等检测以排除抑郁、焦虑等症状相似而非痴呆类疾病,并继而确定痴呆类型。

第三步:患者后天起病,病程1年,经治疗尚有减缓病程发展的可能。

第四步:判断虚实。

患者脑梗死以后，记忆力日渐衰退，病程进行性发展，且症见倦怠思卧，脉细，当属虚证痴呆。因见腰酸肢软，头晕耳鸣，舌红，苔薄，脉细，故证属髓海不足、肝肾亏虚型。

第五步：治疗。

因为辨证肝肾亏虚，髓海不充，所以治拟补益肝肾、填髓健脑，可予七福饮化裁。以血肉有情之品大补肾精。

处方：熟地黄 15g　人参 9g　炙甘草 6g　白术 12g　远志 6g　石菖蒲 12g　杏仁 12g　龟甲胶（烊化）12g　阿胶（烊化）12g　鹿角胶（烊化）12g

（自编医案）

【医案、常用中成药及经验方】

一、医案

王某，女，75 岁，退休。有糖尿病史 30 多年，3 年内有脑梗死 4 次，近半年来神情淡漠反应迟钝，健忘失眠，两目凝视，计算力丧失，时有定向能力丧失，经常走失，说话无逻辑，肌肤甲错。MMSE 评分 16 分（大学学历）。舌质紫黯，有瘀斑，苔薄白，脉细涩。证属：痴呆（气血瘀滞）。治拟：益气活血，化瘀通窍，方取：补阳还五汤合通窍活血汤加减。

处方：桃仁 10g　红花 10g　赤芍 12g　川芎 10g　炙黄芪 30g　炙地龙 10g　熟地黄 10g　当归 10g　石菖蒲 10g　郁金 10g　益智仁 10g

服 14 剂。

二诊：头晕目花，听力减退，纳差，腰酸膝软，形体消瘦，舌黯渐减，脉弦细无力。患者为女性古稀之年，证属：肝肾不足，脑髓不充。治拟：补益精气，佐以化痰开窍，方取还少丹加减。

处方：熟地黄 10g　枸杞子 10g　山茱萸 10g　杜仲 10g　怀牛膝 10g　党参 12g　茯苓 15g　山药 12g　五味子 9g　远志 9g　石菖蒲 10g　姜半夏 10g　陈皮 9g　胆南星 10g　红花 6g　当归 12g

服 14 剂。

三诊：患者自述头晕、腰酸症状好转，家属述胃纳渐起，精神状态明显好转，夜尿减少，夜寐得安。舌稍黯，苔薄白，脉细弦。继以原方续进。

随访半年，患者 MMSE 评分 18 分，生活基本自理，ADL 评分下降 6 分。

按语:患者有消渴证 30 余年,阴虚燥热,日久耗气伤阴,气虚血行不畅,阴伤则血脉凝滞,最终导致血瘀脑络,故有多次脑梗死病史,瘀血阻络,脑髓失养,日久脑髓空虚。又因患者古稀之年,且见肾精亏虚,脑髓不充之象,故此患者当属本虚标实,既有肾精亏虚于下,又见瘀阻脑窍于上。遵循急则治标,缓则治本的原则,采用祛瘀通络在先,固本培元在后。本案提示大家在本病的治疗中往往虚实夹杂,要把握好邪正的关系,注意治疗的顺序。

二、常用中成药

1. 肾精亏虚　复方苁蓉益智胶囊、河车大造丸、六味地黄丸、左归丸、金匮肾气丸、右归丸。

2. 心脾两虚　参枝苓口服液、归脾丸、补中益气丸、人参健脾丸。

3. 痰浊阻窍　安宫牛黄丸、苏合香丸。

4. 瘀血阻窍　银杏类制剂、天丹通络、银丹心脑通、脑心通、丹红注射液等。

三、经验方

1. 调心方(《龙华名医临证录·林水淼学术经验撷英》)

功能:益气温阳,化痰安神。

主治:心气不足证。症见健忘、心悸、少气懒言、表情淡漠、头晕、神疲乏力、失眠、舌质淡、脉虚无力等症。

组成:人参　茯苓　远志　石菖蒲　桂枝　白芍　干姜　甘草　龙骨(先煎)　牡蛎(先煎)

用法:水煎服,日 1 剂,分 2 次服。

2. 补肾方(《龙华名医临证录·林水淼学术经验撷英》)

功能:还精补脑,益精填髓。

主治:肾精亏虚,髓海不足。

组成:生地黄、熟地黄、天冬、麦冬、山茱萸、补骨脂等组成。

3. 救呆至神汤(《临床方剂丛书·老年病实用方》)

功能:疏肝解郁,化痰利窍。

主治:愤怒抑郁,神情呆滞。

组成:人参　柴胡　当归　白芍　半夏　甘草　生酸枣仁　天南星　附子(先煎)　石菖蒲　六神曲　茯苓　郁金　(用量均大于常人)

用法:水煎服,日 1 剂,分 2 次服。

4. 桃仁复苏汤(《临床方剂丛书·神经精神内分泌病实用方》)

功能:逐瘀安神,醒脑开窍。

主治:瘀血阻滞,老年痴呆。

组成:桃仁10g　生大黄10g　石菖蒲10g　远志10g　玄明粉(冲服)10g 桂枝60g　龙骨(先煎)30g　牡蛎(先煎)30g　朱茯神15g　甘草6g　蜈蚣 2条

用法:上药除玄明粉外,水煎取液,冲服玄明粉。日1剂,分2~3次服。

颤证

【概述】

颤证是指头部或肢体摇动、颤抖为主要临床表现的一种病证。西医学上的某些锥体外系疾病所致的不随意运动如帕金森病、手足缓动症等,可参照本篇辨治。

【主要病因病机】

1. 年老体虚、劳倦过度导致肝肾精亏、气血亏虚,筋脉失养,神机失主。
2. 情志不遂、饮食失节导致积痰化热,痰热动风,筋脉肢体失于约束。

【辨证注意点】

辨清虚实。肝肾阴虚、髓海不足、气血两虚属虚证,痰热动风属实证。

【辨证思路】

一、分清虚实

	虚证	实证
病程	长	短
起病方式	慢	快
诱因	劳倦、年迈、久病	情志所伤、饮食失节
兼症	头晕目眩,神疲,纳呆,面色无华,健忘,腰膝酸软,舌淡或黯,苔薄,脉细	头胀头痛,面红目赤,心烦易怒,胸闷,多痰,苔腻,脉滑数

二、虚证
分肝肾阴虚、髓海不足、气血两虚三型。

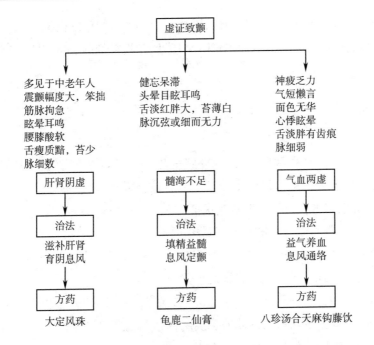

三、实证

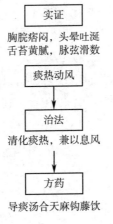

【病例思维程序示范】

陈某,女,62岁。3年前曾患颤证,经中西医治疗年余,症状消失。近日因外感发热,重发其表,致阳气、阴精两伤,筋脉失濡。身晃欲坠,头摇齿叩,手抖,行立振掉,言语不利,口角流涎,精神委顿,面色不华,食纳呆钝,大便不畅,小便正常,情绪激动时震颤加剧,但随动作时震颤略有减轻,入寐则停止发作,历时 2 个月。舌质淡红而润,苔薄白,脉微细。检查:血压 138/95mmHg;血常规化验:血红蛋白 80g/L,白细胞计数 3.1×10^9/L,中性粒细胞 0.64,淋巴细胞 0.33,嗜酸性粒细胞 0.03。

辨证思维程序:

第一步:分清虚实。

患者 3 年前曾患颤证,此次因外感发热,重发其表,致阳气、阴精两伤,筋脉失濡所致,历时 2 个月,病史较长。症见精神委顿,面色不华,食纳呆钝,舌质淡红而润,苔薄白,脉微细,故属虚证。

第二步:判为虚证后进一步辨明病机。

患者精神委顿,面色不华,食纳呆钝,舌苔薄白,质淡红而润,脉微细。证属发汗太过,损伤阳气阴精,筋脉失濡。

第三步:做相关哪些检查。

本证主要涉及西医的锥体外系疾病,临床上缺乏客观的实验室指标,主要根据典型的临床症状和体征加以诊断。

1. 为排除脑血管病和脑占位性病变,可予颅脑 CT 和 MRI 检查。

2. 为排除中毒、代谢因素,可予查血常规、肝肾功能、血糖、电解质等生化指标,必要时予脑脊液检查。

第四步:治疗。

因为辨证属气血阴阳亏虚、筋脉失养,所以治疗应补益气血,温养筋脉。

处方:党参 15g 黄芪 30g 白术 10g 当归 10g 白芍 10g 熟地黄 10g 熟附子(先煎)10g 桂枝 10g 云茯苓 10g 炙甘草 10g 生姜 3g 大枣 4 枚

（《中医内科医案精选》）

【医案、常用中成药及经验方】

一、医案

王某,女,66 岁。无明显原因逐渐出现右手颤抖 15 年,于某医院就诊,诊断为帕金森病,经过治疗未见明显好转。现口服盐酸普拉克索片 0.125mg,每日 3 次。刻下症见:右手颤抖无力,持物困难,时有身体向前冲,小碎步,健忘,语速慢,反应迟钝,畏寒,时有燥热,口干,纳可,眠安,小便频,夜尿尤多,大便干。面色白,舌淡黯,边有齿痕,苔薄白,脉沉细,尺弱。证属:肝肾精血虚损,肾阳不足,血瘀津亏。治拟:补益精血,温振阳气。拟以真武汤加减。

处方:白芍 30g 炮附子(先煎)6g 干姜 10g 炒苍白术(各)10g 茯苓 10g 枸杞子 10g 黄精 15g 北沙参 15g 麦冬 15g 五味子 6g 钩藤(后下)10g 羚羊角粉(冲服)0.3g 红花 10g 桃仁泥 10g 天麻 10g 白僵蚕 6g。配合针灸治疗。

二诊:治疗 2 周后,患者右手抖动明显好转,畏寒、燥热、口干好转,以右手拇指无力为主,去羚羊角粉、天麻,加生黄芪 30g、当归 10g,以加强补气养血之功。

三诊:治疗 1 个月后,右手无力明显好转,健忘、反应迟钝减轻,小便频好转。以上中药制成丸剂口服,缓慢图治。

按语:患者来诊以右手颤抖、行走不稳为主症,当属颤证无疑。患者肝肾精血亏损,经脉失养则身颤、行走不稳。日久阴损及阳,阳气失于温煦而畏寒;肾气不足,膀胱气化不利而尿频,夜尿频多。肾主骨生髓,脑为髓海,肾精不足髓海亏虚则健忘迟钝。肝肾精亏,阴津不足而见燥热、口干、便干。舌黯为瘀血之象。纵观此案,病程较长,其病程发展由初起肝肾阴虚,日久阴损及阳,肾阳不足。同时肝肾阴虚,虚阳易偏亢,再者阴虚津伤,血运不畅,肾阳不足,血易凝滞易生血瘀。方中黄精、枸杞子、白芍补益肝肾精血;附子、干姜温煦阳气,天麻、钩藤、羚羊角粉潜降虚阳;北沙参、麦冬养阴生津;桃仁、红花活血化瘀;苍白术、茯苓、僵蚕健脾化痰监制养阴填精之品之弊,又能助于活血通络。

二、常用中成药

1. 肝肾亏虚 六味地黄丸、杞菊地黄丸、大补阴丸、知柏地黄丸、麦味地黄丸、左归丸、金匮肾气丸。

2. 髓海不足 六味地黄丸、杞菊地黄丸、大补阴丸、知柏地黄丸、麦味地黄丸、左归丸、金匮肾气丸、附桂地黄胶囊、右归丸。

3. 气血两虚 八珍颗粒、补中益气丸、六君子丸、人参健脾丸、归脾丸、参苓白术丸、当归补血丸、当归片、人参养荣丸、四物合剂、养血饮口服液。

4. 痰热动风 清开灵胶囊(颗粒)、安宫牛黄丸、醒脑静注射液、葛根素注射液、全天麻胶囊(颗粒)。

三、经验方

1. 地黄青娥汤(《临床方剂丛书·老年病实用方》)

功能:滋养肝肾。

主治:帕金森病。

组成:熟地黄 12g　山茱萸 6g　怀山药 6g　枸杞子 6g　建泽泻 4.5g　粉牡丹皮 4.5g　云茯苓 4.5g　五味子 4.5g　麦冬 4.5g　甘草 3g　补骨脂 3g　胡桃肉 3g

用法:水煎服,日 1 剂,分 2 次服。

2. 大补丸(《临床方剂丛书·神经精神内分泌病实用方》)

功能:滋补肝肾,育阴息风。

主治:帕金森病。

组成:黄柏(炒褐色)120g　知母(酒浸,炒)120g　熟地黄(酒蒸)180g　龟甲(酥炙)180g

用法:上药研末,用猪脊髓炼蜜为丸。每次 70 丸,空腹时用盐开水送下。

3. 八仙汤(《临床方剂丛书·老年病实用方》)

功能:养血息风。

主治:帕金森病。

组成:人参　茯苓　白术　甘草　川芎　当归身　白芍　熟地黄　羌活半夏　陈皮　秦艽　牛膝　柴胡　桂枝　防风　(原方无剂量)

用法:水煎服,日 1 剂,分 2 次服。

4. 天南星丸(《临床方剂丛书·老年病实用方》)

功能:搜风化痰。

主治:帕金森病。

组成:天南星 30g　天麻 30g　乌梢蛇 30g　赤茯苓 30g　白附子 15g　白僵蚕 15g　朱砂 15g　羌活 22.5g　全蝎 7.5g

用法:上研末,炼蜜为丸,如梧桐子大。每服 20 丸,食前温酒送下。

5. 人参养营汤(《太平惠民和剂局方》)

功能:益气养血,养心安神。

主治:气血亏虚型颤证。

组成:人参 15g　当归 15g　黄芪 10g　白术 10g　熟地黄 10g　茯苓 10g陈皮 10g　白芍 10g　肉桂心(后下)10g　五味子 10g　炙甘草 10g　炒远志 10g

用法:水煎服,日 1 剂,分 2 次服。

痉证

【概述】

痉证是以四肢抽搐,项背强急,甚则角弓反张为特征的一类病证。西医学上的破伤风、各类感染性脑炎、脑膜炎及代谢性疾病(包括老年人的缺钙)、电解质紊乱、各种原因引起的高热惊厥等以抽搐为主要临床表现的疾病,即可参照本篇辨治。

【主要病因病机】

1. 风寒湿邪,壅滞经脉,气血运行不利,筋脉失养,拘急而成痉。
2. 邪郁化热,灼伤津液;或体虚病后,失治误治,以致气血津液耗伤,筋脉失养,拘急而成痉。

【辨证注意点】

1. 分清外感和内伤。根据有无发热恶寒、高热神昏等症加以区分。
2. 外感发痉多实证,应分清病邪性质是风寒湿邪壅阻经络,还是热甚发痉;内伤发痉多虚证,应分清燥热阴伤、气血亏虚。

【辨证思路】

一、分清外感与内伤

	内伤(虚证)	外感(实证)
病程	长	短
起病方式	慢	快
诱因	劳倦、久病、失治误治	情志所伤、外伤、感受邪毒
主症	抽搐多无力,幅度小	抽搐多有力,幅度大
兼症	神疲、纳呆、气短,面色㿠白,或舌卷囊缩,舌光绛或淡红,脉细数或弱	发热恶寒,或腹胀便结,或高热神昏谵语,舌红,苔腻或苔黄燥,脉弦数或浮数

二、外感

发痉抽搐多有力,应分清寒热。

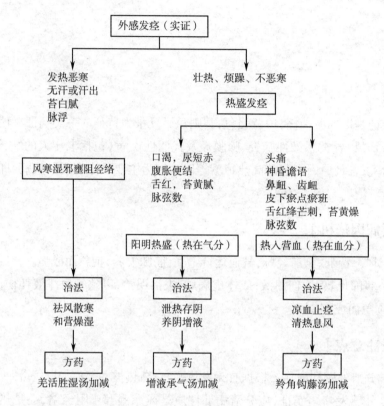

外感发痉（实证）

发热恶寒
无汗或汗出
苔白腻
脉浮

壮热、烦躁、不恶寒

热盛发痉

风寒湿邪壅阻经络

口渴,尿短赤
腹胀便结
舌红,苔黄腻
脉弦数

头痛
神昏谵语
鼻衄、齿衄
皮下瘀点瘀斑
舌红绛芒刺,苔黄燥
脉弦数

阳明热盛（热在气分）

热入营血（热在血分）

治法

祛风散寒
和营燥湿

治法

泄热存阴
养阴增液

治法

凉血止痉
清热息风

方药

羌活胜湿汤加减

方药

增液承气汤加减

方药

羚角钩藤汤加减

三、内伤

发痉抽搐多无力,分燥热阴伤、气血亏虚两型。

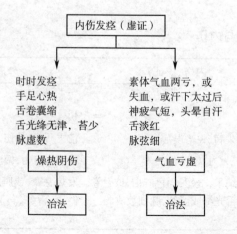

内伤发痉（虚证）

时时发痉
手足心热
舌卷囊缩
舌光绛无津,苔少
脉虚数

素体气血两亏,或
失血,或汗下太过后
神疲气短,头晕自汗
舌淡红
脉弦细

燥热阴伤

气血亏虚

治法

治法

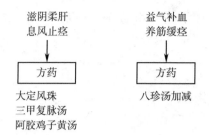

滋阴柔肝
息风止痉

益气补血
养筋缓痉

方药

方药

大定风珠
三甲复脉汤
阿胶鸡子黄汤

八珍汤加减

【病例思维程序示范】

张某,男,12岁。3月19日上午入院。家长代诉:患者昨夜突然起病,恶寒发热,无汗,头痛剧烈,颈项强直。入院时情况:面色灰白,目呆口噤,呕吐肢冷,舌润苔白,脉紧而迟。化验血常规:白细胞 16.7×10^9/L,中性粒细胞百分比83%。

辨证思维程序:

第一步:首先分清外感、内伤。

患者口噤,项背四肢强直,符合痉证表现。患者突然起病,恶寒发热,无汗,无虚弱证表现,故属外感发痉(实证)。

第二步:分清风寒湿邪壅阻经络,还是热甚发痉。

患者面色灰白,肢冷,舌润苔白,脉紧而迟。无咽干口渴,心烦急躁,舌红,苔黄,脉数等热象,故属风寒湿邪壅阻经络而发痉。

第三步:辨明病机。

风寒湿邪,壅阻经络,气血运行不畅,筋脉失养,拘急而成痉,故头痛、项背四肢强直;外邪侵于肌表,营卫不和,则恶寒发热;寒邪较甚,则见无汗,口噤不得语,肢冷,舌润苔白,脉紧而迟。

第四步:做相关检查。

1. 为区别各类感染性脑炎、脑膜炎,可做血常规、血培养及脑脊液检查。

2. 为排除中毒、代谢因素,可予查肝肾功能、血糖、电解质等生化指标。

注意:痉证多为急症,临床上应根据病史、症状及体征,边诊断边处理,同时做必要检查,不能坐等检查结果以免贻误抢救时机。

第五步:治疗。

风寒外袭,经脉阻滞,阳气被遏,治当祛风散寒、和营燥湿,拟羌活胜湿汤加减。

处方：羌活 12g　独活 9g　川芎 9g　蔓荆子 9g　甘草 3g　防风 9g　藁本 9g

（自编医案）

【医案、常用中成药及经验方】

一、医案

刘某,女,22岁,农民。素有月经过多史,自然流产 1 次。患者于 1991 年 2 月 13 日住院分娩,产程顺利,出血稍多。产后第 2 天突然出现四肢抽搐,西医给予镇静、解痉及补液疗法,但均只暂时缓解,药力过后,病情如故。治疗 2 日毫无改善,邀中医诊治。患者诉产后第 2 天起自觉恶寒、汗出、头晕,次日出现低热(38.5℃以下),口渴,小腹轻度疼痛,恶露量少、色淡。诊见:面色苍白,唇淡无华,语声低微。舌质淡,苔薄白,脉虚细无力而见浮象。诊为产后痉证,证属气血亏虚、外感风邪、营卫失调、筋脉失养。治以补养气血、濡润筋脉,调和营卫、解肌祛风。方用黄芪桂枝五物汤:黄芪 15g,桂枝、白芍、生姜、大枣各 10g。水煎服。1 剂之后,诸证明显减轻,次日再进 1 剂而抽搐止,痉证虽愈,但因长年气血亏虚,拟再调补气血之方治之。

按语:本例患者素有月经过多之证,复因自然流产,气血本虚。今又逢产子,再耗气损血,加之产时不慎,正气亏虚,卫外不固,风邪乘虚而入,以致营卫不和;气血亏耗,筋脉失养,故病作焉。因此,治疗重在补气养血,滋养筋脉,兼调和营卫、解肌祛风,安内攘外。方中黄芪益气以强卫、补中以生血;桂枝辛温发散,解肌祛风;白芍酸甘,益阴敛营,生津润筋;生姜辛温,佐桂枝以解表;大枣甘平,既益气补中又滋脾生津;姜枣合用,升腾脾胃之气而调和营卫。诸药合用共奏补气生血、生津舒筋、调和营卫、解肌发表之功。方证相符,故药后筋脉得养,抽搐乃止,营卫调和,外证悉平。

（《黄芪桂枝五物汤治愈产后痉证痛经案》）

二、常用中成药

1. **邪壅经络**　九味羌活胶囊(颗粒)、正柴胡饮颗粒、小柴胡颗粒。

2. **热盛发痉**　一清胶囊(颗粒)、牛黄上清胶囊、清开灵颗粒、安宫牛黄丸、醒脑静注射液、连花清瘟胶囊（颗粒）、疏风解毒胶囊、蓝芩口服液。

3. 燥热阴伤　六味地黄丸、杞菊地黄丸、大补阴丸、知柏地黄丸、麦味地黄丸、左归丸。

4. 气血亏虚　八珍颗粒、补中益气丸、四君子丸、六君子丸、归脾丸、当归补血丸、当归片、人参养荣丸、四物合剂、养血饮口服液。

三、经验方

1. 蒲公英汤（《临床方剂丛书·神经精神内分泌病实用方》）

功能：解毒凉血。

主治：春温、风温（流行性脑脊髓膜炎）。

组成：蒲公英100g　金银花50g　连翘50g　辛夷（包煎）25g　蝉蜕25g

用法：水煎服，日1剂，分2次服。

2. 镇惊汤（《临床方剂丛书·神经精神内分泌病实用方》）

功能：清热散风，镇惊平肝，化痰。

主治：急惊风（高热惊厥）。

组成：羚羊角粉（冲服）1g　钩藤4g　防风4g　全蝎4g　僵蚕4g　胆南星4g　麦冬4g　生地黄5g　当归3g　天麻3g　生龙骨（先煎）30g　生牡蛎（先煎）30g　生石膏（先煎）30g　薄荷（后下）2g　甘草2g　灯心草1g（儿科剂量）

用法：水煎服，日1剂，分2次服。

3. 清温安脑汤（《临床方剂丛书·神经精神内分泌病实用方》）

功能：清热解毒，养阴凉血。

主治：春温、风温（流行性脑脊髓膜炎）。

组成：生石膏（先煎）12g　生地黄12g　玄参12g　天冬12g　麦冬12g金银花12g　连翘9g　淡豆豉9g　赤芍6g　生地黄6g　栀子6g　牡丹皮4.5g生甘草3g

用法：水煎服，日1剂，分2次服。

4. 解痉汤（《临床方剂丛书·神经精神内分泌病实用方》）

功能：健脾益气养血，通络宁心安神。

主治：面肌痉挛。

组成：党参15g　黄芪15g　鸡血藤15g　酸枣仁15g　柏子仁15g　白术9g　鸡内金9g　砂仁（后下）9g　当归9g　白芍9g　五味子9g　木香9g　山药9g　茯神9g　甘草6g　琥珀（冲服）1.5g　朱砂（冲服）1.5g

用法：水煎服，日1剂，分2次服。

瘿病

【概述】

瘿病是以颈前喉结两旁结块肿大为主要特征的一类疾病,西医学上的单纯性甲状腺肿大、弥漫性甲状腺肿大伴功能亢进症、甲状腺肿瘤以及慢性淋巴细胞性甲状腺炎等可参照本证论治。

【主要病因病机】

1. 情志内伤或饮食水土失宜,损伤肝脾,肝气郁滞,津凝痰聚,痰气壅结颈前成瘿。

2. 气滞痰凝日久,血脉瘀阻,致气、痰、瘀壅结颈前成瘿。

3. 痰气壅结日久,气郁化火,心肝火旺,日久火郁伤阴,阴虚火旺而作瘿病。

【辨证注意点】

1. 排除瘰疬及消渴。

2. 根据瘿肿大小、质地区分瘿囊、瘿瘤、瘿气。

3. 辨别证候虚实　病程较短,以气、痰、瘀壅结颈前为主要病机者多属实证,实证应区分有无瘀血;病程较长,伴见阴虚、气虚表现者多为虚证或虚实夹杂,以心肝阴虚较为多见,此时应注意与实证之肝火旺盛相区别,辨明其究竟属虚火还是实火。

4. 结合相关实验室检查,如甲状腺 B 超、T_3、T_4、FT_3、FT_4、TSH 等以了解甲状腺肿大情况及甲状腺功能。

【辨证思路】

一、瘿病有颈前肿块者,应与瘰疬相鉴别

病证	出现部位	肿块性状
瘿病	颈部正前方	单个较大肿块,可随吞咽上下移动

续表

病证	出现部位	肿块性状
瘰疬	颈项两侧	多个较小肿块,个数不等,约胡豆大小,累累如串珠

二、瘿病出现多食易饥症状时尚须与消渴相鉴别

病证	"三消"症状	兼症	实验室检查
瘿病	仅见多食易饥的中消症状,无多饮多尿,多伴颈部瘿肿	伴烦热、心悸易怒、眼突等症	甲状腺肿大或伴功能异常,血糖正常
消渴	多饮、多食、多尿均有,无颈部瘿肿	可见肢麻、雀目、皮肤痈疗等,无易怒、眼突等症	血糖升高,甲状腺功能正常

三、根据瘿肿大小、质地区分瘿囊、瘿瘤与瘿气

分类	瘿肿性状	病因	病机
瘿囊	颈前肿块较大,两侧比较对称,肿块光滑、柔软,也可局部出现结节	多由水土因素致病	主要为气郁痰阻,日久可为血瘀
瘿瘤	颈前肿块偏于一侧,或一侧较大,或两侧均大,瘿肿大小如核桃,质常较硬,病情严重者,肿块增大较迅速,质坚硬,结节高低不平	有情志内伤和水土因素等多种原因	主要为气郁痰结血瘀
瘿气	颈前轻度或中度肿大,肿块对称,光滑、柔软;一般均有较明显的阴虚火旺的症状	情志内伤或体质因素	主要为痰气壅结、气郁化火、火热伤阴

四、辨虚实

根据病程长短、瘿肿性状及虚实兼症辨别瘿病的虚实,详见下图:

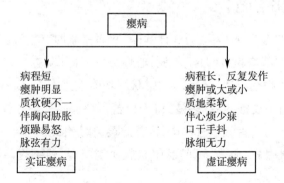

瘿病

病程短	病程长,反复发作
瘿肿明显	瘿肿或大或小
质软硬不一	质地柔软
伴胸闷胁胀	伴心烦少寐
烦躁易怒	口干手抖
脉弦有力	脉细无力

实证瘿病　　　　　　　虚证瘿病

五、辨证分型治疗

瘿病先据有无火旺之象明确是否肝火旺盛型瘿病,无火旺之象者再根据有无瘀血之象区分属气滞痰阻还是痰结血瘀型瘿病;虚证瘿病则多为心肝阴虚之证,辨证思路详见下图:

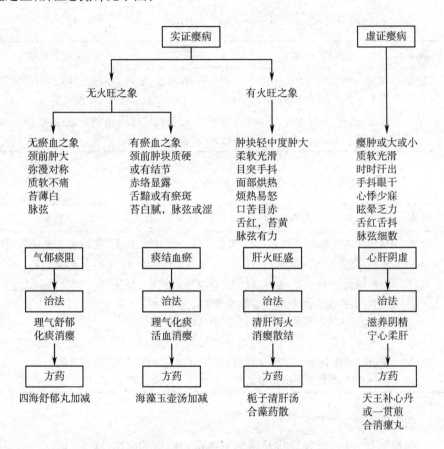

【病例思维程序示范】

张某,女,33 岁,1991 年 1 月 3 日就诊。患者平素时有生气郁怒,心情不畅,1 个月前发现颈部增粗,伴月经不调,心悸多汗,经外院查 T_3、T_4 均高于正常,心电图示"窦性心动过速",确诊为"甲状腺功能亢进症"。刻下:颈部增粗,呈弥漫性肿大,两手震颤,心悸多梦,口干口苦,急躁易怒,怕热汗多,善叹息,月经错后,2 个月一行,舌红边有瘀斑,舌苔薄黄,脉弦细数。

体检:甲状腺Ⅱ°肿大,可闻及甲状腺血管杂音,两手震颤明显,心率 124 次/min,律齐。

辨证思维程序:

第一步:分清属虚证瘿病还是实证瘿病。

根据患者病程仅 1 个月,颈部肿块呈弥漫性肿大,虽然质地柔软光滑,但伴有急躁易怒,怕热出汗,口苦,手抖,舌红,苔黄,脉弦等症,俱为实热阳亢之象,故可诊为实证瘿病。

第二步:明确实证瘿病后须辨明有无火旺之象及是否有瘀血内结表现。

根据患者素有郁怒不畅,现又出现颈部增粗肿大,伴口干口苦、急躁易怒,善叹息,怕热出汗,舌红,苔黄,脉弦数之症,为肝郁不舒,郁久化火所致;同时患者又有月经不调,经来愆期,舌边有瘀斑等症,为肝气郁结,气滞血瘀之象。

第三步:做相关检查。

1. 为随访了解患者甲状腺功能情况,可定期检查相关甲状腺功能指标,如 T_3、T_4、FT_3、FT_4、TSH、基础代谢率等。

2. 为明确患者甲状腺肿大的性质,可做甲状腺 B 超、甲状腺同位素扫描等。

3. 为排除桥本甲状腺炎,可做甲状腺抗体检查,如 TG-IgM、TG-IgG 等。

第四步:治疗。

因为根据患者病情体征,辨证属肝气郁久化火,风阳内动,气滞痰凝,瘀血内结。因此治当清肝泻火息风,理气化痰,活血散结。

处方:柴胡 12g　龙胆草 12g　炒酸枣仁 15g　夏枯草 15g　浙贝母 15g　玄参 15g　海藻 15g　昆布 15g　生栀子 10g　黄药子 10g　三棱 10g　青皮 10g　陈皮 10g　莪术 10g

服 7 剂。

《中国当代名医类案》

【医案、常用中成药及经验方】

一、医案

崔某,女,32 岁,2015 年 1 月 28 日初诊。半年前发现颈前肿大,于外院诊断为甲状腺功能亢进症,目前服用甲巯咪唑治疗。现诉颈前肿大,左右对称,大小均约 1cm×1.8cm,质韧无疼痛,伴情志不畅,心烦,口干,纳可,眠差,大便干,小便黄;舌质黯红,苔薄黄,脉沉弦细。实验室检查:游离 T_3 7.78pmol/L、游

离 T_4 25pmol/L、促甲状腺激素 0.01mU/L;甲状腺特异性抗体 TRAB(+),甲状腺过氧化物酶抗体 335IU/ml;甲状腺球蛋白抗体 249IU/ml。证属:肝郁气结,痰瘀互结证。治拟:理气活血,滋阴清热降火,软坚散结。

处方:醋鳖甲(先煎)20g 佛手 10g 郁金 10g 莪术 10g 当归 10g 川芎 10g 熟地黄 20g 知母 10g 黄柏 10g 黄连 6g 吴茱萸 2g 女贞子 20g

二诊:患者服上方 2 周,自觉心烦、口干、眠差明显好转,颈前仍肿大,左右对称,质韧无疼痛,二便调;舌质黯,苔薄白,脉弦。证属:气滞血瘀,阴虚内热。治拟:理气活血,兼以养阴清热,软坚散结。

处方:醋鳖甲(先煎)20g 莪术 10g 当归 10g 川芎 10g 益母草 20g 佛手 10g 郁金 10g 石决明(先煎)20g 黄药子 3g 醋五味子 3g 石斛 20g 玉竹 20g

1 个月后再诊,随症加减处方,以炙甘草汤和复脉汤调整用药,历时 3 个月余,颈前肿大渐渐缩小至正常,甲状腺功能稳定于正常范围。

按语:该患者平素情志不畅,肝气郁滞,气滞痰凝血瘀,郁结于颈前,故见颈前肿大;气郁痰结日久化热,耗伤阴液,痰热瘀互结,故见心烦、口干、眠差、小便黄、大便干;舌质黯红,苔薄黄,脉沉弦细均为气滞血瘀、痰瘀互结证。一诊方中佛手、郁金、莪术、当归、川芎理气活血,熟地黄、知母、黄柏、黄连、吴茱萸滋阴清热降火,加醋鳖甲以软坚散结,诸药合用,达到理气活血、滋阴清热降火、软坚散结之效。二诊阴虚阳亢症状明显好转,予加强软坚散结,加入石决明、黄药子软坚散结。后以复脉汤调整阴阳气血,终获良效。

二、常用中成药

1. 气郁痰阻 小金丹、夏枯草膏、五海瘿病丸。

2. 痰结血瘀 小金丹、夏枯草膏、内消瘰疬丸。

3. 肝火旺盛 夏枯草膏、龙胆泻肝丸、当归龙荟丸、牛黄解毒片、黄连上清片、清开灵冲剂、安宫牛黄丸、十味龙胆花冲剂。

4. 心肝阴虚 天王补心丹、生脉饮、宁心宝、定心丸、知柏地黄丸、杞菊地黄丸、大补阴丸、左归丸。

三、经验方

1. 消结汤(《中国当代名医验方大全》)

功能主治:清肝散结,化痰祛瘀,主治瘿瘤、乳癖属肝气郁结、痰凝瘀阻者。

组成:夏枯草30g 煅瓦楞子(先煎)30g 浙贝母10g、穿山甲珠(先煎)10g 山慈菇10g 玄参10g 柴胡10g 青皮10g10g、甘草5g

2. 黄药子汤(《中国当代名医验方大全》)

功能主治:化痰散瘀,软坚散结,主治气滞痰结血瘀型瘿病。

组成:黄药子 15~30g 橘核 15~30g 昆布 15~30g 海藻 15~30g 夏枯草 10~15g 连翘 10~15g 防风 10~15g 荆芥 5~10g

3. 育阴制亢汤(《中国当代名医验方大全》)

功能主治:育阴潜阳,软坚散结,主治阴虚阳亢型甲状腺功能亢进症。

组成:生地黄 15g 玄参 15g 麦冬 10g 黄药子 10g 生牡蛎(先煎)20g 浙贝母 10g 昆布 10g 海藻 10g 当归 10g 白芍 10g 郁金 10g 海浮石(先煎)10g

胁痛

【概述】

胁痛是以一侧或两侧胁肋疼痛为主要表现的病证,也是临床比较多见的一种自觉症状,是肝胆常见的病证之一。西医学中各种急性或慢性肝炎、脂肪肝、肝硬化、急性或慢性胆囊炎、胆道结石病、胆道蛔虫病等肝胆系统疾病以及肋间神经痛等以胁肋疼痛为主要症状者均可参照本篇辨治。

【主要病因病机】

1. 实证以气滞、血瘀和湿热为主,通常由情志抑郁、暴怒伤肝、强力负重、饮食所伤引起,所谓"不通则痛"。

2. 虚证以阴血亏损、肝失所养为主,通常由久病迁延、劳欲过度、精血亏损、脉络失养及实证失治误治所导致,所谓"不荣则痛"。

【辨证注意点】

1. 应辨清病变在气或在血。
2. 应区分实证与虚证胁痛的不同。
3. 着重询问胁痛起病时间、疼痛性质、诱发因素、伴随症状等。
4. 注意检查患者疼痛部位,一侧或双侧。
5. 除询问有关肝胆系症状外,还应注意询问患者是否伴有他脏病情,特别是与胃痛、胸痛进行鉴别。

【辨证思路】

一、应区别病在气或在血

	在气	在血
疼痛性质	胀痛为主	刺痛为主
疼痛部位	游走不定,痛无定处	固定不移

续表

	在气	在血
持续时间	时轻时重	持续不已
伴随因素	因情绪变化而增减	入夜尤甚

胁痛之病机转化较为复杂,气行则血行,气滞则血瘀。若肝气郁结,气机不畅,气滞入络,引起血行不利,则导致血瘀。血瘀既成,又能阻滞气机,从而加重气滞。

二、区别胁痛之实证和虚证

	实证	虚证
病程	短,少见较长者	长,反复发作
诱因	情志、负重、饮食所伤	久病、劳欲过度
疼痛性质	胀痛、刺痛、剧烈、拒按	隐痛,喜按
伴随症状	口苦,口干,寒热,便秘,腹胀	口干咽燥,头晕目眩,苔少

在一定条件下,胁痛之实证和虚证也会发生转化,胁痛由气滞、血瘀和湿热所引起,初发多为实证;若实证日久不愈,必然化热耗伤阴液;或瘀血不去,新血不生,使肝肾阴亏,精血虚少,转为虚证。虚证复感情志、饮食、外感等因素,造成或加重气滞、血瘀、湿热,则出现虚实夹杂之证,故临床上应根据所见灵活区分。

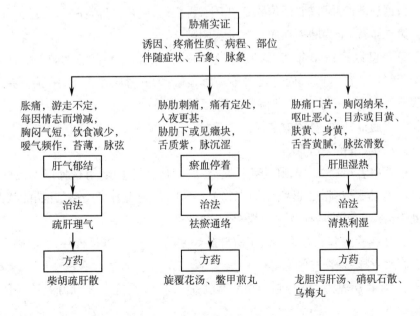

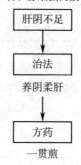

胁痛虚证

胁肋隐痛，悠悠不休，遇劳则甚，口干咽燥，心中烦热，
头晕目眩，舌红，少苔，脉细弦而数

肝阴不足

治法

养阴柔肝

方药

一贯煎

【病例思维程序示范】

詹某，男，36岁，1991年5月28日就诊。右胁疼痛，口干溲黄，腰膝酸软一年余。患者于1990年2月，因恶心、厌油腻，医院查肝功能示 ALT 127U/L，胆红素50μmol/L，住院治疗1个月余，黄疸消退，ALT 148U/L。现两胁隐痛，腹胀纳呆，口干腰酸，腿软周身乏力，尿黄，舌质红，苔薄白，脉沉滑。

辨证思维程序：

第一步：区分胁痛属气或属血。

根据患者两胁隐痛、部位固定、口干、舌质红，可初步确定胁痛其病在血。

第二步：确定为胁痛在血后辨虚实阴阳。

患者起病于1990年，就诊为1991年，病程较长，主症除有两胁隐痛外，伴口干、舌红、腰酸、腿软、周身乏力等一派虚象，为肝肾阴血不足，脏腑失养，至于腹胀纳呆，但苔薄，可知非湿阻所致，乃肝病及脾，气机失运之故，故可诊断为胁痛之虚证，属肝肾阴虚之候。

第三步：做相关检查。

根据患者年龄36岁，肝功能反复波动，症状反复年余，可选择以下检查。

1. 检查肝功能、乙肝病毒标志物及抗 -HCV，确定肝炎类型、肝功能状况，有助于治疗方案的选择及预后判断。

2. B超检查肝、胆、脾、胰，了解肝脏病变的程度，脾脏是否肿大，明确是否伴有腹水，排除是否有肿瘤等。

3. 血液常规检查及 AFP、CEA 等检查，排除少见之贫血、肿瘤、脾功能亢进等。

4. 若 B 超提示肝硬化,则应查出凝血时间、凝血酶原活动度、食管钡剂造影等判断是否有出血倾向;伴腹水者应常规做腹水生化检查。

第四步:治疗。

因辨证属肝肾阴虚,所以治疗应以养血柔肝为主。

处方:北沙参 20g 草河车 15g 柴胡 10g 白芍 20g 丹参 10g 制香附 10g 川续断 15g 菟丝子 15g 女贞子 10g 桑寄生 30g 石斛 15g 黄精 10g 制大黄 15g 何首乌 15g 五味子粉(分冲)6g

(《关幼波肝病杂病论》)

【医案、常用中成药及经验方】

一、医案

1. 刘某,男,42 岁,1983 年 6 月 20 日初诊。右胁肋疼痛 6 个月,加重 1 个月。患者患有慢性肝炎 3 年,经长期治疗,肝功能虽接近正常,但面红颧赤,持续低热,无结核病史,肺部透视正常。肝区痛,肝大,肋下可触及。饮食不振,腹胀满,喜热饮,眩晕,疲倦,入睡困难,噩梦易醒,白天无精神,深夜反兴奋,体重显著减轻,大便稀溏,小便短黄,有臭气。舌质红绛,舌伸颤动,苔白如积粉,左脉弦数,右脉弦缓。证属:阴虚阳亢,肝旺侮脾,脾虚生湿。治拟:滋水清肝,扶脾健胃,佐以活血祛瘀,化湿生津。方拟一贯煎合膈下逐瘀汤加减。

处方:北沙参 12g 鲜生地黄 30g 生白芍 12g 炒川楝子 9g 肥知母 9g 地骨皮 9g 阿胶珠(烊化)9g 金钱草 60g 茵陈 12g 落得打 24g 黄连 6g 广木香 6g 银柴胡 9g 土鳖虫 9g 炒蒲黄 9g 鸡内金 9g 桃仁 9g 夏枯草 15g 薤白 12g 山茱萸 12g 首乌藤 60g 台乌药 9g 九香虫 9g 琥珀末(包煎)6g

每周 6 剂,连服 2 周。

二诊:低热已解,肝区痛渐减,食欲好转,大便不溏,腹胀减轻,但仍疲乏,肝区隐痛,能睡但不酣,自汗。舌质淡红,苔薄白,但无积粉样,脉转弦缓。守前法继进。

处方:前方去黄连、广木香、土鳖虫、桃仁、夏枯草、薤白、台乌药、九香虫、肥知母、银柴胡,加冬虫夏草 9g,焦白术 9g,茯苓 12g,砂仁 6g,白豆蔻(后下)6g,厚朴 6g,金樱子 60g

每周 6 剂,连服 3 周。

三诊:肝区不痛,体力渐复,有时返回单位亦不疲乏。经原住院医院检查,肝功能正常。睡眠极酣,胃纳增,但大便不成条状,腹胀,微自汗。阴虚阳亢现象基本消失。舌质淡红,苔薄白,脉平缓。治拟:健脾益气。

处方:北沙参 12g 茯苓 9g 焦白术 9g 陈皮 3g 半夏 9g 山药 24g 砂仁(后下)6g 白豆蔻(后下)6g 薏苡仁 12g 山楂 9g 神曲 9g 藿香 6g

每周 6 剂,连服 2 周。痊愈上班。

按语:本案初起肝阴亏虚,木旺乘土,脾虚湿困,经治后肝阴来复,脾仍不运,继以健脾助运兼以养肝,自始至终协调木土肝脾脏腑功能,终使病愈。

2. 李某,女,37 岁,1987 年 4 月 8 日初诊。慢性乙型肝炎病史,胁肋隐痛,口干,心烦,头晕,目糊,舌红,少苔,脉细数。证属肝阴不足。宜养阴柔肝,仿一贯煎意立法:当归、白芍、生地黄各 9g,枸杞子 12g,天花粉 15g,川楝子 9g,绿梅花 3g。

7 剂,药后显著改善,续服 7 剂,诸症悉平。

按语:本案胁痛隐隐,兼有头晕、目糊,为精血不足,阴虚则火旺,而见心烦口干,故取养阴柔肝,仿一贯煎意立法,并配川楝子、绿梅花疏肝以除养阴之弊。

二、常用中成药

1. 肝郁气滞证 逍遥丸、柴胡疏肝颗粒、清肝利胆冲剂。

2. 肝胆湿热证 龙胆泻肝丸、穿金益肝片、叶下珠胶囊。

3. 瘀血阻络证 血府逐瘀颗粒、元胡止痛片、五灵止痛胶囊。

4. 肝络失养证 一贯煎颗粒。

三、经验方

1. 利胆排石汤(《李辅仁治疗老年病经验》)

功效:疏肝利胆,清利湿热。

主治:慢性胆囊炎、胆石症,属肝胆湿热者。

组成:金钱草 30g 茵陈 20g 郁金 10g 香附 10g 赤白芍(各)10g 木香 5g 柴胡 10g 黄芩 10g 川大黄炭(包煎)5g 清半夏 10g 陈皮 10g 鸡内金 10g

用法:煎汤服用。

2. 木土和合汤[《中国中医药报》2018-04-02（005）]

组成:党参 12g　柴胡 12g　黄芩 8g　佛手 10g　郁金 12g　炒枳实 12g
炒白芍 15g　炙甘草 6g　生姜 3 片　大枣 4 枚

功效:疏肝解郁,理脾和中。

主治:肝脾失和的胁痛。

用法:煎汤服用。

胆瘅

【概述】

胆瘅是指胆腑气郁,胆失通降所引起的以右胁胀痛为主要临床表现的一种疾病。西医学的急性或慢性胆囊炎、急性或慢性胆管炎、胆石症若出现以右胁胀痛为主要临床表现的,即可参照本篇辨治。

【主要病因病机】

1. 情志所伤　肝失疏泄,累及胆腑,胆液通达降泄失常,引起胆瘅。
2. 饮食不节　恣食肥甘,或暴饮暴食,损伤脾胃,湿热内蕴,胆液通降失常而发病。
3. 虫邪扰胆　虫邪侵扰胆腑,阻碍肝胆气机疏泄而发病。
4. 胆石阻滞　湿热久蕴,煎熬胆液,聚而为石,阻滞胆道,胆液通降失常而致。
5. 六淫内侵　特别是湿热与寒邪,横犯肝胆而致病。

【辨证注意点】

1. 应区分胆瘅与一般胁痛。胆瘅是一种特殊类型的胁痛,病位局限于胆腑,疼痛部位以右胁为主,可向右后背放射,右胁疼痛处有明显压痛或拒按;严重者可伴寒战高热、黄疸等症。一般的胁痛病变以肝、胆、胃为主,疼痛部位可一侧或两侧胁肋,攻窜不定,也可固定不移,其中也包括胆瘅。
2. 明确胆瘅后,着重询问疼痛性质、伴随症状和诱发因素,以区分胆瘅实证和虚证。
3. 胆瘅与胃痛及真心痛症状方面有相似之处,常致诊断混淆,需仔细鉴别。

【辨证思路】

一、胆瘅与胃痛、真心痛的鉴别

	胆瘅	胃痛	真心痛
诱因	过食肥甘	饮食不节或不洁、受寒、情志刺激	受寒、劳累、情志刺激、过饱
疼痛部位	右胁为主,可向后背放射	中上腹	心前区,向左臂放射
疼痛性质	剧烈绞痛或胀痛	胀痛、刺痛、隐痛	闷痛,有濒死感
伴随症状	严重者可伴高热、寒战、黄疸	嗳气泛酸	汗出肢冷
实验室检查	血白细胞升高 肝功能和胆红素升高 B超异常	胃镜或胃肠钡餐(GI)异常	心电图见 ST 段抬高或压低 心肌酶谱异常 血白细胞升高

二、区分胆瘅实证与虚证

	实证	虚证
病程	较短	较长
起病方式	较急	较缓
症状	胀痛持续,痛处拒按,伴口苦、寒战发热、黄疸	胁痛隐隐,胀不甚,时作时止,遇劳则发
舌脉	苔厚,脉实	苔少,脉虚

三、实证胆瘅分清气、血、郁热、温热

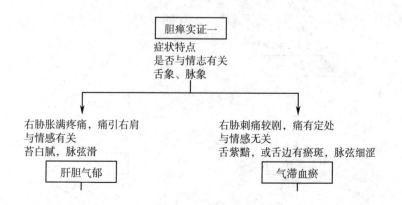

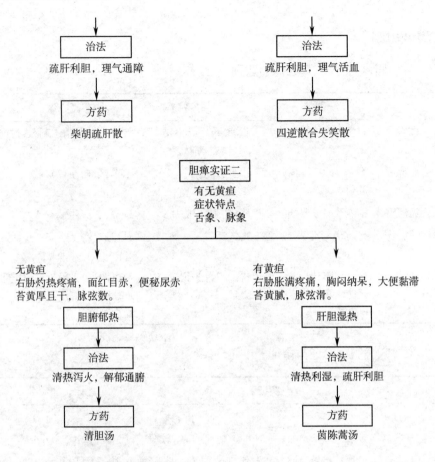

四、虚证胆瘅区别阴虚与阳虚。

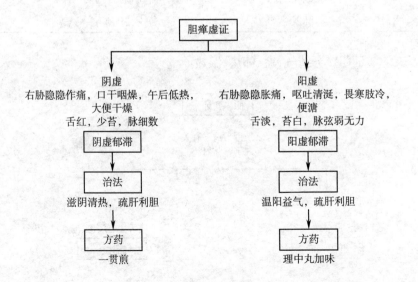

【病例思维程序示范】

顾某,女,42 岁。1974 年 12 月 6 日初诊。右胁隐痛,牵引背部,反复发作4~5 年。此次病发 1 天,伴呕吐发热,口干口苦,大便干结,厌食油腻。舌苔薄腻,脉细弦。

辨证思维程序:

第一步:分清该患者胆瘅是虚证还是实证。

患者虽有右胁隐痛,牵引背部,反复发作 4~5 年的病史,然本次发病 1 天,伴呕吐发热,口干口苦,大便秘结,厌食油腻,舌苔薄腻,脉弦细,根据上述表现,可诊为胆瘅实证。

第二步:诊断为胆瘅实证要分清气、血、郁热和湿热。

根据患者右胁痛牵引背部,呕吐发热,口干口苦,大便秘结,厌食油腻,苔薄腻,脉细弦,此为气滞不畅,湿热壅阻之象。

第三步:做相关检查。

1. 为明确是否有继发感染,需做血常规、腹部 B 超等检查。

2. 为排除相关肿瘤,可做腹部 B 超或 CT 检查。

3. 为排除急性胰腺炎,可做血尿淀粉酶、腹部 B 超、CT 等检查。

4. 为排除右肾结石,可做尿常规、腹部平片、肾脏 B 超等检查。

5. 为排除右侧大叶性肺炎和胸膜炎,可做 X 线胸片检查。

第四步:治疗。

因为辨证属肝失疏泄、胆失通降、气滞不畅、湿热壅阻,所以治疗应重点在疏肝利胆,理气化湿。

处方:柴胡 9g 郁金 9g 赤芍 15g 姜半夏 9g 青陈皮(各)9g 金钱草30g 生山楂 15g 槟榔 9g

(《中医内科医案精选》)

【医案、常用中成药及经验方】

一、医案

钱某,男,55 岁,干部。2003 年 10 月 25 日初诊。患者平素嗜食酒辣肥甘,加之性情急躁,2年来经常出现右胁部疼痛,向右肩背放射,伴口苦恶心,胃纳乏味,尤其不能进食油腻或油炸食物。近因饮酒太过而突发右胁部剧痛,放射右肩及腰背部,时见寒热,伴胃脘胀闷不舒,呕吐酸苦,不思饮食,大便燥结,小便短赤,无黄疸。体检:形体消瘦,右胁疼痛拒按。舌红,苔黄腻,脉弦滑有力。实验室检查:血常规:白细胞 $10.16 \times 10^9/L$;胆囊 B 超示:胆囊内见回声光斑 $0.7cm \times 0.6cm$,胆囊壁粗糙。证属:肝胆气滞,湿热内结。治拟:疏肝利胆,清热化湿。方取大柴胡汤加减。

处方:柴胡 15g　黄芩 15g　白芍 15g　半夏 10g　枳实 10g　青皮 10g
金钱草 30g　海金沙(包煎)15g　鸡内金 10g　生大黄(后下)10g　甘草 5g

服 3 剂。嘱其生大黄后下以增加通腑泄热作用。

二诊:患者服上方 7 剂配合清淡饮食之后,右胁部疼痛及右肩背放射痛症减,大便通畅,舌稍红,苔薄腻,脉弦有力。继以胆宁片口服以巩固疗效。

按语:患者平素喜食酒辣肥甘,加之情绪易怒,使肝胆疏泄失常,脾胃运化不健,致气滞湿郁,少阳枢机不利,故见胁痛,胃脘胀闷不舒,寒热往来;胆胃失和,气机上逆则呕吐酸苦;湿热内结则见大便燥结,小便黄赤。治疗以大柴胡汤加减疏肝理气,清热化湿;鸡内金为治疗结石之要药,与金钱草、海金沙相配被称作"三金汤",有化石消积清净胆汁之功效。

二、常用中成药

1. 肝胆气郁　木香顺气丸、逍遥丸。

2. 气滞血瘀　失笑散。

3. 肝胆湿热　胆宁片、龙胆泻肝丸。

4. 阳虚郁滞　附子理中丸。

三、经验方

1. 胆胃方[《中医杂志》1993,31(7):413]

功能:疏肝和胃。

主治:结石性胆囊炎。

组成:柴胡 10g　白芍 10g　香附 10g　茯苓 10g　枳实 10g　法半夏 10g
姜竹茹 10g　青皮 10g　陈皮 10g　大黄 10g　金钱草 15g　蒲公英 15g

用法:水煎服,日 1 剂,分 2 次服。

2. 溶石灵胶囊[《中医杂志》1993,34(6):352]

功能:健脾助食,疏肝利胆。

主治:中老年胆结石。

组成:人参皂苷　绿矾　鸡内金　山楂　大黄　姜黄　延胡索　陈皮　虎杖　月见草花等。

用法:每日 3 次,每次 6~8 粒。

黄疸

【概述】

黄疸是以目黄、身黄、小便黄为主症的病证,其中尤以目黄为诊断本病的主要依据,是常见的肝胆系疾患症状之一。西医学中各种类型的病毒性肝炎、药物性肝病、中毒性肝炎、肝硬化以及溶血性贫血和各种类型的胆道、胰腺疾病以黄疸为主症时,均可参照本篇辨治。

【主要病因病机】

1. 感受外邪　外感湿热疫毒,从表入里,郁而不达,内阻中焦,脾胃运化失常,湿热交蒸于肝胆,以致肝失疏泄,胆汁外溢。

2. 饮食所伤　饥饱失常,或嗜酒过度,皆能损伤脾胃,运化失职,湿浊内生,郁而化热,熏蒸肝胆,胆汁外溢。

3. 内脏(肝、脾)功能失调　脾胃虚寒,中阳不运,或积聚日久,瘀阻胆道,胆液受阻而致黄疸。

【辨证注意点】

1. 应确定是否为黄疸。目黄是黄疸的主要特征,故检查时必须在自然光线下进行,应与球结膜下脂肪斑相鉴别——黄疸之黄分布均匀,遍及整个眼白;而球结膜下脂肪斑分布散在,多聚于巩膜内眦。

2. 区分阴黄、阳黄。

3. 着重询问黄疸的诱发因素、发病的时间、发展的情况、大小便及饮食状况。

4. 注意观察患者皮肤、巩膜、小便黄染的程度,体温,腹痛等情况。

【辨证思路】

一、应区别阴黄与阳黄

	阳黄	阴黄
病程	短	长,或由阳黄转化而来
起病方式	快	慢
发展情况	逐渐加重后再变浅或持续加深	阳黄持续不解,治疗不当转化而来
诱因	感外邪或饮食不当	脏腑亏虚,肝脾失调等
证候特点	黄色鲜明如橘色,伴口干发热,小便短赤,舌苔黄腻,脉弦数	黄色晦暗如烟熏,伴脘闷腹胀,畏寒神疲,口淡不渴,舌质淡,苔白腻,脉濡缓或沉迟

在一定条件下阳黄和阴黄会发生转化。阳黄日久,脾胃受损,寒湿内生;或过用寒凉;或失治误治,可逐渐转变为阴黄。阴黄复感外邪,黄色再度鲜亮,为合并阳黄,导致证情复杂多变,临床上应注意鉴别。

二、阳黄当分热重于湿、湿重于热,以及热毒炽盛

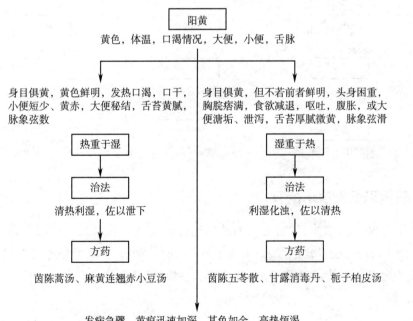

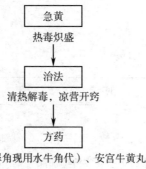

三、阴黄往往证情复杂,预后凶险,辨证尤为关键,应辨明虚实或虚实夹杂

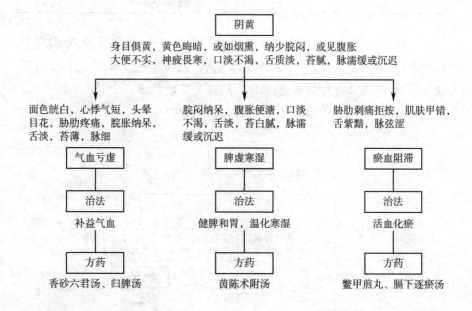

【病例思维程序示范】

张某,女,52岁,1991年2月27日就诊。恶心,乏力2周,面目发黄1周。2周来恶心,厌油腻,纳呆,口干苦不欲饮,乏力,尿黄如茶,大便黏滞不爽,近1周来发现面目发黄如橘子色,身肤略觉瘙痒,眼睛酸楚不适,舌心白,质如常,脉沉滑。

辨证思维程序：

第一步：分清该患者是阳黄还是阴黄，或是急黄。

根据患者起病较急，但病势不汹，身目发黄如橘子色，食少呕吐，小便黄等，可确定为阳黄，非阴黄或急黄。

第二步：确定为阳黄后应辨明湿与热孰轻孰重。

根据患者不发热，大便不秘结，口干但不渴而苦，且有恶心、厌油、纳呆、舌心白，质如常，脉沉滑，不滑数等，故此患者应属湿重于热。

第三步：做相关检查。

根据患者年龄、症状、病程，以黄疸为主症，可做以下检查：

1. 肝炎病毒抗体或病毒标志物检查，如抗-HAV，乙型肝炎病毒标志物（俗称"两对半"），抗-HCV，抗 HEV-IgG、IgM 等，了解感染病毒的类型。

2. 肝功能检查，应包括 ALT、AST、A/G、TBIL、DBIL 等，了解肝功能受损情况。

3. B 超检查，包括肝脏、胆囊、脾和胰腺，以排除胆、胰等疾病引起的阻塞性黄疸。

4. 常规检查，血、尿、粪，特别是尿胆原、尿胆红素、粪胆原的检查有助于判别黄疸的种类。

第四步：治疗。

辨证为中焦湿热，湿重于热，肝失疏泄，胆汁外溢，所以治疗应利湿化浊、清热退黄。

处方：茵陈 30g　青蒿 15g　金钱草 30g　板蓝根 15g　薏苡仁 15g　杏仁 10g　橘核 10g　牡丹皮 10g　丹参 15g　白芍 20g　熟地 10g　草河车 15g　山楂 15g

（《关幼波肝病杂病论》）

【医案、常用中成药及经验方】

一、医案

田某，女，35 岁。1976 年 4 月 1 日初诊。1971 年初发现下肢浮肿，当时查谷丙转氨酶 400U/L，后经治疗谷丙转氨酶有所下降，但维持在 200U/L 左右。

初诊见面色黧黑,巩膜黄染,伴有腹水、头晕、失眠、腹胀、肝区痛,舌红,苔厚白。谷丙转氨酶143U/L,蛋白电泳γ44%。证属:肝脾血瘀,湿热水饮内停腹中。治拟:化瘀软坚利水。

处方:生大黄9g 桃仁9g 土鳖虫(研末吞服)1.5g 炮穿山甲(研末吞服)3g 地耳草30g 金钱草30g 茯苓皮30g 岗稔根30g 紫丹参15g 川芎6g

服14剂。

二诊:面色稍好转,头晕也减,仍有腹胀、肝区痛、乏力、尿少、口干、口苦,舌红,苔薄白,脉细。治拟:益气养阴利水。

处方:黄芪15g 天花粉30g 黑大豆30g 茵陈30g 茯苓皮30g 金钱草30g 陈葫芦30g 桑白皮30g 白茅根30g 人参9g 麦冬9g 石斛9g 大腹皮9g 槟榔9g

服7剂。

三诊:腹胀较好转,仍有肝区痛、乏力、口干,舌红,苔干白。治拟:益气养阴,化瘀利水。

处方:黄芪15g 天花粉30g 黑大豆30g 茵陈30g 金钱草30g 人参9g 大腹皮9g 槟榔9g 郁金15g 赤芍9g 桃仁9g 土鳖虫3g

14剂。

四诊:腹胀及乏力好转,面色也好转,肝区仍痛,时有头昏,关节痛,口干、舌红,苔白干。谷丙转氨酶<40U/L,蛋白电泳γ46%。治拟化瘀软坚利水。

处方:生黄芪15g 桃仁9g 土鳖虫(研末吞服)1.5g 炮穿山甲(研末吞服)3g 地耳草30g 茯苓皮30g 岗稔根30g 紫丹参15g 川芎6g 大腹皮9g 木通9g 玉米须30g

服14剂。

五诊:肝区痛减,头晕、关节痛也轻,舌苔同前。谷丙转氨酶<40U/L,蛋白电泳γ44%。

处方:生黄芪15g 桃仁9g 土鳖虫1.5g(研末吞服) 炮穿山甲3g(研末吞服) 地耳草30g 岗稔根30g 紫丹参15g 川芎6g 木通9g 玉米须30g 陈小麦90g 西瓜皮60g 金钱草30g 陈葫芦30g

煎汤代水煎药。经3个多月治疗,面黑有所减轻,巩膜黄染全退,症状好转。谷丙转氨酶<40U/L,蛋白电泳γ34%。

按语:此案初诊时巩膜黄染,黄疸指数25~30单位,且有腹水,故黄疸、臌胀二病兼而有之。从病理上归结为脾气亏虚,内生湿浊,湿浊遏肝胆,疏泄不利,胆汁不循常道,导致黄疸产生。湿浊阻遏,肝失条达,气滞血瘀,肝失疏泄,三焦气化不利,水液内停于腹中而见腹水、腹胀、肝区痛;脾虚日久,气血生化乏源而见头晕、失眠。由此可见为本虚标实,虚实夹杂之证,治当权衡标本虚实主次。初起邪实较甚之时,先予活血化瘀软坚利水为主;待邪势被制,以扶正健脾益气。由于其产生的病理产物为气滞、湿浊、血瘀、水饮交结,只能慢慢祛除,缓缓取效,切勿急功近利,攻逐太过而伐伤正气。

二、常用中成药

1. 热重于湿证　茵栀黄颗粒、垂盆草颗粒、益肝乐冲剂。

2. 湿重于热证　黄疸茵陈冲剂、当飞利肝宁胶囊、金钱草颗粒。

3. 胆腑郁热证　利胆止痛片。

三、经验方

1. 豨莶逍遥五苓汤(《朱良春精方治验录》)

功效:疏肝和营,扶脾利湿,降酶退黄。

主治:脾湿气滞黄疸久稽。

组成:豨莶草30g　刘寄奴30g　茵陈15g　白术15g　茯苓15g　郁金15g　泽兰15g　泽泻15g　柴胡10g　白芍10g　制香附10g

用法:煎汤服用。

2. 柴胡解毒汤(《肝病证治概要》)

组成:柴胡10g　黄芩10g　茵陈12g　土茯苓12g　凤尾草12g　重楼6g甘草6g

功效:疏肝清热,利湿解毒。

主治:湿热在肝。

用法:煎汤服用。

积聚

【概述】

积聚是腹内结块,或胀或痛为主要表现的病证。积者有形,固定不移,痛有定处;聚者无形,痛无定处,聚散无常。西医学中不完全性肠梗阻、假性肠梗阻、肠功能紊乱等可归于聚证;各种原因所致的肝硬化、肝脾肿大及各种腹腔肿瘤均可归于积证范围。

【主要病因病机】

1. 情志、饮食所伤,致肝气郁滞,或痰食交阻、气机阻滞而为聚证。

2. 感受寒湿,或他病转移,气滞日久,血阻成瘀而为积证,后期正气多亏。

【辨证注意点】

1. 根据腹内积块的活动度、聚散特点、疼痛性质,区别真假积聚,辨清在气在血。

2. 根据积块部位,结合伴随症状特点,明确脏腑定位。

3. 根据病程长短、全身情况,分阶段辨清邪正盛衰。

4. 应及时结合 X 线放射检查,以及 B 超、CT、MRI、相关生化检查等明确诊断,尤其要排除恶性肿瘤的可能。

【辨证思路】

一、聚证病轻,以气滞为主,应根据兼症及病程,明确病理因素及虚实情况

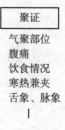

聚证
气聚部位
腹痛
饮食情况
寒热兼夹
舌象、脉象

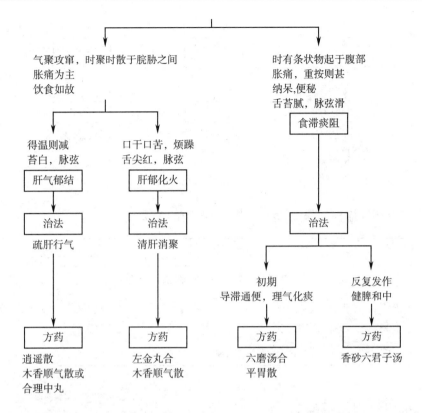

气聚攻窜，时聚时散于脘胁之间
胀痛为主
饮食如故

时有条状物起于腹部
胀痛，重按则甚
纳呆，便秘
舌苔腻，脉弦滑

食滞痰阻

得温则减
苔白，脉弦

肝气郁结

治法

疏肝行气

口干口苦，烦躁
舌尖红，脉弦

肝郁化火

治法

清肝消聚

治法

初期
导滞通便，理气化痰

反复发作
健脾和中

方药

逍遥散
木香顺气散或
合理中丸

方药

左金丸合
木香顺气散

方药

六磨汤合
平胃散

方药

香砂六君子汤

二、积证应重点了解积块性质,结合病程,明确正气盛衰

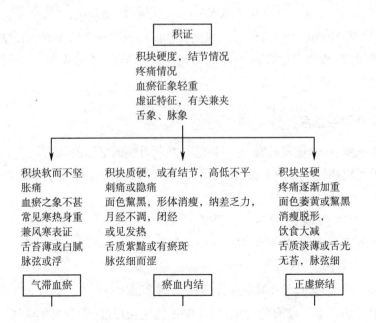

积证

积块硬度，结节情况
疼痛情况
血瘀征象轻重
虚证特征，有关兼夹
舌象、脉象

积块软而不坚
胀痛
血瘀之象不甚
常见寒热身重
兼风寒表证
舌苔薄或白腻
脉弦或浮

积块质硬，或有结节，高低不平
刺痛或隐痛
面色黧黑，形体消瘦，纳差乏力
月经不调，闭经
或见发热
舌质紫黯或有瘀斑
脉弦细而涩

积块坚硬
疼痛逐渐加重
面色萎黄或黧黑
消瘦脱形，
饮食大减
舌质淡薄或舌光
无苔，脉弦细

气滞血瘀

瘀血内结

正虚瘀结

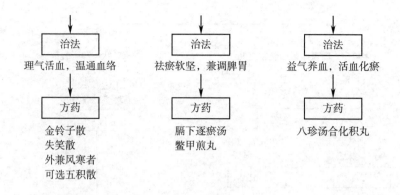

治法
理气活血，温通血络

治法
祛瘀软坚，兼调脾胃

治法
益气养血，活血化瘀

方药
金铃子散
失笑散
外兼风寒者
可选五积散

方药
膈下逐瘀汤
鳖甲煎丸

方药
八珍汤合化积丸

三、积证应根据部位、兼症，明确与脏腑的关系

	兼症	提示脏腑关系
右上腹	黄疸、衄血、腹壁筋脉显露或合并臌胀	肝、胆
中上腹	纳差、呕吐、胃痛	胃、胰、小肠
左上腹	腹痛、乏力、消瘦	胰、脾、大肠
右下腹	腹痛、或泄泻下利，月事不调	肠、女子胞

【病例思维程序示范】

孙某，男，53岁。1年多来腹部进行性胀满，按之坚实，用特大号裤带已不能束腰，但肢体并不肿，面色无华，胃纳尚可，每餐能食2两主食，而食后腹胀，大小便如常。检查：肝大，胁下9cm，剑突下5cm，质硬，肝掌明显。超声诊断为："肝硬化""多囊肾"。诊查：舌苔黄腻满布，脉沉弦。

辨证思维程序：

第一步：明确是积或聚，并根据部位判断可能的脏腑关系。

患者腹块位于右中上腹，按之坚实，且无肢肿臌胀，可知为积块，结合肝掌等表现，可推测病位在肝。

第二步：了解积块气滞血瘀程度。

患者积块质硬，胁下及剑突下均可触及，虽不见其他血瘀之象，但可知血瘀已结；又见胀满，食后尤甚，可知兼有气滞之象。

第三步：根据病程及其他兼症，推测虚实状况。

患者病已1年且面色欠华，当考虑正气受损可能，但其胃纳尚可，可知胃气尚存,暂耐攻伐。舌苔黄腻,脉沉弦,可推知兼有湿热内壅,与气滞血瘀相互胶结。

第四步:做相关检查。

患者年已 5 旬,见肝大质硬,应着重以下检查:

1. 常规 B 超检查,了解肝脏情况,必要时予 CT、MRI 等,排除肝脏恶性肿瘤可能。本患者 B 超明确指示肝硬化。

2. 若 B 超肝脏未见异常,应考虑结肠肝曲或胃部肿瘤可能,必要时予内镜或 X 线钡餐检查。

3. 辅助其他肝脏生化检查,如肝功能、病毒性肝炎指标、甲胎蛋白及相关肿瘤生化指标等。

第五步:治疗。

此患者证属湿热内壅,气滞血瘀,正气已亏。治当且攻且补,衰其大半而止,拟益气扶正、清热化湿、活血化瘀、软坚散结为先。因肝脏为病,不可动血太过,以防伤及肝体,有损藏血之功。

处方:生黄芪 15g　炙地龙 9g　全当归 9g　桃仁 9g　红花 6g　赤白芍(各)9g　制鳖甲(先煎)12g　夏枯草 9g　生牡蛎(先煎)30g　泽泻 12g　生薏苡仁 30g　带皮茯苓 12g　海藻 15g　京三棱 12g

（《中医内科医案精华》）

【医案、常用中成药及经验方】

一、医案

张某,男性,36 岁。2017 年 9 月 4 日初诊。腹部胀满反复发作 1 年余。近 1 年来腹部胀满,自觉有气走窜不定,时而腹部局部隆起,时而消失,矢气后腹胀可有缓解,但旋即复作。腹胀与情志因素无关。胃纳欠佳,排便不畅。舌淡红,苔薄白,脉弦。体检:精神可,腹略膨隆,无压痛,肝脾肋下未及,未触及包块,叩诊呈鼓音,肠鸣音无亢进。结肠镜检查未见异常,腹部立卧位片示肠局部胀气。证属:肝气郁滞。治拟:疏肝理气消聚。

处方:柴胡 9g　炒白芍 9g　白术 12g　茯苓 12g　枳实 12g　厚朴 12g　当归 9g　陈皮 6g　乌药 9g　大腹皮 12g

服 7 剂,每日 1 剂,分 2 次服。

二诊:2017年9月11日。患者自觉腹胀减轻,胃纳较前增加,排便畅,舌淡红,苔薄白,脉小弦。证属:肝气郁滞。治拟:疏肝理气。

处方:柴胡9g 炒白芍9g 白术12g 茯苓12g 枳实12g 厚朴12g 当归9g 陈皮6g 乌药9g

服14剂,每日1剂,分2次服。

按语:该患者腹部胀满,走窜不定,矢气后胀满可减轻,腹部可见痞块时聚时散,部位不固定,腹部立卧位片见肠局部胀气,为聚证之特征,当属聚证无疑,为肠道气滞所致。肠道气机郁滞,腑气不通,故而胃纳不佳、排便不畅。虽然腹胀与情志无关,但患者脉弦,尤其青年男性见弦脉,提示肠道气机郁滞与肝失疏泄有关。因此,予逍遥散疏肝理气,加厚朴、乌药、大腹皮加强行气消聚之功,遂迅即获效。

二、常用中成药

(一)聚证

1. 肝气郁滞　逍遥散、木香顺气丸。

2. 食滞痰阻　健胃消食片、保和丸。

3. 脾虚不运　香砂养胃丸。

(二)积证

1. 气滞血阻　加味金铃子片、失笑散、小金丹、肿节风片。

2. 瘀血内结　血府逐瘀颗粒、活血通脉胶囊、蟾酥(外敷)。

3. 正虚瘀结　鳖甲煎丸。

三、经验方

1. 消石散(《中国中医秘方大全》)

功能:行气化痰,通利散结。

主治:柿胃石症。

组成:郁金粉0.6g 白矾末0.48g 火硝粉1.05g 滑石末1.8g 甘草粉0.3g

用法:上药末和匀,为1次量。每天3~4次,饭后1小时温开水送服。

2. 消癥丸(《中国中医秘方大全》)

功能:破血逐瘀散结。

主治:早期肝硬化。

组成:土鳖虫100g 制穿山甲1 000g 水蛭75g 大黄50g

用法:共研细末,水泛为丸,每服5g,日服2~3次。

3. 健脾软肝汤(《中国中医秘方大全》)

功能:健脾疏肝,养血活血。

主治:血吸虫病肝硬化。

组成:柴胡 15g　白术 15g　五灵脂(包煎)15g　茯苓 15g　地龙 15g　丹参 15g　青皮 12g　枳壳 12g　蒲黄(包煎)12g　茜草 10g　制鳖甲(先煎)20g　鸡内金 8g　白茅根 30g　甘草 5g

用法:水煎服,日 1 剂,分 2 次服。

4. 益气化积解毒汤(《中国中医秘方大全》)

功能:健脾益气,补肾养血,化瘀消积,清热利湿。

主治:早期肝硬化。

组成:黄芪 20g　丹参 20g　白术 12g　茯苓 12g　郁金 12g　当归 12g　生地黄 12g　泽兰叶 15g　鸡内金 15g　板蓝根 15g　败酱草 15g　黄精 15g　紫河车粉(冲服)2g

用法:水煎服,日 1 剂,分 2 次服。

臌胀

【概述】

臌胀是根据腹部膨胀如鼓而命名,以腹胀大如鼓、皮色苍黄、脉络暴露为特征,是肝、胆系最常见的病证之一。西医学中的肝硬化腹水或癌性腹水以及各种原因引起腹水,均可参照本篇进行辨证论治。

【主要病因病机】

1. 酒食不节,情志所伤,导致脾虚失运,肝气郁结,久致气滞血瘀,病渐及肾,水湿内停,三脏俱病而成臌胀。

2. 血吸虫感染后,未及时治疗,晚期内伤肝脾,脉络瘀塞,气机不畅,升降失常,清浊相混,气、血、水瘀停腹中,而成臌胀。

3. 黄疸、积聚等病,迁延日久而成臌胀。

【辨证注意点】

1. 辨别与臌胀相类似的水肿与积证的不同。水肿一般从四肢目窠开始,继而及于全身,严重者可出现胸腔积液、腹水;臌胀则初为腹部胀大,四肢一般不肿,严重时才出现四肢肿胀。积证为腹内结块,部位固定,无移动性浊音,臌胀则有移动性浊音,但需注意的是积证日久可能成为臌胀的病因。

2. 诊断明确为臌胀后应辨清虚实或本虚标实并见的病理性质。

3. 着重询问原发病、起病时间、病程、病况进展、尿量变化等。

4. 重视腹部望诊,注意观察腹膨胀程度,脉络暴露程度,结合消瘦或黄疸等以及腹部切诊情况,有助于证候判别。

【辨证思路】

一、要分清虚实

本病始则肝脾失调,继则肝脾损伤,终则肝、脾、肾三脏俱损。其病机特点为本虚标实,虚实错杂。可以重点询问患者起病时间、病程、腹部膨胀程度、尿量、饮食情况,结合全身情况及舌苔、脉象等区分虚实。但因本病多本虚标实,虚实夹杂,故治疗需注意攻补兼施,补虚勿忘实,泻实不忘虚。

	实证	虚证
病程	较短	较长
臌胀特点	腹部胀大,得嗳气、二便可舒,药物治疗易获效	腹部胀大,入暮尤甚,药物治疗效不显
精神状况	精力一般或壮实	憔悴、神倦、气短
形体	一般或偏瘦	消瘦
舌苔	苔白腻、黄腻,或舌紫	舌淡胖或舌红绛
脉象	弦,弦滑有力	沉弦或弦细无力

特别需注意的是需要区分实证的寒湿困脾型臌胀与虚证的脾肾阳虚型臌胀,因两者均有形寒便溏的症状,故尤需加以鉴别。寒湿困脾型是湿胜阳微,以寒湿内停为主,病程短,舌苔白腻为其特征;脾肾阳虚型以病程长,神萎,舌淡胖,苔白腻为特征。

二、臌胀实证的辨证分型与治疗

臌胀的实证根据腹胀程度、饮食、二便、全身情况,分清气滞、血瘀、水停等邪实不同,可分为气滞湿阻、寒湿困脾、湿热蕴结、肝脾血瘀四型,详见下表:

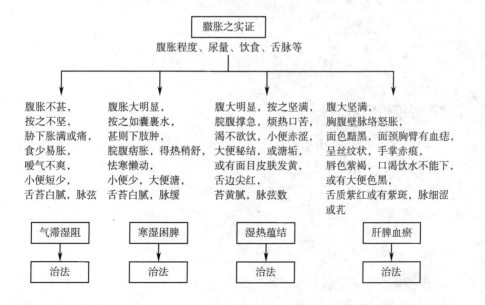

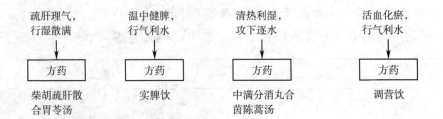

疏肝理气，　　　温中健脾，　　　清热利湿，　　　活血化瘀，
行湿散满　　　　行气利水　　　　攻下逐水　　　　行气利水

| 方药 | 方药 | 方药 | 方药 |

柴胡疏肝散　　　　实脾饮　　　　中满分消丸合　　　调营饮
合胃苓汤　　　　　　　　　　　　茵陈蒿汤

注意：攻逐、活血之药不宜过猛，以免导致病情恶化。

三、臌胀虚证应分清脾肾阳虚还是肝肾阴虚

主要以面色、精神、二便等全身状况加以区别，详见下表：

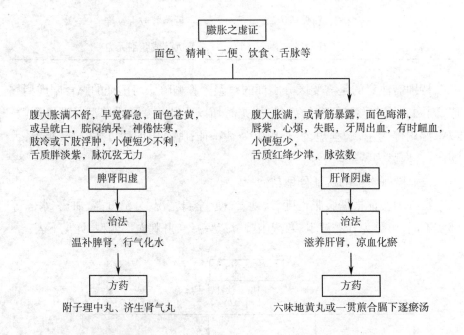

臌胀之虚证

面色、精神、二便、饮食、舌脉等

腹大胀满不舒，早宽暮急，面色苍黄，　　　　腹大胀满，或青筋暴露，面色晦滞，
或呈㿠白，脘闷纳呆，神倦怯寒，　　　　　唇紫，心烦，失眠，牙周出血，有时衄血，
肢冷或下肢浮肿，小便短少不利，　　　　　小便短少，
舌质胖淡紫，脉沉弦无力　　　　　　　　　舌质红绛少津，脉弦数

| 脾肾阳虚 | | 肝肾阴虚 |

| 治法 | | 治法 |

温补脾肾，行气化水　　　　　　　　　　　滋养肝肾，凉血化瘀

| 方药 | | 方药 |

附子理中丸、济生肾气丸　　　　　　六味地黄丸或一贯煎合膈下逐瘀汤

【病例思维程序示范】

顾某，女，64岁，1991年1月就诊。腹胀，下肢肿，尿少月余。患者半年来食欲不振，1个月前发烧后尿量减少，腹部胀大，下肢浮肿。现症：口干口苦，食欲不振，胃脘作胀，食后更甚，气短、胸满而闷，两胁肋胀痛引腋窝，时或胸腹掣痛，少腹满，尿少而黄，下肢浮肿，大便如常，舌苔白腻微黄，脉弦滑。

辨证思维程序：

第一步：分清该患者是实证还是虚证。

根据腹胀,下肢肿,尿少月余,病程时间不长,且伴有口干、口苦、胸满而闷,两胁胀痛,少腹满,下肢浮肿,舌苔腻,脉弦滑等症,故属实证。

第二步:辨清实证后再辨气滞、寒湿、湿热与血瘀之别。

根据口干、口苦,尿少而黄,下肢浮肿,舌苔白腻微黄,脉弦滑可以确定为湿热内蕴型,但湿热之邪相比,湿重热轻。

第三步:做相关检查。

根据患者发病时间、病程、腹胀情况、尿少等,可做以下检查以详细了解病情:

1. 肝功能、肾功能、乙肝病毒标志物等 确定肝肾功能情况以及肝炎性质。

2. B超检查肝、胆、脾、胰、腹水 了解肝脏以及相关脏器情况,如肝硬化程度、肝脏储备功能、是否伴有肝脏或周围脏器肿瘤、腹水程度等。

3. 电解质检查 确定是否有电解质紊乱。

4. 腹水常规检查 确定是渗出液还是漏出液,根据病情需要还可以选择腹水培养、药敏试验等。

5. 其他常规检查等 如血常规有助于判断脾功能是否亢进及亢进程度;出凝血时间、凝血酶原时间、凝血酶原活动度有助于判别是否有出血倾向及预后判断等。

第四步:治疗。

辨证为湿热内蕴,湿重于热,水湿泛滥,所以治法为清热利湿,泄浊利水。

处方:生黄芪 30g 茯苓 60g 炒白术 20g 大枣 4 枚 茵陈 30g 麻黄 3g 杏仁 10g 葶苈子 10g 防风 10g 防己 10g 薏苡仁 20g 冬瓜皮 15g 冬瓜子 15g 川厚朴 10g 大腹皮 10g 肉桂(后下)3g 车前子(包煎)30g 木通 10g 猪苓 10g 赤小豆 30g 王不留行 10g 穿山甲(先煎)3g 鳖甲(先煎)10g 桃仁 10g

(《关幼波肝病杂病论》)

【医案、常用中成药及经验方】

一、医案

杨某,女,66 岁,初诊。2009 年 2 月 25 日,高血压病史 20 年,糖尿病病史 18 年,冠心病史多年,有胆囊切除术史。体检:曾肝穿诊断:肝硬化,乙型病毒性肝炎,AST 69U/L,ALT 44U/L,ALP 264U/L,GGT 174U/L,TBIL 19.1μmol/L。主症:右胁胀痛 18 年,引及肩背,得嗳气、矢气则舒,舌质淡红,苔薄白,左脉弦,右脉细弦。证属:木侮中土,肝经郁热。治拟:疏肝和中。

处方:炙柴胡 10g　紫苏梗 10g　枳壳 10g　白芍 20g　甘草 5g　制香附 10g　鸡内金 15g　海金沙(包煎)15g　焦白术 10g　茯苓 15g　夏枯草 10g　半枝莲 15g　丝瓜络 10g　酒大黄 5g

二诊:经治后胁痛明显缓解,复查肝功能正常,舌淡,苔薄白,脉细弦。治拟:疏肝健脾。

处方:炙柴胡 10g　紫苏梗 10g　枳壳 10g　白芍 20g　甘草 5g　制香附 10g　鸡内金 15g　海金沙(包煎)15g　焦白术 10g　茯苓 15g　夏枯草 10g　半枝莲 15g　丝瓜络 10g

按语:该患者有慢性乙型肝炎病史 18 年,肝穿诊断早期肝硬化,肝病传脾,木侮中土,肝脾不调,临床表现为右胁胀痛,引及肩背,得嗳气、矢气则舒,治疗不仅要疏肝清热,而且要实脾。方选《景岳全书》柴胡疏肝散合二金汤加减,本病胁痛病史 18 年,叶天士云"初病在经,久痛入络"。肝郁气滞,病久入络者可以配用通络法,如丝瓜络、路路通、当归须、炙乳香等,所以方中加入丝瓜络活血通络。由于药证合拍,症状很快改善,多年顽疾好转。

二、常用中成药

1. 气滞湿阻证　草仙乙肝胶囊、强肝胶囊。

2. 寒水困脾证　安络化纤丸、扶正化瘀胶囊、养肝胶囊。

3. 瘀结水留证　肝爽颗粒、和络舒肝胶囊、大黄䗪虫丸。

三、经验方

1. 扶正化瘀利水汤[《山西中医》2007(6):10-11]

功效:益气养阴,化瘀利水。

主治:癥瘕,臌胀,晚期肝硬化腹水。

组成:生大黄 6~9g　桃仁 9g　土鳖虫 9g　木通 9g　党参 15g　黄芪 15g　泽泻 15g　茯苓 15g　白术 30g　黑大豆 30g　西瓜皮 30g　陈葫芦 30g　玉米须 30g　金钱草 30g

用法:煎汤服用。

2. 养肝化瘀通下汤(《海上名医论治臌》)

功效:疏肝理气,养肝益肾,利水消胀。

主治:肝硬化腹水、脾肿大

组成:川厚朴 9g　青皮 9g　陈皮 9g　杭白芍 15g　预知子 9g　枸橘李 9g　佛手 9g　炒枳壳 9g　枸杞子 15g　女贞子 12g　川杜仲 15g　川续断 9g　炙鳖甲(先煎)15g　大丹参 15g　车前草 30g　猪苓 30g　泽泻 30g　白茅根 30g　葫芦 30g　冬瓜皮 30g　大枣 7 枚　云茯苓 30g　生白术 30g

用法:煎汤服用。

疟疾

【概述】

疟疾是由于感受疟邪,而引起的以寒战、壮热、头痛、汗出,休作有时为临床特征的一种传染性疾病。多发于夏秋季节,其他季节也有散在发病。根据本病的临床症状不同、寒热的偏盛、兼感时令邪气不同,可分为正疟、寒疟、温疟、瘅疟、劳疟。若久疟不愈,反复发作,导致正虚血瘀痰凝,胁下结块,而成疟母。西医的疟疾属于本病范围可参照本篇辨治。

【主要病因病机】

感受疟邪、瘴毒是引起疟疾的病因。病机主要为疟邪出入营卫,盛虚更替;邪正相争,阴阳相移;疟久不愈,正虚邪留;血瘀痰凝,结于胁下。总之,本病病位在少阳、募原,并可内搏五脏。病理性质以邪实为主,后期正虚邪恋而成虚实夹杂之证。

【辨证注意点】

1. 应明确疟疾的诊断
(1)寒战壮热,汗出热退,休作有时,间歇期一如常人是疟疾的临床特征。
(2)有无去过疟疾流行区及与疟疾患者接触史。
(3)血中找到疟原虫。
2. 辨清瘴疟与一般疟疾的不同。
3. 疟疾初起,邪盛正不虚,病属标实为主,随着疟疾反复发作,必然耗伤人体气血,此时邪正并存,治疗时应注意扶正,佐以截疟。
4. 疟母日久要注意其变化,治疗宜扶正活血化瘀散结为主,一般需数月方能见效。

【辨证思路】

一、瘅疟与一般疟疾的不同

	一般疟疾	瘅疟
发作情况	症状典型,休止时如常人	症状多样,休止时也有症状存在
周期	一日或间日定时而作,周期明显	周期不明显
神志	清楚	常有神昏谵语
发病地区	全国各地	集中在南方地区

二、疟疾的寒热偏盛

一般疟疾中寒热往来,典型发作者为正疟,热多寒少者为温疟,寒多热少者为寒疟;瘅疟中热甚寒微或壮热不寒者为热瘅,寒甚热微或但寒不热者为寒瘅。

三、正疟与瘅疟的辨证当分清病情轻重与寒热

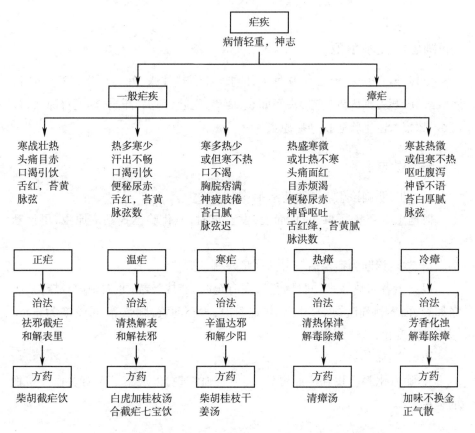

四、久疟的辨证当分清虚实

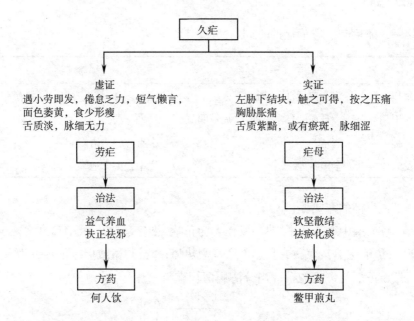

【病例思维程序示范】

李某,男,29 岁,1963 年 9 月 1 日初诊。寒热往来,间日而发,发有定时,寒战鼓颔,寒去则内外皆热,头痛如裂,面赤,呕吐,烦渴,汗出,热退身凉,舌苔薄黄,脉弦。血化验已找到疟原虫。

辨证思维程序:

第一步:明确该患者是否患有疟疾。

根据患者寒热往来,间日而发,发有定时,血化验已找到疟原虫,可诊断疟疾。

第二步:诊断为疟疾后应分清属疟疾哪一型。

根据患者寒热往来,间日而发,发有定时,寒战鼓颔,寒去则内外皆热,头痛如裂,面赤,呕吐,烦渴,汗出,热退身凉,舌苔薄黄,脉弦等,可诊断为正疟。因无神志变化,故非瘴疟。

第三步:做相关检查。

1. 除血化验已找到疟原虫外,还应查血常规,以观察是否有贫血及贫血的轻重。

2. 如久疟形成疟母者应做 B 超、肝功能等检查。

第四步:治疗。

因为辨证属于正疟,乃由疟邪侵入人体,伏于半表半里与营卫相搏、邪正相争而致,故治疗拟和解表里、辛凉宣透。拟小柴胡汤加减。

处方:赤芍 9g　白芍 9g　柴胡 10g　黄芩 9g　半夏 6g　常山 6g　草果 9g　槟榔 9g　知母 6g　芦苇根 15g　桑叶 9g　桑枝 30g　菊花 9g　连翘 9g　白茅根 15g　甘草 3g

(《临证医案医方》)

【医案、常用中成药及经验方】

一、医案

金某,女性,45 岁。1988 年 8 月 23 日初诊。发热数天,热多寒少,每日而作,汗出不畅,口渴喜饮,骨节酸疼,大便秘结,小便黄赤,舌红,苔黄,脉弦数。夏伤暑邪,暑热内蕴,此乃温疟,宜白虎加桂枝汤。

处方:生石膏(先煎)60g　知母 15g　桂枝 6g　金银花 15g　天花粉 9g　生薏苡仁 12g　淡竹叶 9g　玉竹 12g　南沙参 12g　生甘草 9g

3 剂,水煎服。

二诊:前方服后,汗出较多,疟已不作,口渴喜饮好转,苔薄黄,脉弦滑。再拟清热养阴,以清余邪。

处方:生石膏(先煎)30g　知母 9g　金银花 15g　天花粉 9g　淡竹叶 9g　玉竹 12g　南沙参 12g　麦冬 9g　青蒿 15g　生甘草 9g

续服 7 剂,煎法同前。

按语:患者病发于 8 月,正值暑热熏蒸之际,复感疟邪,根据其发热数天,热多寒少,发作定时的特点,证属温疟。由于暑热内蕴,劫伤津液,故口渴欲饮;邪正交争,营卫失和以致汗出不畅、四肢酸疼;当正胜邪伏则发作停止,故每日而作。治疗遵《金匮要略·疟病》:"温疟者,其脉如平,身无寒但热,骨节疼烦,时呕,白虎加桂枝汤主之。"白虎汤清热生津,石膏须重用,60~90g 为宜。金银花、薏苡仁、桂枝祛邪宣痹以治骨节酸疼。3 剂后汗出邪去,疟已不作。唯津伤一时难复,仍以原方去桂枝,加麦冬养阴生津、青蒿截疟清暑。

二、常用中成药

1. 冷瘴（嗜睡昏蒙） 苏合香丸。

2. 疟母 鳖甲煎丸。

三、经验方

疟疾方（《临证医案医方》）

功能：和解表里，截疟。

主治：疟疾。

组成：赤芍 6g　白芍 6g　柴胡 9g　黄芩 9g　知母 9g　半夏 6g　常山 9g草果 6g　槟榔 9g　桑叶 9g　菊花 9g　连翘 15g　芦苇根 15g

用法：水煎服，日 1 剂，分 2 次服。

肝癌

【概述】

原发性肝癌(简称肝癌)是指发生于肝细胞与肝内胆管上皮细胞的癌变,是我国最常见的恶性肿瘤之一。肝癌早期常缺乏特异性症状,中晚期临床表现主要有肝区疼痛、上腹部肿块、腹胀纳差、黄疸、乏力、进行性消瘦、发热等。患者多因全身衰竭、肝昏迷、上消化道大出血或肝癌结节破裂内出血等原因而死亡。肝癌属于中医学的积聚、癥瘕、黄疸、臌胀、胁痛等范畴。

【主要病因病机】

肝癌的发生主要是肝郁气滞,脾虚生湿,气滞血瘀,湿热痰毒蕴结于肝,日久形成肿块。其发病机制主要有以下几方面:

1. 七情内伤,肝气郁结,肝失条达,郁久化火生毒,血行受阻,气滞血瘀,形成肿块。

2. 饮食不节,或劳倦伤脾,或肝郁犯脾,运化失司,湿毒内生,日久化热,湿热邪毒蕴结于肝而成肿块。毒热不消可耗气伤阴。

3. 正气虚损,邪毒内侵。脏腑气血虚亏,六淫邪毒入侵,邪凝毒结成积。

总之,肝癌病位在肝,与脾、胆、胃密切相关,虽然病机复杂,但总为正虚于内、邪毒凝结。

【辨证注意点】

1. **明确诊断** 仔细询问相关的检查,如 B 超、CT、MRI、肿瘤标志物检查如甲胎蛋白(AFP)等,明确肝癌诊断,必要时进行肝脏穿刺明确病理诊断。

2. **仔细询问肝癌相关的治疗情况** 如采用何种方法治疗?是否进行手术治疗?已经手术多长时间?是否进行过放射治疗?放疗是根治放疗,还是姑息放疗?是否进行介入治疗?治疗药物如何?是否做过消融治疗、瘤内无水酒精注射等治疗?是否进行靶向治疗、免疫治疗?效果如何?有何不良反应?

3. 仔细询问肝癌相关的肝脏疾病 如慢性乙型肝炎、丙型肝炎、肝硬化病史,目前的肝功能、白细胞、血小板等血常规指标情况。

4. 重点询问肿块及疼痛性质等主症,同时了解精神、胃纳、二便等兼症,分清标本虚实。

5. 标实证应分清是肝气郁结、气滞血瘀,还是湿热聚毒;本虚证应分清是肝阴亏虚,还是脾胃气虚。

【辨证思路】

一、辨别清标本虚实

肝癌是西医病名,肝癌的诊断当参考西医诊断标准,在明确诊断的基础上,才能进行中医辨证治疗,首先分清标本虚实。

		标实	本虚
主症	肝脏肿块及疼痛	胁下痞块,坚硬,疼痛,或胀痛,或刺痛,或胁痛引背,拒按	肝区隐隐作痛,喜按
兼症	病程	短	长
	精神	尚好	精神萎靡
	面色	面色稍差	面色萎黄
	恶病质(贫血、消瘦、乏力)	不明显	明显
	胃纳	基本正常,可伴腹胀	明显减退

（一）实证

当辨气滞、血瘀、湿热夹毒。

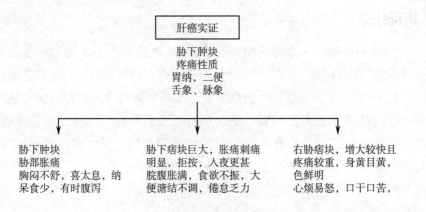

肝癌实证
胁下肿块
疼痛性质
胃纳,二便
舌象、脉象

胁下肿块
胁部胀痛
胸闷不舒,喜太息,纳
呆食少,有时腹泻

胁下痞块巨大,胀痛刺痛
明显,拒按,入夜更甚
脘腹胀满,食欲不振,大
便溏结不调,倦怠乏力

右胁痞块,增大较快且
疼痛较重,身黄目黄,
色鲜明
心烦易怒,口干口苦,

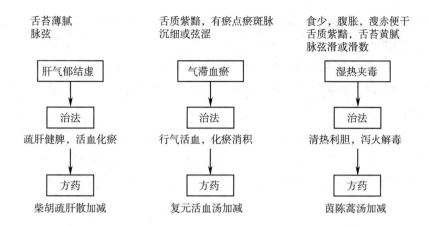

舌苔薄腻
脉弦

舌质紫黯,有瘀点瘀斑脉
沉细或弦涩

食少,腹胀,溲赤便干
舌质紫黯,舌苔黄腻
脉弦滑或滑数

肝气郁结虚 → 治法 → 方药
疏肝健脾,活血化瘀
柴胡疏肝散加减

气滞血瘀 → 治法 → 方药
行气活血,化瘀消积
复元活血汤加减

湿热夹毒 → 治法 → 方药
清热利胆,泻火解毒
茵陈蒿汤加减

(二)虚证

当辨清病在脾胃还是在肝肾,是气虚还是阴虚。

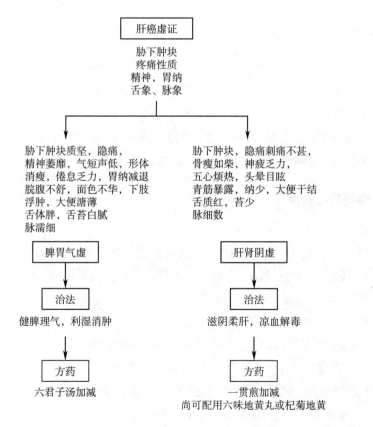

肝癌虚证
胁下肿块
疼痛性质
精神、胃纳
舌象、脉象

胁下肿块质坚,隐痛,
精神萎靡,气短声低,形体
消瘦,倦怠乏力,胃纳减退
脘腹不舒,面色不华,下肢
浮肿,大便溏薄
舌体胖,舌苔白腻
脉濡细

胁下肿块,隐痛刺痛不甚,
骨瘦如柴,神疲乏力,
五心烦热,头晕目眩
青筋暴露,纳少,大便干结
舌质红,苔少
脉细数

脾胃气虚 → 治法 → 方药
健脾理气,利湿消肿
六君子汤加减

肝肾阴虚 → 治法 → 方药
滋阴柔肝,凉血解毒
一贯煎加减
尚可配用六味地黄丸或杞菊地黄

二、辨证施治

临床上,邪实和正虚常常相互夹杂,应根据疾病的初、中、末等不同时期,正虚和邪实的具体情况,灵活施治。如肝气郁结证,常常兼有脾胃气虚,临床上表现为肝郁脾虚证等。

三、根据病情和辨证适当选择具有抗肿瘤作用的中药

清热解毒:半枝莲、半边莲、白花蛇舌草、龙葵、漏芦、白英、八角莲、蛇莓、黄芩等。

活血化瘀:莪术、水红花子、王不留行、泽兰、穿山甲、铁树叶、斑蝥、蟾蜍、赤芍、牡丹皮等。

化痰软坚:夏枯草、海藻、昆布、海带、生牡蛎、泽漆、皂角刺、鳖甲等。

理气散结:预知子、郁金、姜黄、绿梅花等。

四、辨危候

晚期可见昏迷、吐血、便血、胸水、腹水等,当急者治其标,参考相关章节治疗。

【病例思维程序示范】

袁某,女,50 岁,1972 年 2 月 1 日初诊。患乙肝病史 11 年,1972 年 1 月肝区胀痛逐渐加剧,肝脏进行性增大,辅检:AFP 阳性,AKP 17.3U/L,γ-GT 23.1U/L;B 超和放射性核素肝扫描提示:肝右叶占位性病变;X 线胸片示:右侧横膈有局限性膨隆,诊断为原发性肝癌。查肝肋下 5.5cm,剑突下 6cm,质硬,结节感。就诊时体重明显下降,肝区胀痛,腰痛,口干,舌质红黯,脉细弦。

辨证思维程序:

第一步:明确诊断。

根据患者有乙肝病史 11 年,近来肝脏进行性增大,查肝肋下 5.5cm,剑突下 6cm,质硬,结节感,辅检:B 超和放射性核素肝扫描提示肝右叶占位性病变;AFP 阳性,临床诊断为原发性肝癌。

第二步:分辨正虚和邪实。

根据患者有乙肝病史 11 年,肝阴肝血已受耗伤,近来形体消瘦,腰痛,口干,舌质红,脉细弦,全身情况可考虑为肝肾阴虚为主。肿瘤是一种全身性疾病的局部表现,肝脏肿块,质地坚硬,扪之有结节,肝区胀痛,舌质黯,局部为气滞血瘀,属实,故中医辨证属肝肾阴虚、气滞血瘀。

第三步:做相关检查。

可定期复查肝脏 B 超、CT、AFP、胸部 CT 及骨扫描(ECT)等,评价了解治

疗的效果、复发、转移等情况。如结合肝动脉介入化疗时,当复查血尿便三大常规、肝肾功能、心电图等了解化疗的毒副反应。

第四步:治疗。

根据中医辨证属肝肾阴虚、气滞血瘀,所以治疗以养阴柔肝,理气化瘀,佐以解毒。

处方:生地黄 30g　北沙参 30g　生鳖甲(先煎)12g　预知子 15g　川郁金 15g　川楝子 12g　莪术 15g　赤芍 12g　白芍 12g　延胡索 15g　漏芦 30g　半枝莲 30g　白花蛇舌草 30g　夏枯草 12g　生牡蛎(先煎)30g　西洋参(另煎代茶饮)9g

[《辽宁中医杂志》1997,24(6):249]

【医案、常用中成药及经验方】

一、医案

钱某,女,57 岁,2015 年 6 月 17 日初诊。患者于 2015 年 4 月 17 日于某医院行腹部 MRI 检查示:肝右叶 16mm×23mm 占位,考虑小肝癌可能。为进一步诊治,遂住上海某医院,完善相关检查,于 2015 年 4 月 24 日行特殊肝段切除+胰头探查+肠粘连松解术,术后病理示:右肝小肝癌,25mm×15mm,组织学为特殊类型肝细胞癌-淋巴上皮瘤样癌。患者术后未接受介入及放化疗治疗,刻下:纳寐可,二便调,余无明显不适。苔薄,舌质黯红,脉细。证属:术后肝阴亏虚,余毒未净。治拟:滋养肝阴,解毒散结。

处方:北沙参 30g　天冬 15g　生地黄 15g　玄参 30g　川楝子 9g　枸杞子 15g　女贞子 12g　山慈菇 15g　夏枯草 12g　石见穿 30g　蛇六谷 30g　预知子 12g　炙鳖甲(先煎)30g　生牡蛎(先煎)30g　生薏苡仁 30g　生山楂 15g　黄连 6g　鸡内金 15g　大枣 15g

二诊 2016 年 1 月 20 日,中药治疗半年余复诊,咳嗽有痰,色黄,神疲乏力,大便欠实,舌质淡红,苔薄白腻,脉细。证属:肺脾气虚,痰毒内结。治拟:益气健脾,化痰散结。

处方:党参 9g　炒白术 9g　茯苓 15g　杏仁 9g　浙贝母 12g　鱼腥草 30g　白英 15g　深绿卷柏 30g　山慈菇 15g　蛇六谷 30g　夏枯草 12g　生牡蛎(先煎)30g　生薏苡仁 30g　怀山药 15g　紫菀 15g　焦楂曲(各)9g　鸡内金 15g

三诊:2016 年 12 月 21 日,方证相合,无咳嗽咳痰,神疲乏力,大便溏薄,左侧胸部及胁肋部疼痛隐隐。舌质淡红,体胖,苔薄白腻,脉细。2016 年 9 月 22 日当地医院 CT 示:肝右叶癌术后,脂肪肝;胰管扩张;左肾小结石,左肾囊肿;两侧胸膜增厚;两侧乳腺多发钙化灶;腹壁切口疝。2016 年 12 月 11 日某医院查 CA199 42.8U/ml。证属:术后脾气亏虚,余毒未净。治拟:益气健脾,理气化痰散结。

处方:党参 9g　炒白术 9g　茯苓 15g　陈皮 9g　青皮 9g　柴胡 9g　白芍 15g　杏仁 9g　白豆蔻 6g(后下)　生薏苡仁 30g　蛇六谷 30g　山慈菇 15g　石见穿 30g　怀山药 15g　菟丝子 15g　薜荔 15g　焦楂曲(各)9g　鸡内金 15g。

按语:患者为肝癌术后,病理诊断属肝淋巴上皮瘤样癌,恶性度比较高,临床诊断明确。中医属"肝积""癥积"的范畴。患者就诊时虽无明显不适,结合其舌脉辨证属术后肝阴亏虚,余毒未净。治拟滋养肝阴,解毒散结,以一贯煎加减。方中以一贯煎中去当归、麦冬,加天冬、玄参、女贞子等,配合北沙参、生地黄、枸杞子滋阴柔肝以扶正培本,以山慈菇、夏枯草、生牡蛎、石见穿、蛇六谷,并重用炙鳖甲,以化痰解毒,散结祛邪。

二诊患者主诉咳嗽有痰,色黄,神疲乏力,大便欠实,舌质淡红,苔薄白腻,脉细。辨证属肺脾气虚,痰毒内结,病机发生转变,治拟益气健脾,化痰散结,方中以党参、炒白术、茯苓、生薏苡仁、怀山药等益气健脾以助运化,杏仁、紫菀、鱼腥草清热化痰止咳,继以山慈菇、蛇六谷、夏枯草、生牡蛎、浙贝母、白英、深绿卷柏等化痰散结解毒,焦楂曲、鸡内金消食助运。

三诊患者咳嗽好转,仍有神疲乏力,大便溏薄,左侧胸部及胁肋部疼痛。证属肝郁犯脾,运化失司。故以疏肝健脾,化痰散结为主,以党参、炒白术、茯苓、生薏苡仁、怀山药等益气健脾,以柴胡、白芍、陈皮、青皮、白豆蔻疏肝理气和胃,蛇六谷、山慈菇、石见穿、薜荔等散结解毒,方中以杏仁苦温宣肺化痰止咳,菟丝子味辛甘性平,补肾温阳以助脾胃运化止泻,与杏仁配伍而无腹泻之弊,焦楂曲、鸡内金消食助运。

患者中药治疗 3 年余,末次随访 2019 年 4 月 30 日,患者症情稳定,生活如常。明代李中梓云:"病不辨则无以治,治不辨则无以痊",因此,谨守病机,审证求因,辨证论治,时时固护正气,方可获效。

二、常用中成药

1. 肝复乐　健脾理气,化瘀软坚,清热解毒。适用于肝瘀脾虚为主证的原发性肝癌。

2. 慈丹胶囊 化瘀解毒,消肿散结,益气养血。

3. 金龙胶囊 破瘀散结,解郁通络。适用于原发性肝癌血瘀郁结证。

4. 槐耳颗粒 扶正固本,活血消癥。适用于正气虚弱、瘀血阻滞的原发性肝癌。

5. 鳖甲煎丸 活血化瘀,软坚散结。适用于痰瘀互结证。

6. 西黄丸 清热解毒,和营消肿。适用于瘀毒蕴结证。

7. 片仔癀 清热解毒,凉血化瘀,消肿止痛。适用于热毒血瘀型肝癌。

8. 康莱特注射液 益气养阴,消癥散结。适用于气阴两虚,脾虚湿困型原发性肝癌。

9. 艾迪注射液 清热解毒,消瘀散结。

10. 复方苦参注射液 清热利湿,凉血解毒,散结止痛。

11. 华蟾素注射液 解毒,消肿,散结止痛。

12. 鸦胆子注射液 清热燥湿,解毒消癥。

13. 康艾注射液 益气扶正,清热解毒。

14. 消癌平注射液 清热解毒,化痰软坚。

三、经验方

1. 理气消癥汤(《中国中医秘方大全》)

功能:理气化瘀,清热解毒。

主治:原发性肝癌。

组成:预知子 15g 川楝子 9g 郁金 12g 丹参 12g 漏芦 15g 白花蛇舌草 30g 大血藤 15g 生牡蛎(先煎)30g 半枝莲 30g

用法:水煎服,日 1 剂,分 2 次服。

2. 健脾理气汤(《中国中医秘方大全》)

功能:健脾理气。

主治:原发性肝癌。

组成:党参 10g 白术 9g 茯苓 15g 甘草 3g 香附 9g 木香 9g 陈皮 9g 半夏 9g 当归 9g 黄芪 12g 升麻 6g 柴胡 9g

用法:水煎服,日 1 剂,分 2 次服。

3. 肝益煎汤(《中国中医秘方大全》)

功能:清热祛瘀,软坚化痰。

主治:原发性肝癌。

组成:夏枯草 15g 海藻 15g 海带 15g 铁树叶 15g 白花蛇舌草 30g

漏芦 12g　赤芍 9g　桃仁 9g　预知子 15g　郁金 12g　川楝子 9g　生香附 9g 木香 9g　白芍 9g　党参 15g　白术 12g　薏苡仁 30g　茵陈 15g　车前子(包煎) 15g　丹参 15g　当归 12g　制穿山甲(先煎)12g　制鳖甲(先煎)12g　甘草 6g 三棱 12g　莪术 12g　王不留行 9g

用法:水煎服,日 1 剂,分 2 次服。

4. 抗癌益肝煎(《中国中医秘方大全》)

功能:理气活血,软坚抗癌。

主治:原发性肝癌。

组成:三棱 10g　莪术 10g　水红花子 10g　丹参 15g　石见穿 15g　生牡 蛎(先煎)30g　广郁金 10g　预知子 10g

用法:水煎服,日 1 剂,分 2 次服。

5. 疏肝补肾汤(《现代中医药应用与研究大系:肿瘤科》)

功能:疏肝补肾。

主治:原发性肝癌。

组成:柴胡 12g　广郁金 10g　川芎 6g　制香附 6g　佛手片 10g　制山茱 萸 12g　枸杞子 15g　何首乌 12g　桑寄生 20g　淫羊藿 9g　蜈蚣 3 条　生甘 草 5g

用法:水煎服,日 1 剂,分 2 次服。

淋证

【概述】

淋证是以小便频急,淋沥不尽,尿道涩痛,小腹拘急,痛引腰腹为主要临床表现的一类病证。西医学的急性膀胱炎、急性或慢性肾盂肾炎、肾结核、泌尿系统结石、下尿路某些肿瘤、乳糜尿等如以小便淋沥涩痛为主症时,即可参照本证辨治。

【主要病因病机】

1. 外感风热毒邪,嗜酒肥甘,或其他脏腑湿热之邪(下阴不洁、下肢丹毒、小肠邪热、心经火盛),下注膀胱,均可导致气化不利,发为淋证。

2. 中气不足,下元不固,湿浊留恋不去,膀胱气化无权发为淋证。

3. 情志失调,肝郁气滞,三焦不利,影响膀胱气化,发为淋证。

【辨证注意点】

1. 应与癃闭相鉴别

	共同点	不同点
淋证	排尿困难,小便频数,量少	排尿时尿道或小腹疼痛,尿色或黄或赤混,每日排尿量正常
癃闭	排尿困难,小便频数,量少	排尿时无疼痛感,每日排尿量低于正常,严重者点滴全无

2. 应辨别为何种淋证

类别	临床特点
热淋	起病多急,小便频急,淋沥涩痛。尿常规可见大量白细胞
石淋	尿中时夹砂石,排尿涩痛;或排尿时突然中断,尿道窘迫疼痛;或突然腰腹绞痛,尿中带血;或经 B 超、X 线摄片发现尿路结石

续表

类别	临床特点
气淋	小便涩痛不甚,但淋沥不已,多与情志有关,时伴少腹胀闷
血淋	小便色红或全血尿(包括镜下血尿),淋沥涩痛
膏淋	尿液浑浊如米泔水,小便涩痛
劳淋	久患淋证,症情反复,遇劳加重,小便涩痛不甚,余沥不尽,腰酸乏力

3. 辨别淋证的虚实

实证:起病急,病程短,淋沥涩痛较甚,尿黄浑浊,或色赤或全血尿。

虚证:起病缓慢,病程较长,涩痛不甚,淋沥不已,尿液清白色淡,稍劳即发。

4. 尿常规检查有助于辨别淋证的类型。

【辨证思路】

一、淋证实证的辨证

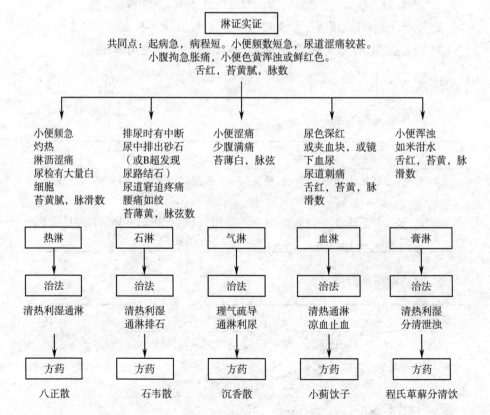

二、淋证虚证的辨证

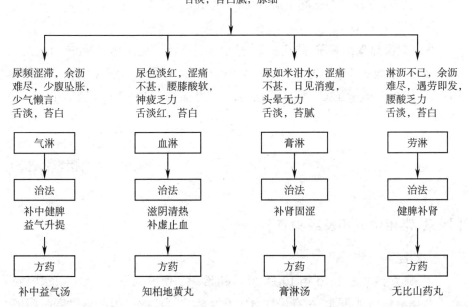

淋证虚证

共同点：起病慢，病程较长。小便频数短急、尿道涩痛不甚，
小腹坠胀不适，小便淡黄或淡红色。
伴气短乏力，腰膝酸软，病久反复，遇劳加重等虚象。
舌淡，苔白腻，脉细

| 尿频涩滞，余沥难尽，少腹坠胀，少气懒言 舌淡，苔白 | 尿色淡红，涩痛不甚，腰膝酸软，神疲乏力 舌淡红，苔白 | 尿如米泔水，涩痛不甚，日见消瘦，头晕无力 舌淡，苔腻 | 淋沥不已，余沥难尽，遇劳即发，腰酸乏力 舌淡，苔白 |

气淋	血淋	膏淋	劳淋
治法	治法	治法	治法
补中健脾 益气升提	滋阴清热 补虚止血	补肾固涩	健脾补肾
方药	方药	方药	方药
补中益气汤	知柏地黄丸	膏淋汤	无比山药丸

【病例思维程序示范】

张某,女,28 岁,工人。1975 年 4 月 6 日就诊。

患者昨起小便频急,涩痛而赤,腰酸,少腹胀,心烦少寐。舌红,苔腻,脉细数。尿检红细胞(++++)。

辨证思维程序:

第一步:应明确诊断并分清属何种淋证。

患者主症为小便频急,涩痛而赤。根据频急涩痛可诊为淋证,尿赤即小便色红,且尿检为红细胞(++++),则可诊为血淋。

第二步:辨别该血淋属虚证还是实证。

患者起病急,病程短,小便频急,涩痛而赤,舌红,苔腻,无尿色淡红,腰膝酸软,神疲乏力之虚证证候,辨证应属实证、热证。

第三步:做哪些检查。

1. 为明确是否有尿路感染,需做尿常规检查。

2. 为明确尿液中细菌生长情况,药物对细菌的抑制作用,需做中段尿培养加药敏检查。

3. 为明确红细胞来源,可做尿液红细胞形态学检查。

4. 为排除尿路结石引起出血,可做双肾 B 超检查。

第四步:治疗。

辨证属湿热蕴结膀胱,热伤阴络,迫血妄行。治疗应清热利湿,凉血止血。

处方:生地黄 15g 淡竹叶 9g 生甘草 3g 木通 3g 黄芩 15g 小蓟草 30g 乌药 9g 栀子 12g 滑石(包煎)12g 炒蒲黄(包煎)12g 藕节 15g 当归 9g

(《中医内科医案精选》)

【医案、常用中成药及经验方】

一、医案

张某,女,50 岁,2010 年 10 月 20 日初诊。小便淋沥不尽已 3 年,常因受凉或劳累后病情加重,既往有慢性肾盂肾炎病史。此次又因劳累过度而病情加重,曾投以清热利湿之八正散不效。中段尿多次培养阴性。刻下:尿频,日十余次,尿少、淋沥不尽,但无尿痛,伴小腹坠胀,头昏乏力,面黄乏华,胃纳不馨,时有嗳气,舌淡,苔薄白,脉细弱。证属:脾虚气虚、中气下陷。治拟:补中健脾,益气升陷。补中益气汤化裁治之。

处方:党参 10g 黄芪 10g 炒白术 10g 茯苓 12g 泽泻 15g 泽兰 10g 炒谷芽 15g 炒麦芽 15g 荷叶 6g 炙鸡内金 6g 炙升麻 5g 宣木瓜 10g 山茱萸 10g 甘草梢 5g

二诊:10 剂后患者小便次数大减,胃纳转馨,嗳气亦除。唯仍见小腹坠胀,小便仍有淋沥不尽感,于原方去党参,加太子参 10g,又进 7 剂,小便恢复正常获痊愈。

按语:淋证的治疗,古有忌汗、忌补之说,《丹溪心法·淋》云:"最不可用补气之药,气得补而愈胀,血得补而愈涩,热得补而愈盛。"此指淋证实证,而对于虚性淋证,则可补虚通淋,正如徐灵胎在《临证指南医案·淋浊》的评语中说:

"治淋之法,有通有塞,要当分别。"本案患者病程较长,伴有小腹坠胀,头晕乏力,胃纳不馨,舌淡,苔薄白,这正是久病脾虚中气下陷之症。故治疗上取党参、黄芪、白术、茯苓等以补中健运;升麻、荷叶升腾脾之清气;谷芽、麦芽、鸡内金开胃,使脾升胃降,中土气机得调;同时茯苓、泽兰、泽泻、甘草梢均能利尿通淋,标本兼治。宣木瓜一味,其味酸性收涩,和荷叶、升麻相伍,一升一收,使脾气升而不散,且酸收之性而缩泉固涩,以治尿频淋沥;稍佐山茱萸补益肾元,以助膀胱气化之力。

二、常用中成药

1. **热淋**　三金片、银花泌炎灵、泌淋清胶囊。

2. **石淋**　复方金钱草冲剂、排石冲剂。

3. **气淋**

(1) 气淋实证:逍遥丸、丹栀逍遥丸。

(2) 气淋虚证:补中益气丸。

4. **血淋**

(1) 血淋实证:三金片、宁泌泰胶囊。

(2) 血淋虚证:知柏地黄丸、归脾丸。

5. **膏淋**

(1) 膏淋实证:萆薢分清丸、甘露消毒丹、知柏地黄丸。

(2) 膏淋虚证:补中益气丸、归脾丸、左归丸。

6. **劳淋**　补中益气丸、归脾丸、左归丸、右归丸、知柏地黄丸。

三、经验方

1. 龙蛇莶草饮[《中医杂志》1981(11):48]

功能:清热化湿通淋。

主治:急性膀胱炎、急性肾盂肾炎。

组成:灯心草15g　白花蛇舌草30g　荠菜花30g　萆薢15g　萹蓄15g　茯苓皮15g　生地黄12g　木通9g　甘草梢6g　凤尾草15g

2. 清利方[《上海中医药杂志》1984(3):8]

功能:清热利湿通淋。

主治:急性膀胱炎、急性肾盂肾炎、慢性肾盂肾炎急性发作。

组成:地锦草30g　萹蓄15g　石韦30g　鸭趾草15g　泽泻15g　黄柏15g　半枝莲30g

3. 复方四金汤[《中医杂志》1996,37(10):608]

功能:清热利湿,通淋排石。

主治:泌尿系统结石。

组成:金钱草 30g　海金沙(包煎)6g　郁金 12g　金银花 15g　石韦 12g 生薏苡仁 30g　水葱 30g　虎杖 10g　泽泻 10g　延胡索末(分冲)1.5g　三七粉(分冲)3g　地锦草 15g

4. 尿路结石方[《中医药研究》2000,16(3):10]

功能:温补肾阳,活血通淋。

主治:泌尿系统结石。

组成:熟附子(先煎)10g　厚朴 12g　怀山药 20g　山茱萸 20g　肉桂(后下)6g　杜仲 15g　生地黄 20g　赤芍 15g　莪术 6g　川牛膝 15g　乌药 10g 云茯苓 30g　金钱草 30g　泽泻 10g

5. 滋阴通淋方[《中国中西医结合杂志》1996,16(12):752]

功能:滋阴清热,通淋。

主治:慢性肾盂肾炎急性发作。

组成:生地黄 15g　北沙参 10g　枸杞子 12g　苦参 15g　黄柏 12g　麦冬 10g　益母草 20g　白茅根 20g　当归 10g　柴胡 10g

6. 清热止血方[《中国中西医结合杂志》1994,14(10):601]

功能:清热化湿,通淋止血。

主治:乳糜尿之实证。

组成:黄连 6g　黄柏 9g　栀子 15g　苦参 12g　土茯苓 20g　白茅根 30g 石韦 30g　蒲黄(包煎)15g　藕节 20g　血余炭(包煎)10g　小茴香 10g

癃闭

【概述】

癃闭是指由于肾和膀胱气化失司而导致尿量减少,排尿困难,甚则小便闭塞不通为主症的一种病证。西医学中各种原因所引起的尿潴留及少尿、无尿,如神经性尿闭、膀胱括约肌痉挛、尿路结石、尿路肿瘤、尿道损伤、尿道狭窄、前列腺增生、脊髓炎、截瘫、糖尿病及尿毒症等,出现尿潴留和少尿、无尿症,均可参照本证辨治。

【主要病因病机】

1. 常见的病因有饮食不洁、外感邪毒、劳倦久病、年老体衰、七情内伤、尿路阻塞。各种病因导致肺不能通调水道,脾不能升清降浊,肾失开合,最终导致膀胱气化失常,三焦气化不利,从而发生癃闭。故其病位主要在膀胱,但与三焦、肺、脾、肾皆有密切关系。

2. 导致实证的病机有膀胱湿热、肺热气壅、温热毒邪、肝郁气滞、尿路阻塞;导致虚证的病机有脾气不升、命门火衰。

【辨证注意点】

1. 与淋证相鉴别(详见淋证篇)。

2. 明确诊断为癃闭者,应分清虚实。

3. 实证癃闭应分清湿热、气滞与血瘀;虚证癃闭应分清脾虚与肾虚。

4. 引起癃闭的原因不同,治疗与预后亦不相同,故应根据病史、体检及实验室检查,及早寻找原发病,以利辨病对因治疗。

【辨证思路】

一、应区别实证与虚证

	实证	虚证
起病、病程	起病快,病程短	起病较慢,病程较长
证候	尿流窘迫,小便短赤灼热	尿流无力,小便清淡,神萎
病因	风热湿热,瘀血气滞	正气不足,脾肾亏虚
苔脉	苔黄,脉弦数	苔白,脉细

二、实证当分清膀胱湿热、肺热气塞、温热毒邪、肝郁气滞、尿路阻塞

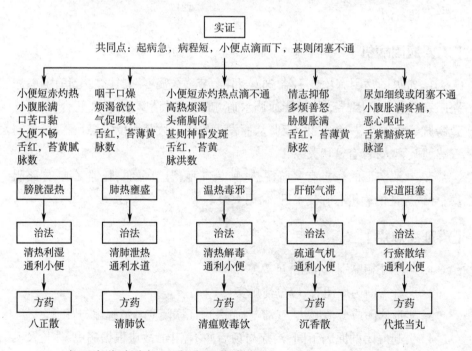

三、虚证当分清脾气不升、肾阳衰惫

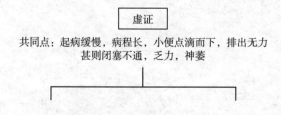

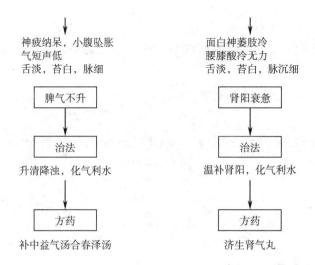

神疲纳呆,小腹坠胀
气短声低
舌淡,苔白,脉细

面白神萎肢冷
腰膝酸冷无力
舌淡,苔白,脉沉细

脾气不升

肾阳衰惫

治法

治法

升清降浊,化气利水

温补肾阳,化气利水

方药

方药

补中益气汤合春泽汤

济生肾气丸

【病例思维程序示范】

张某,男,52岁,工人。1985年11月初就诊。

原有前列腺肥大病史。近5日来上呼吸道感染,恶寒发热,咳嗽咽痛,前日起突然出现小便短少,排尿不畅,小腹胀满,面浮微肿,舌淡红,苔黄,脉滑数。尿常规:蛋白(±),白细胞1~2个/HP。

辨证思维程序:

第一步:明确诊断。

根据患者突然小便短少,排尿不畅,小腹胀满,但无尿频、尿痛等尿路刺激症状,故当属癃闭无疑。

第二步:分清虚证、实证。

虽然患者年过半百,有前列腺肥大病史,但平日无排尿不畅症状,此次小便短少、排尿不畅在上呼吸道感染后第3天突然出现,起病急,病程短,伴有小腹胀满,苔黄,脉滑数,可诊为癃闭实证。

第三步:诊断为癃闭实证后再辨明其病因病机。

根据患者5日来上呼吸道感染,恶寒发热,咳嗽咽痛,面浮微肿,苔黄,脉滑数,属风热上受,肺热壅盛,宣降失司,水道通调不利所致。

第四步:做相关检查。

1. 为明确呼吸道感染,需查血常规、胸片、痰培养。

2. 为明确前列腺肥大情况、膀胱尿潴留情况及肾脏受累程度,需做B超检查。

3. 为明确体内水电解质、酸碱平衡情况,需查血清电解质及血气分析。

第五步:治疗。

辨证属风热犯肺,肺热壅盛,宣降失司,水道通调不利。治宜清热宣肺,通利水道。

处方:麻黄 9g 桑白皮 15g 马兜铃 6g 桔梗 9g 茯苓 12g 木通 3g 黑栀子 12g 前胡 9g 杏仁 9g 浮萍 6g 甘草 3g

(《中医内科医案精选》)

【医案、常用中成药及经验方】

一、医案

王某,女性,65 岁。2010 年 7 月 5 日初诊。患者 6 月 2 日阑尾手术后出现小便淋沥不畅,逐渐加重,至 6 月 15 日出现小便点滴不通,遂予导尿。次日,小便仍不通,又予导尿,如此反复数次。但抽去导尿管后,小便依然不通,故留置导尿至就诊时。患者目前小便色深黄有灼热感,大便秘结,左侧少腹胀痛,口干、口苦,不欲食,泛酸。舌红,苔黄腻,脉数。证属湿热阻滞膀胱,膀胱气化不利,治拟清热化湿,通利小便。

处方:黄柏 15g 知母 15g 车前子(包煎)30g 滑石(包煎)15g 猪苓 15g 肉桂(后下)3g 大黄(后下)15g 栀子 12g 甘草 9g

二诊(2010 年 7 月 11 日):服上方第 4 天,患者小便畅通,已拔除导尿,但尿量尚少,大便通畅,左侧少腹部尚有胀痛感。舌苔薄黄腻,脉数。少腹为少阳经循行部位,考虑为肝胆郁热,故上方加金铃子散。

处方:黄柏 15g 知母 15g 车前子(包煎)30g 滑石(包煎)15g 猪苓 15g 大黄(后下)15g 栀子 12g 肉桂(后下)3g 甘草 9g 川楝子 10g 延胡索 10g

上方再服 7 剂。

三诊(2010 年 7 月 20 日):患者小便通畅,左侧少腹胀痛基本消失。舌苔薄黄,脉数。续服上方至症状消失。

按语:《素问·标本病传论》云:"膀胱病,小便闭。"本案患者虽为术后出现癃闭,但其少腹胀痛,舌苔黄腻而脉数,显系湿热阻滞膀胱,致使膀胱气化不利,故取八正散化裁以泻火化气利水。方中肉桂温补肾阳,行气利水,有助于膀胱气化功能的恢复。

二、常用中成药

1. 膀胱湿热　通关滋肾丸、银花泌炎灵、癃闭舒胶囊、前列通片、翁沥通胶囊。

2. 肺热壅盛　清开灵胶囊、清热解毒片。

3. 温热毒邪　安宫牛黄胶囊、甘露消毒丹。

4. 肝郁气滞　柴胡舒肝丸、逍遥丸。

5. 尿道阻塞　大黄䗪虫丸、尿塞通片、血府逐瘀口服液。

6. 脾气不升　补中益气丸、桂附地黄丸。

7. 肾阳衰惫　济生肾气丸、桂附地黄丸。

三、经验方

1. 补阳还五汤加味[《中医杂志》2002,43(1):49]

功能:益气活血,化瘀消癥,软坚散结。

主治:前列腺增生导致排尿不畅,甚至癃闭。

组成:生黄芪30~60g　当归15g　赤芍10g　川芎10g　地龙10g　桃仁10g　红花10g　杜仲10g　肉桂(后下)10g　夏枯草10g　浙贝母10g　海藻10g　昆布10g　川牛膝15~50g　车前子15~30g　萹蓄20g　琥珀末(冲服)3g　白茅根30g　石韦12g

2. 三金排石汤[《四川中医》2002,20(1):45]

功能:清热利湿,排石通淋,行气化瘀。

主治:尿路结石引起排尿不畅,甚则闭塞不通。

组成:金钱草30~50g　海金沙(包煎)12g　鸡内金15g　木贼草10g　石韦15g　滑石(包煎)15g　车前子(包煎)15g　冬葵子15g　瞿麦10g　枳壳12g　川牛膝15g　白芍15g　甘草6g

3. 经验方[《吉林中医药》2002,22(2):24]

功能:清热化湿,行气开闭。

主治:老年人突然出现小便闭塞不通,病因为上呼吸道感染、尿路感染或结石、前列腺肥大、尿毒症等。

组成:马齿苋50g　萱草根15g　冬葵子15g　海金沙(包煎)20g　木通15g　滑石(包煎)30g　赤茯苓15g　桂枝15g　虎杖20g　杏仁9g　芒硝6~9g　干姜6g　淡竹叶12g

小腹胀闷拘急偏重者加川楝子、吴茱萸、大黄;茎中痛偏重者加琥珀、瞿麦。

4. 通脬方[《新中医》1995(5):52]

功能:益气温阳,化气利水。

主治:产后尿潴留。

组成:黄芪 30~60g　肉桂(后下)15g　泽泻 15g　车前子(包煎)30g　六一散(包煎)12g　桔梗 12g　木通 6g　蝼蛄 6g　牛膝 15g

合并感染加瞿麦、萹蓄、黄柏;发热加金银花、栀子;小便急迫加枳壳;瘀血加王不留行、蒲黄;便秘加火麻仁。

5. 疗督汤[《中国中西医结合杂志》1994,14(10):601]

功能:温肾补气,活血通瘀。

主治:脊髓和马尾损伤而发生的尿潴留。

组成:黄芪 30g　当归 10g　川芎 10g　熟地黄 10g　山茱萸 10g　三七 10g　牛膝 15g　补骨脂 15g　川续断 15g　鹿角胶 15g　枸杞子 15g　杜仲 15g　骨碎补 15g　狗脊 15g

水肿

【概述】

水肿是指因感受外邪,饮食失调或劳倦过度,使肺失通调、脾失转输、肾失开合、膀胱气化不利,导致体内水液潴留,泛滥肌肤,引起以头面、眼睑、四肢、腹背甚至全身浮肿为特征的一类病证。西医学的急性或慢性肾小球肾炎、肾病综合征、充血性心力衰竭、内分泌失调、以及营养障碍等疾病所致水肿,均可参照本证辨治。

【主要病因病机】

1. 病因　可分外邪与内因。外邪指外感六淫之邪、痈疡疮毒之邪;内因有饮食不节、禀赋不足、劳倦过度、他病久病转化。

2. 病机　不论外邪或内因,均可使肺失宣降,不能通调水道,脾失转输,不能运化水湿,肾失开合,膀胱气化无权,三脏互相影响,三焦水道不利,水液停聚,泛滥肌肤,发为水肿。

【辨证注意点】

1. 应区别阳水、阴水。
2. 辨别水肿之病位。
3. 当出现腹水时需与臌胀鉴别。
4. 当小便量少时,需注意电解质紊乱。

【辨证思路】

区别阳水、阴水

	阳水	阴水
起病,病程	起病快,病程短	起病较慢,病程较长

续表

	阳水	阴水
肿势	由上而下,皮肤绷急光亮,按之凹陷即起	由下而上,皮肤松弛,按之凹陷难复
临床表现	证见表、实、热证	证见里、虚、寒证
病因	多为外邪	多为内因

在一定条件下,阳水与阴水会发生转化。阳水如久治不愈,失治误治,导致脏腑虚弱,可转化为阴水;阴水若复感外邪,水肿剧增,兼有表证,又当急则治其标,先按阳水论治,临床应灵活辨证,不可拘泥。

（一）阳水

阳水当分清风水泛滥、湿热壅盛、湿毒浸淫、水湿浸渍,可按以下思路辨证。

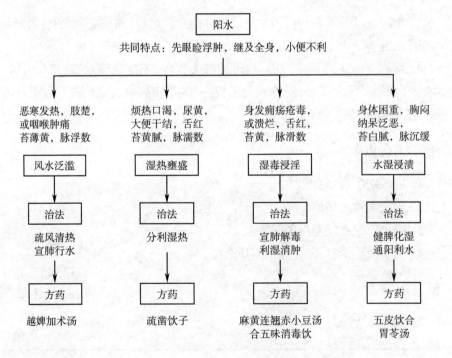

（二）阴水

当分清脾气亏虚、脾阳虚衰、肾阳衰微、瘀水互结、肾阴亏虚,可按以下思路辨证。

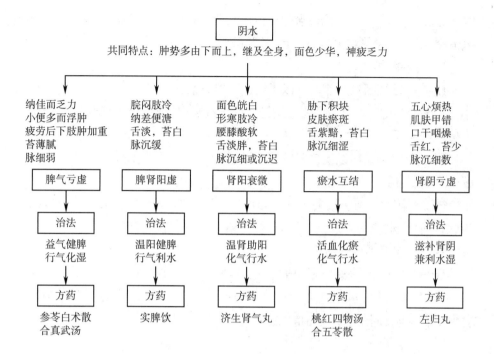

【病例思维程序示范】

陈某,男,36岁。1981年6月4日就诊。患者于1969年患急性肾炎,经住院治疗,临床症状痊愈。近10年来浮肿反复发作,尿蛋白(+)~(++++),屡经中医及西医治疗,尿蛋白顽固不消。近因劳累过度,复感风邪,症见咽痒咽痛,咳嗽痰黄,恶风怕冷,面目浮肿又起,腰膝酸楚,形神倦怠,纳呆便溏,小便短赤,眼花头昏,舌淡红,苔薄腻,脉濡。血压150/105mmHg,尿蛋白(+++),尿红细胞(+)。

辨证思维程序:

第一步:应分清阳水阴水。

患者原有浮肿反复发作10年,起病慢,病程长,久治不愈,显属阴水无疑。但近日因劳累过度,复感风邪,所以出现咳嗽、咽痛、痰黄、面目浮肿加重,形神倦怠,眼花头昏,腰膝酸软等症,说明患者在正气虚弱的基础上复感外邪,致肺失宣肃,水道不利,应为本虚标实,虚实夹杂。

第二步:分清水肿病位。

根据患者原有肾炎病史10余年,水肿反复发作伴有尿蛋白顽固不消,同时症见腰膝酸软、纳呆便溏,水肿病位应与肾、脾有关;近日症见咽痛咳嗽,畏风怕冷,由外感风热肺失宣肃所致,故与肺脏亦有关。

第三步:做相关检查。

1. 查血常规、胸片、痰培养以了解此次感染情况。

2. 查肾功能、24小时尿量及尿蛋白量、血浆白、球蛋白、血脂以明确肾脏疾病严重程度。

3. 做肾穿刺活检以明确肾脏病理类型。

第四步:治疗。

辨证为阴水基础上复感外邪的虚实夹杂证。实为风热犯肺,湿热内盛;虚为脾肾两虚,水液内停。治宜疏风宣肺,清热利湿,佐以健脾补肾,利水消肿。方拟麻黄连翘赤小豆汤加味。

处方:麻黄3g 杏仁6g 桔梗6g 连翘9g 紫苏叶6g 赤小豆20g 土茯苓15g 鸡苏散24g 益母草9g 谷麦芽(各)30g 制香附6g 鹿衔草12g 党参12g 川续断15g 焦山楂12g

（《中医内科医案精选》）

【医案、常用中成药及经验方】

一、医案

患者金某,女,31岁。2013年4月3日初诊。患者2个月前无明显诱因出现颜面部及双下肢反复浮肿,1个月前于外院住院治疗,住院期间查肝肾功能示:白蛋白:16.9g/L,肌酐:189μmol/L,尿酸:357μmol/L,尿素:20.2mmol/L;胆固醇:13.32mmol/L,甘油三酯:3.97mmol/L。24h尿蛋白:7.9g;心超示:心包积液(5mm);腹部B超示:双肾结构未见异常,腹水8mm。诊断为肾病综合征,建议患者行肾穿刺术,患者拒绝。外院予泼尼松片、雷公藤多苷片抑制免疫,因服药1个月症状缓解不明显,患者拒绝继续治疗,出院来我院治疗,患者双侧眼睑稍浮肿,双下肢凹陷性浮肿至双膝,小便量少,多泡沫,胃纳可,大便调。舌质淡红,苔薄白腻,边有齿痕,脉细。证属:水肿(阴水),脾肾两虚,湿浊内停。治拟:健脾益肾,温阳利水,化湿泻浊。

处方:生黄芪30g 党参9g 茯苓12g 白术15g 泽泻12g 防己15g 桂枝6g 肉桂(后下)6g 川芎30g 商陆9g 车前子(包煎)30g 大腹皮30g

黑大豆 30g　生甘草 6g

先投以 7 剂,并嘱:低盐优质低蛋白饮食,慎食辛辣、海鲜等发物。监测血压、血糖。

二诊:2013 年 4 月 11 日。药后诸症稍减,双侧眼睑浮肿明显减轻,双下肢仍见浮肿,较前亦有减轻。患者诉午后自觉发热,体温正常。复查肝肾功能示:白蛋白:24.7g/L,肌酐:132μmol/L,尿酸:312μmol/L,尿素:8.4mmol/L。考虑患者午后低热可能为服用激素致使肝肾阴虚,虚热内扰之故,遂在原方基础上酌加疏肝清热之剂,上方加柴胡 9g,黄芩 15g。

三诊:2013 年 6 月 8 日。服用上方 2 个月后,复查 24h 尿蛋白:2.31g。双下肢浮肿仍有,手足不温,腰膝冷痛,余症较前稍减。上方减车前子、商陆、防己、生甘草、川芎,加淡附子(先煎)9g。

继续服用上方 3 个月余,患者复查肝肾功能:白蛋白:39.2g/L,肌酐:58μmol/L,尿酸:253μmol/L,尿素:5.7mmol/L。24h 尿蛋白:1.32g。已逐渐减少泼尼松 5mg。患者诸症均较前明显减轻,双下肢浮肿消退明显,尿量较前明显增多。上方减泽泻、大腹皮、淡附子,加用冬瓜皮 30g。

继续服用上方 3 个月后,患者复查尿常规:蛋白(-),24h 尿蛋白示:0.33g。患者双下肢及眼睑无明显浮肿,尿量可,大便次数多,每日 4~5 次,不成形。舌质淡红,苔薄,脉细。

处方:生黄芪 30g　党参 9g　茯苓 12g　白术 12g　怀山药 15g　炒谷芽 15g　炒麦芽 15g　干姜 9g　薏苡仁 30g　芡实 30g。

守上方随证加减服用至 2013 年 12 月 15 日,24h 尿蛋白维持在 0.2~0.8g 之间,肾功能正常。

按语:《素问·上古天真论》中提到,"肾者主水,受五脏六腑之精而藏之",《素问·六节藏象论》中也提到"肾者,主蛰,封藏之本,精之处也"。患者先天禀赋不足,则导致肾气亏虚,封藏失职,精微物质溢出体外。《素问·至真要大论》云:"诸湿肿满,皆属于脾",脾为后天之本,脾失健运则水湿不化,水泛肌肤则周身浮肿。患者脾肾气虚,机体运化水湿的能力减弱,导致寒湿内盛,症见肢体浮肿,治拟温阳利水,化湿泻浊,健脾益肾。因此一诊时方选五苓散为基础方进行加减,方中茯苓健脾化湿,淡渗利水,白术健脾燥湿,泽泻利水渗湿,桂枝温阳化气以助利水;辅以黄芪、党参益气行水,大腹皮行气利水,肉桂温化寒湿,黑大豆健脾益肾,运化水湿,川芎活血化瘀,而由于患者浮肿明显,故加入了商陆,起到峻下逐水的作用。患者前期服用激素 1 个月余,出现肝肾阴虚,虚热内扰的症状,因此二诊时加用柴胡、黄芩和解少阳,清利枢机。而三诊后,患者肢体浮肿减轻,激素小剂量维持,出现手足不温,腰膝冷痛症状,故减用峻下利水药,以免攻伐太过伤及阴液,治疗上以顾护脾肾之阳气为主,加用淡附子温振中阳。综合本例治疗经验,健脾益肾法则作为根本治则贯穿治疗始终,取得较好疗效。

二、中成药

1. 湿毒浸淫　清开灵胶囊、清热解毒口服液。

2. 水湿浸渍　五苓胶囊、肾炎康复片。

3. 湿热壅盛　肾复康胶囊、黄葵胶囊。

4. 气虚血瘀　黄芪颗粒、血府逐瘀胶囊、桂枝茯苓丸。

5. 脾阳虚衰　附子理中丸、肾炎舒胶囊。

6. 肾阳衰微　济生肾气丸、金匮肾气丸、肾炎康复片。

7. 脾肾两虚　五苓散、附桂理中丸、归脾丸。

三、经验方

1. 银蝉玉豆汤(《中国中医秘方大全》)

功能:疏风清热利水

主治:风水泛滥型水肿(阳水)

组成:金银花12g　连翘12g　冬瓜皮12g　玉米须20g　赤小豆20g　车前草15g　浮萍10g　蝉蜕6g　白茅根30g

2. 防己茯苓汤加味方[《中医杂志》1996,37(3):146]

功能:益气健脾,利水消肿。

主治:肾病综合征所致水肿(阴水)。

组成:生黄芪30g　汉防己15g　茯苓30g　桂枝10g　生姜10g　甘草6g　白术10g　附子(先煎)10g　泽泻30g　阿胶(烊化)12g　桑白皮15g　忍冬藤30g　连翘12g　酒黄芩10g　冬瓜皮15g　抽葫芦15g

3. 五味消毒饮合桑根白皮汤(《实用中医肾病学》)

功能:清热解毒,疏风利水。

主治:风热水肿而热邪较盛,如症见乳蛾红肿疼痛,甚则化脓;或皮肤痈疡,溃破化脓。

组成:金银花12g　野菊花12g　蒲公英15g　紫花地丁15g　桑白皮30g　赤茯苓15g　葶苈子15g　泽漆12g　桔梗9g　杏仁9g　甘草6g

4. 参芪葶苈大枣汤[《陕西中医》2002,23(2):105]

功能:温阳补气,利水消肿。

主治:肺源性心脏病,心力衰竭并发水肿。

组成:红参 10g　桂枝 10g　大腹皮 10g　桃仁 10g　桑白皮 10g　五加皮 10g　黄芪 30g　丹参 30g　葶苈子 20g　车前子(包煎)20g　猪苓 15g　泽泻 15g　附子(先煎)10g　大枣 5 枚

5. 益气化瘀化湿汤(《中国中医秘方大全》)

功能:活血化瘀,补气利水。

主治:血瘀型水肿。

组成:黄芪 12g　党参 9g　丹参 9g　当归 9g　益母草 12g　薏苡仁 12g

6. 温肾利水方(《中国中医秘方大全》)

功能:温肾化气利水。

主治:肾阳衰微型水肿(阴水)。

组成:熟附子(先煎)12g　茯苓 15g　白术 15g　猪苓 15g　白芍 15g　肉桂(后下)6g　巴戟天 12g　生姜 10g　泽泻 12g

关格

【概述】

关格是由于脾肾虚衰，气化不利，而致浊邪内蕴上逆的一类病证。临床表现以小便不通与呕吐并见为特点，为内科之危重病证，多见于水肿、癃闭、淋证等病证的晚期。西医学中，泌尿系统疾病所致的慢性肾功能衰竭，或因失血、休克、败血症、流行性出血热等引起肾缺血受损所致的急性肾功能衰竭，均可参照本证辨治。

【主要病因病机】

关格的病因为水肿、淋证、癃闭、消渴等病证。因反复不愈，日渐加重，以致脾肾亏虚，阴阳衰惫，气不化精，阳不化水，内生水浊，壅塞三焦，使三焦气化无权，浊阴之邪上泛，闭阻不通发为关格。

【辨证注意点】

1. 关格的本质是脾肾虚衰，因虚致实导致浊邪内蕴上泛，故均为虚实夹杂证。虚证应了解脾肾虚损的程度，实证当辨清浊邪之性质，以便决定攻补兼施的原则。

2. 辨是否累及他脏。常见的累及脏腑为心、肝、肺。

3. 注意观察患者的肾功能、血清电解质及酸碱平衡、血常规、心电图、血压、出入量、水肿情况，以了解疾病的预后。

【辨证思路】

一、若无累及他脏，应区别寒湿与湿热

脾肾衰惫，湿浊内盛

共同点：小便短少，甚则尿闭，恶心呕吐，不思饮食，
面色晦滞，倦怠乏力，腰酸膝软

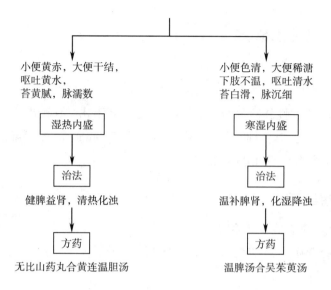

小便黄赤，大便干结，
呕吐黄水，
苔黄腻，脉濡数

→ 湿热内盛

→ 治法

健脾益肾，清热化浊

→ 方药

无比山药丸合黄连温胆汤

小便色清，大便稀溏
下肢不温，呕吐清水
苔白滑，脉沉细

→ 寒湿内盛

→ 治法

温补脾肾，化湿降浊

→ 方药

温脾汤合吴茱萸汤

二、若已累及他脏，应区别累及何脏

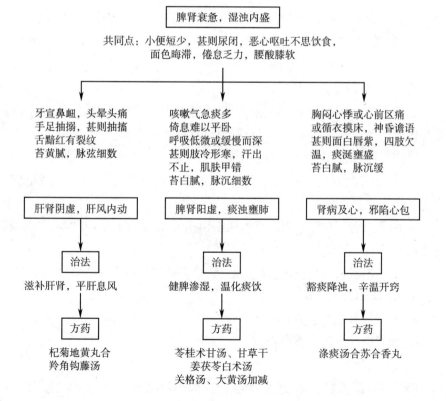

脾肾衰惫，湿浊内盛

共同点：小便短少，甚则尿闭，恶心呕吐不思饮食，
面色晦滞，倦怠乏力，腰酸膝软

牙宣鼻衄，头晕头痛
手足抽搐，甚则抽搐
舌黯红有裂纹
苔黄腻，脉弦细数

→ 肝肾阴虚，肝风内动

→ 治法

滋补肝肾，平肝息风

→ 方药

杞菊地黄丸合
羚角钩藤汤

咳嗽气急痰多
倚息难以平卧
呼吸低微或缓慢而深
甚则肢冷形寒，汗出
不止，肌肤甲错
苔白腻，脉沉细数

→ 脾肾阳虚，痰浊壅肺

→ 治法

健脾渗湿，温化痰饮

→ 方药

苓桂术甘汤、甘草干
姜茯苓白术汤
关格汤、大黄汤加减

胸闷心悸或心前区痛
或循衣摸床，神昏谵语
甚则面白唇紫，四肢欠
温，痰涎壅盛
苔白腻，脉沉缓

→ 肾病及心，邪陷心包

→ 治法

豁痰降浊，辛温开窍

→ 方药

涤痰汤合苏合香丸

【病例思维程序示范】

马某,男,66 岁。

患者高血压、心脏病史多年,近 2 个月来病情加重。主诉头晕乏力,恶心不食,小腹坠胀,腰膝冷痛,形寒肢冷,小便点滴不出,大便稀溏,颜面四肢浮肿,舌淡,苔白滑,脉弦细。实验室检查:血肌酐 730μmol/L,尿素氮 51.3mmol/L,二氧化碳结合力(CO_2-CP)14.2mmol/L。

辨证思维程序:

第一步:确定是否是关格证。

根据患者病程长,近 2 个月来出现恶心不食,小便点滴不出,肾功能严重受损,关格的诊断成立。

第二步:其次分清患者在脾肾衰惫、湿浊内盛的基础上,其黏浊的寒热性质。

根据患者恶心不食,小便点滴不出,腰膝冷痛,形寒肢冷,颜面四肢浮肿,大便稀溏,舌淡,苔白,无大便干结,呕吐黄水等症,辨证应属脾肾衰惫、寒湿内盛。

第三步:辨别是否累及他脏。

患者无牙宣鼻衄,无咳嗽气急痰多,无呼吸低微或缓慢而深,无胸闷心悸,无神昏谵语等症。故目前尚无累及肝、肺、心三脏的症状。

第四步:做相关检查。

1. 查血清电解质及血气分析,以了解是否存在代谢性酸中毒及电解质紊乱。

2. 由于患者肾功能衰竭与高血压密切相关,故建议查 24 小时心电图及动态血压。

3. 由于患者长期高血压造成心脏病,故应查胸片以了解心脏肥大情况。

4. 记 24 小时出入量。

5. 查双肾 B 超以明确肾脏形态学变化。

6. 如有少许小便应查尿常规。

第五步:治疗。

因为辨证属脾肾衰惫,寒湿内盛,治应温阳利尿,补气行湿,收敛真元。

处方:党参 15g　白术 15g　茯苓 12g　炙甘草 6g　黄芪 15g　山药 15g

山茱萸 6g　白芍 12g　制附子(先煎)6g　杜仲 12g　五加皮 6g　荜澄茄 3g
肉桂(后下)3g

（自编医案）

【医案、常用中成药及经验方】

一、医案

陈某,男,62 岁。1980 年 1 月 31 日初诊。主诉:发现尿多 4 年,1 个月来头晕,恶心,浮肿。病史:患者 4 年来发现尿次尿量较多,未予重视。2 年前发现高血压。1 年余前因头晕加重,腰酸,心悸,面色苍白至医院检查,发现肾功能不全。在外院治疗。今年初症状再次加重,头晕,下肢轻度浮肿,恶心呕吐,腰酸痛,心悸,气短乏力而来院就诊。体检:血压:200/96mmHg,血红蛋白 4.5g,血肌酐 580μmol/L,血尿素氮 25.8mmol/L。舌质偏淡,舌苔薄黄少润,脉虚弦。证属:脾肾两亏,气血暗耗,湿浊内停,胃失和降。治拟:益气养营,清热祛湿化浊。

处方:炒白术 9g　丹参 9g　黑大豆 30g　赤白芍(各)9g　川黄连 3g　制半夏 5g　炒陈皮 5g　炒竹茹 5g　炒枳壳 5g　薏苡仁根 30g　晚蚕沙(包煎)9g　六月雪 30g　徐长卿(后下)15g　香谷芽 12g　罗布麻叶(后下)15g

服 7 剂。

二诊:2 月 7 日。泛恶已减,口苦,口气秽浊,嗜睡,舌质偏淡,苔薄黄,脉虚弦。脾肾气虚,营血不足,湿浊中阻,清阳不展,仍守前法。

处方:上方减赤芍、白芍,加干石菖蒲 9g、水炙远志 5g

服 7 剂。

三诊:2 月 14 日。面浮,口气秽浊,昏沉嗜睡,口干,略有泛恶,舌质色转红,少润泽,舌苔黄腻,脉虚弦数。证属:脾肾气阴亏损,营血不足,痰热中阻,胃浊上泛。治拟:益气阴,清湿热,化痰浊,和胃气。

处方:皮尾参(另煎)9g　丹参 9g　生白术 9g　黑大豆 30g　川黄连 3g　干石菖蒲 9g　炙远志 5g　制半夏 5g　炒陈皮 5g　炒竹茹 5g　炒枳壳 5g　六月雪 30g　徐长卿(后下)15g　接骨木 15g　广郁金 9g　香谷芽 12g

服 14 剂。

四诊:2 月 28 日。精神较振,泛恶及口气秽浊均减,胃纳尚可,溲时尿道隐痛,舌质淡红,苔厚黄腻,脉虚弦数。脾肾两虚,气血亏损,三焦气化失调,湿浊中阻,仍拟益气血,化湿浊。

处方:上方去郁金,加苍术 5g、甘草梢 3g、泽泻 12g。

随访:患者因不愿透析治疗,而以服用中药为主,辅以中药灌肠[生牡蛎(先煎)30g 生大黄 9g 六月雪 30g 皂荚子 9g 徐长卿(后下)15g],治疗月余症状逐步减轻,精神好转而出院。在门诊继续治疗。病情稳定,血红蛋白上升,肌酐、尿素氮有所下降。直至 1981 年底,因饮食不慎而发作,且合并肺炎未能及时控制,病情恶化而死亡。

按语:本案病程迁移已久而成关格重症。此时脏腑亏损已极,气营不足。痰湿瘀浊互结阴阳乖乱,已成险症。故急以祛湿泄浊以达邪,兼以益气和营顾本,并配合中药灌肠使病情获得改善。本病采用中药为主的综合治疗,内服中药配合灌肠治疗,乃"去菀陈莝"对延缓肾功能不全的恶化有一定疗效。

二、常用中成药

1. 脾肾亏虚,湿热内蕴　肾衰宁、尿毒清颗粒。

2. 脾肾阳虚,寒浊上泛　金匮肾气丸、附中理中丸、济生肾气丸。

3. 肝肾阴虚,肝风内动　六味地黄丸。

4. 肾病及心,邪陷心包　紫雪丹、安宫牛黄丸、生脉饮。

三、经验方

1. 补肾扶正方[《北京中医》1998,17(5):25]

功能:补肾泻浊,健脾化湿。

主治:慢性肾小球肾炎、高血压肾病等日久不愈导致慢性肾功能衰竭。

组成:熟地黄 15g　山茱萸 15g　山药 15g　枸杞子 15g　菟丝子 15g　杜仲 15g　淫羊藿 20g　茯苓 20g　白术 12g　丹参 30g　大黄 12g　黄芪 30g　巴戟天 15g

灌肠方:生大黄 15g　煅龙骨(先煎)30g　煅牡蛎(先煎)30g　川厚朴 10g

2. 周仲瑛经验方[《中国中医急诊》1997,6(4):165]

功能:凉血清热,化瘀通络,泻火解毒。

主治:重型肝炎导致肝肾功能衰竭。

组成:茵陈 20g　生大黄(后下)9g　栀子 10g　郁金 10g　白茅根 20g　赤芍 12g　牡丹皮 12g　丹参 12g　石斛 15g　鸡骨草 15g　垂盆草 15g　车前草 15g　柴胡 6g　黄芩 10g

3. 清通逐瘀汤[《中医杂志》2000,41(7):441]

功能:清热通下,凉血祛瘀,兼滋阴利水。

主治:流行性出血热引起的急性肾功能衰竭。

组成:生地黄30g　水牛角(先煎)60g　牡丹皮10g　赤芍12g　板蓝根30g　玄参12g　生石膏(先煎)30g　知母12g　黄连10g　白茅根30g　大黄10g　芒硝(冲服)10g　桃仁10g　甘草6g

加减:热重加蒲公英、连翘;呕吐加姜竹茹、赭石(先煎);休克加西洋参、麦冬;出血加三七。

4. 经验方[《中西医结合实用临床急救》1999,6(5):229]

功能:清热利湿,行瘀泻浊。

主治:各种原因(如肾病综合征、急进性肾炎、狼疮性肾病、产后感染、胆囊切除术等)引起的急性肾功能衰竭。

组成:大黄10g　黄连10g　半边莲30g　蒲公英30g　厚朴10g　陈皮10g　半夏10g　大腹皮15g　车前子(包煎)15g　赤芍15g　益母草30g　王不留行10g

加减:发热重者加金银花、连翘;水肿明显加黑白丑(牵牛子)、葶苈子、槟榔;伴血尿加白茅根、大小蓟。

5. 灌肠方[《中西医结合实用临床急救》1996,3(1):1]

功能:温补脾肾,清热泻浊,活血化瘀。

主治:慢性肾小球肾炎、慢性肾盂肾炎等引起的慢性肾功能衰竭。

组成:附子(先煎)30g　大黄30g　牡蛎(先煎)60g　川芎30g　虎杖30g　淫羊藿10g

方法:煎取200ml,每晚高位保留灌肠,保留40分钟以上。

腰痛

【概述】

腰痛是以腰部疼痛为主要症状的病证。西医学的各种脊椎疾病(强直性脊椎炎、增生性脊椎炎、脊椎外伤和椎间盘脱出)、脊椎旁软组织疾病(腰肌劳损、肌纤维组织炎)、脊神经根受刺激(脊髓压迫症、急性脊髓炎、骶神经根炎)、内脏疾病(肾脏疾病,如急性或慢性肾盂肾炎、急性或慢性肾小球肾炎、肾结石、肾下垂、肾积水等)、妇科疾病(如盆腔炎、卵巢囊肿等)所引起的腰痛,均可参照本证辨治。

【主要病因病机】

1. 感受外邪(主要寒湿、湿热),邪滞经络,气血运行不畅,不通则痛。
2. 各种外伤损及腰部经脉筋络,气滞血瘀,不通则痛。
3. 各种原因致肾脏精血亏损,无以濡养经脉,失养则痛。

【辨证注意点】

1. 明确是何种疾病引起腰痛,同时详细询问了解产生腰痛的各种病因,辨别外感与内伤腰痛。
2. 辨虚实、寒热。

【辨证思路】

一、辨别外感腰痛与内伤腰痛
可通过了解产生腰痛的病因有助于辨别,详见下表。

		可能原因
外感腰痛	感受外邪	居处与工作环境阴冷潮湿,坐卧冷湿之地,冒雨涉水,汗出当风,大汗冲凉,盖被不严等
内伤腰痛	意外伤害	高处坠下,车祸工伤,抬举重物用力不当,打架跌跤 尿流无力,小便清淡,神萎,面色少华,气短声低
	肾精亏虚	老年,劳役,房劳不节,久病,先天不足

二、辨别腰痛的虚实

	实证	虚证
起病及病程	起病急,病程短	起病隐匿,病程长
疼痛性质	重着肿胀,刺痛,拒按	酸楚隐痛,喜按,得卧减轻
病因	外感外伤史	久病、老年、过劳

三、外感腰痛

当分清寒湿、湿热,可按以下思路辨证。

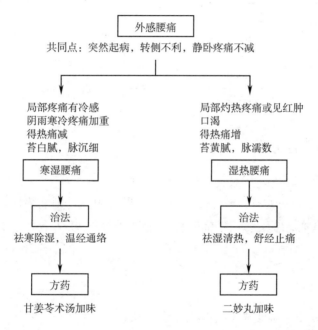

四、内伤腰痛

当分清肾虚腰痛、瘀血腰痛,可按以下思路辨证。

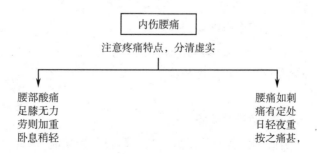

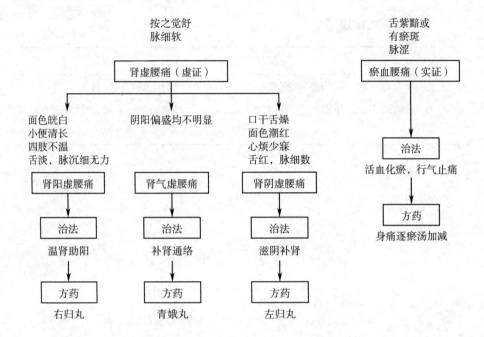

【病例思维程序示范】

施某,男,50 岁。

患者腰部疼痛已半年余,其痛悠悠,尚可忍耐。近则痛势加重,腿足萎软无力,不能久立,更不耐远行,痛时喜手按摩,神倦气短,小便清长,舌淡,苔白,脉微细无力。

辨证思维程序:

第一步:应分清外感与内伤。

患者发病之初,无坐卧冷湿,冒雨劳作,汗出贪凉等感受外邪之因素,亦无坠跌、车祸、工伤等意外伤害。根据其起病隐袭,病程半年,悠悠隐痛,应属内伤腰痛。

第二步:辨腰痛虚实、寒热。

患者病程较长,其痛悠悠,腿足萎软无力,不耐久站远行,痛时喜手按摩,神倦气短,应为肾虚腰痛;小便清长,舌淡,苔白,脉微细无力,则偏于肾阳亏虚。

第三步:做相关检查。

1. 为明确肾脏有无疾病,可查尿常规、肾功能、双肾 B 超。

2. 为明确有无脊椎疾病,可查腰椎、骶椎正侧位片。

3. 如欲进一步了解脊椎及脊椎旁神经、肌索的细微变化,需做 CT 检查。

第四步:治疗。

辨证属肾阳亏虚、经脉失养,治应温补肾阳、益精强腰。

处方:熟地黄 24g　山药 12g　大枣皮 12g　牡丹皮 12g　泽泻 9g　茯苓 12g　肉桂(后下)3g　熟附子(先煎)9g　补骨脂 12g　杜仲 24g　胡桃肉 24g　桑寄生 24g　延胡索 12g

(《中医内科医案精选》)

【医案、常用中成药及经验方】

一、医案

岑某,男,55 岁,2015 年 9 月 7 日初诊。腰背部酸痛伴活动不利 8 个月,加重 1 周。患者 8 个月前无明显诱因出现腰背部酸胀不适,遇寒、劳累后加重,休息后缓解,平素怕冷,不耐风寒,夜晚四肢冰冷,夜尿多(每晚 3~4 次)。曾多次经医院治疗,疗效欠佳,症状反复。症见:痛苦面容,形体肥胖,四肢不温,舌淡白,苔滑,脉弱而无力。专科检查:腰背部局部压痛(+),腰椎生理曲度变直,局部肌肉紧张,腰椎活动轻度受限,双下肢直腿抬高试验(−),加强试验(−),"4"字试验(−),双下肢肌力 5 级,病理反射未引出。腰椎正侧位 X 线片:腰椎退行性变。证属:腰痛脾肾阳虚证。治拟:补肾壮骨,温阳通络为主。

处方:补骨脂 15g　菟丝子 15g　白芍 15g　大枣 15g　丹参 15g　淫羊藿 10g　杜仲 10g　独活 10g　牛膝 10g　熟地黄 10g　甘草 5g

每天 1 剂,水煎服,连服 7 剂。

二诊:2015 年 9 月 14 日患者诉腰痛明显缓解,其他症状较前好转。继续服用上方 14 剂,嘱其保暖,避风寒,洁饮食,适当锻炼腰背部肌肉。

随访 2 个月,未复发。

按语:患者脾肾阳虚,阳气虚弱,寒凝经脉,血行不畅,瘀阻腰部,"不通则痛";筋络失营,"不荣则痛",故腰痛绵绵日久。肾阳虚,温煦作用减弱,故四肢冰凉,膀胱气化不利见夜尿频多。疼痛遇寒加重,舌淡白,苔滑,脉弱而无力均为脾肾阳虚之象,加之久病者必有瘀,治疗当以补肾壮骨、活血通络为法。方中以补骨脂补肾壮骨为君药;辅以淫羊藿、菟丝子、杜仲补助肾阳,熟地黄、白芍补益精血共为臣药;配丹参、牛膝活血通络,独活祛风湿共为佐药;再以大枣调中和胃,甘草调和药性为使药。方中"阴中求阳",温而不燥,补而不滞,选药精当,力有所专。

二、常用中成药

1. 寒湿腰痛 腰痛宁胶囊、风湿骨痛胶囊、风湿液。

2. 湿热腰痛 四妙丸、雷公藤片。

3. 肾虚腰痛 右归丸、金匮肾气丸、左归丸、六味地黄丸、壮腰健肾丸、补肾强身片。

4. 瘀血腰痛 血府逐瘀胶囊、舒筋活血片、四物合剂、鸡血藤片。

三、经验方

1. 萆薢浸酒方(《太平圣惠方·腰痛》)

功能:温肾祛湿,活血舒筋。

主治:寒湿腰痛,肾阳亏虚腰痛,痛引膝脚,筋脉拘急。

组成:萆薢 100g 附子(先煎)30g 杜仲 30g 狗脊 30g 羌活 15g 肉桂心(后下)30g 牛膝 100g 桑寄生 60g

以上药物,洗净风干,打碎末,布袋盛之,浸于酒 2 000ml 中,密封 7 天后打开,每于食前,取一小盏,温服。

2. 针灸治疗[《北京中医》1998,17(3):36]

功能:补肾壮腰,通络止痛。

主治:中央型腰椎间盘脱出症所致腰痛。

组成:主穴为肾俞、华佗夹脊(L_4~L_5)、下闪电穴。配穴:偏肾虚加太溪,偏寒湿者加足三里,偏气滞血瘀者加委中,腰骶疼痛剧烈者加大肠俞,下肢疼痛剧烈者加阳陵泉。每日施术 1 次,每次留针 40 分钟。

3. 四金通淋汤[《安徽中医学院学报》1998,17(1):24]

功能:清热化湿,通淋止痛。

主治:尿路结石所致反复腰痛。

组成:金钱草 45g 郁金 12g 海金沙(包煎)30g 车前草 30g 鸡内金(研末冲服)5g 三棱 18g 莪术 18g 瞿麦 18g 牛膝 15g 续断 15g 狗脊 15g 生甘草 6g

4. 穴位注射法[《安徽中医学院学报》1998,17(5):38]

功能:补肾强腰,活血化瘀止痛。

主治:各种原因引起的腰腿痛,如外伤后遗症、腰肌劳损、骨质增生、退行性变、椎间盘病变等。

方法:丹参注射液穴位注射。取穴为阳关夹脊、命门夹脊、太溪、阳陵泉,每穴注射 1ml,每周 2 次,10 次为 1 疗程,间隔 1 周后,可进行第 2 疗程,一般治疗 3 个疗程。

5. 二丹二红败酱汤[《中国民间疗法》2000,8(5):36]

功能:活血化瘀,清热解毒,兼扶正补虚。

主治:慢性盆腔炎引起的腰骶痛。

组成:牡丹皮 20g 丹参 20g 连翘 20g 黄芪 20g 大血藤 30g 败酱草 30g 蒲公英 30g 白芍 30g 益母草 30g 紫花地丁 30g 香附 10g 苍术 10g 当归 10g 川芎 10g 红花 10g

加减:带下量多色黄质稠者加黄柏 10g、金银花 10g;带下量多色白清稀者加山药 10g、菟丝子 10g;月经量多加三七粉 5g、地榆 30g;合并子宫肌瘤者加三棱 10g、橘核 10g。

消渴

【概述】

消渴是以多饮、多尿、多食、形体消瘦,或尿有甜味为特征的疾病。根据患者"三多一少"证候特征不同而分为上消、中消、下消,以口渴多饮为主者为上消;消谷善饥为主者为中消;小便多而频或浑浊为特点者,为下消。但临床上有一部分患者并无明显"三多一少"症状。

西医学的糖尿病与本证相类似,干燥综合征与本证之上消较为相似,尿崩症及肾小管酸中毒与本证之下消较为类似,均可参照本篇辨证论治。

【主要病因病机】

1. 饮食不节,热积于胃,或情志失调,心肝火旺,熏蒸肺胃,以致肺胃热盛,气阴两伤。

2. 饮食劳倦日久伤脾,以致脾胃虚弱,清浊不分。

3. 先天禀赋不足,或房劳过度,或上、中消日久,以致肾元亏虚,水火失调。

【辨证注意点】

1. 应明确消渴诊断,并与瘿病之心肝火旺型相鉴别(详见下表),对"三多一少"症状不典型者,可结合西医学的有关检查以协助诊断。

	心肝火旺型瘿病	消渴
主症	颈前喉两旁结块肿大	多饮、多食、多尿伴消瘦
伴随症状	情绪激动,急躁易怒,面红多汗,多食善饥,心悸,眼突,消瘦	小便浑浊,或有甜味
实验室检查	T_3、T_4、TSH、FT_3、FT_4、甲状腺扫描异常	血糖升高

2. 消渴的病机以阴虚为本,燥热为标,两者互为因果。病初多燥热较盛,继则阴虚火旺,迁延日久尚可出现气阴两虚及阴阳俱虚的证型,故临诊应仔细

询问患者是否有家族史、病程长短、发病年龄、消瘦程度、胃纳情况、二便情况等,以利于辨证分型。

3. 熟悉了解本证的并发症,并及时加以预防治疗,有助于消渴证的转归。常见的并发症有疮疖痈疽、白内障、水肿、胸痹、中风、坏疽、厥脱等。

【辨证思路】

一、首当辨别火之虚实

	实火	虚火
病程	较短	较长
主症	多食、消瘦、便秘	口干、多尿、不多食或便溏消瘦
伴有症状	多易发疮疖痈疽	尿频短
舌脉	舌红,苔黄,脉滑	舌红,苔少,脉细

二、实火当辨其在肺还是在胃

火在肺者多表现为烦渴引饮,咽燥鼻干,消瘦不明显;火在胃者多为消谷善饥,口臭,便秘,消瘦较明显。

三、阴虚当辨所属之脏腑

	肺	脾胃	肾
主症	口渴多饮,口鼻干燥,颧红盗汗	饥不欲食,乏力,口干,便溏	尿频量多,腰酸膝软,头昏耳鸣
消瘦	有	无	明显

虽然在辨证时实火分其在肺在胃,阴虚当辨脏腑定位,但临床上肺胃燥热、肺胃阴虚、胃肾阴虚,甚至肺、胃、肾阴俱虚都可能发生,临床应灵活对待。

由于消渴以阴虚为本,燥热为标,迁延日久,燥热可耗气伤阴导致气阴两虚之证,如口干乏力、纳少便溏、易感冒、自汗盗汗等;病至后期,可阴虚及阳导致阴阳两虚,可见形瘦、饮一溲一或饮一溲二、形寒等症。故临床辨证应根据消渴证的病理发展演变而加以辨别。

四、分型论治

烦渴多饮，消谷善饥，尿黄便秘，苔黄腻	知饥少食，便溏，乏力神萎，自汗，消瘦不明显，舌胖，苔白	乏力纳呆，消瘦，口渴引饮，盗汗自汗，舌红绛，脉细弱	尿频量多，头晕，腰酸，耳鸣，消瘦明显，舌红胖	饮少尿频，多浑浊，五心烦热，面色黑，形寒肢冷，消瘦严重，舌淡，脉沉细
↓	↓	↓	↓	↓
肺胃热盛	**肺脾气虚**	**气阴两虚**	**肾阴亏虚**	**阴阳两虚**
↓	↓	↓	↓	↓
治法	**治法**	**治法**	**治法**	**治法**
清热生津止渴	健脾益气，培土生金	益气养阴润燥	滋阴填精补肾	温阳滋阴补肾
↓	↓	↓	↓	↓
方药	**方药**	**方药**	**方药**	**方药**
消渴方、白虎加人参汤加减	参苓白术散加减	生津甘露饮	六味地黄丸、七味都气丸	右归丸、右归饮

由于消渴久病入络，瘀血阻滞；或阴虚燥热，耗津灼液，血运不畅而成血瘀；或燥热日久，耗气伤阴，气虚则血行无力，瘀血随之而生；或阴损及阳，阳虚寒凝，血液为之凝滞而成瘀，消渴具有诸多产生血瘀的病理基础，故临床在辨证治疗的同时，还应加用活血化瘀之品，既可预防产生血瘀之变，又可增强疗效。

消渴属慢性病，虽病有虚实之别，但对于胃家实火，苦寒峻冷之剂不宜久用，以防进一步耗伤其本。对糖尿病的消渴症除药物治疗外，饮食控制、适当运动、精神调节尤为重要。

【病例思维程序示范】

男，56岁。2000年12月10日初诊。口渴多饮3个月余，多食易饥，体重减轻8kg，神疲乏力，精神萎靡，动则气短。1个月前背部生一3cm×3cm脓肿，溃后脓出久不收口。舌质红，苔黄燥，脉细数。检查：空腹血糖为12mmol/L，餐后2小时血糖为21mmol/L。肝肾功能正常。B超示：肝、胆、胰未见异常。

辨证思维程序：

第一步：当应明确消渴诊断，并与瘿病相鉴别。

此患者有明显的多饮、多食伴消瘦症状，且空腹血糖>7.0mmol/L，餐后血

糖 >11.1mmol/L,且无情绪激动、心悸、颈前喉两旁结块肿大,故诊断为消渴证无疑。

第二步:根据患者"三多一少"证候特点,病程长短,伴随症状及舌象、脉象,辨其三消脏腑定位。

此患者以口渴多饮、多食伴消瘦为主,且神疲乏力,精神萎软,动则气短,舌红,苔黄燥,脉细数,且病程较短,当辨为肺胃燥热、气阴耗伤。

第三步:判断是否有并发症。

时值初冬,已非疖痈好发季节,而患者背部 1 个月前生一个 3cm×3cm 痈疽,溃后久不收口,此乃肺胃燥热,灼伤营阴,瘀毒内蕴,蕴久成脓;又因气阴耗伤,不能托毒生肌,故溃后日久不敛。

第四步:做相关检查。

1. 根据患者证情,为了协助诊治,可行空腹血糖及餐后 2 小时血糖。

2. 为了判断患者糖尿病的类型,可做 C 肽、胰岛素释放试验。

3. 为了排除继发性高血糖症,故做 B 超检查,以了解胰腺有无病变。

4. 为了解是否有心、脑、肾并发症,可根据患者具体情况可行心电图、头颅 CT、肾功能等检查。

第五步:治疗。

由于患者肺胃燥热,气阴两伤,瘀毒内蕴,故治疗当以清热解毒、益气养阴润燥。方取消渴方、白虎加人参汤、五味消毒饮加减。

处方:天花粉 15g 生地黄 15g 黄连 4.5g 党参 12g 生石膏(打,先煎) 15g 知母 10g 玄参 10g 天麦冬(各)12g 金银花 10g 野菊花 6g 紫花地丁 10g 炙甘草 3g

（自编医案）

【医案、常用中成药及经验方】

一、医案

李某,男性,65 岁。2015 年 6 月 9 日初诊。乏力,进行性消瘦 6 个月余。曾有糖尿病史 6 年余,近来因劳累,饮食不规律,酗酒,吃夜宵。原服"格列齐特""二甲双胍",但血糖控制不理想,空腹血糖经常在 10.0mmol/L 左右,餐后 2 小时血糖在 18.5mmol/L 左右。近半年自觉乏力,体重进行性下降 12kg,动则汗出,口渴欲饮,皮肤瘙痒。舌质红绛,少苔,脉弦细。证属:脾气亏虚,阴津耗伤。治拟:益气健脾,养阴润燥。

处方:太子参 15g　黄芪 15g　白术 15g　玄参 15g　麦冬 15g　知母 12g 北沙参 15g　石膏(先煎)15g　生地黄 15g　牡丹皮 15g　黄连 3g　绞股蓝 15g

服 14 剂。并嘱饮食控制,戒酒及夜宵,原西药续服。

二诊:口干明显好转,乏力较前减轻,体重未再下降,肤痒已止。舌红,少苔,脉细弦。

证属:脾气来复,伤阴之势已缓。治拟:继续守法巩固。

处方:太子参 15g　黄芪 15g　玄参 15g　麦冬 15g　知母 12g　北沙参 15g 生地黄 15g　牡丹皮 15g　黄连 3g　绞股蓝 15g

服 14 剂。若有效继续服用。

按语:患者素有消渴之病 6 年,因近饮食不节,劳累过度,以致胃热炽盛,脾气耗伤,虽纳食较多,然脾失运化,胃火炽盛,故肌肉失于充养而消瘦乏力;不能为胃行津液,而口干欲饮、舌红绛、少苔。此乃消渴病,损及中焦脾胃之证,方中太子参、黄芪、白术益气健脾,玄参、麦冬、北沙参、知母养阴生津润燥,石膏、牡丹皮、黄连、绞股蓝清泄胃热。全方益气健脾,养阴清热。但该病为慢性病,需长期服药,并配合饮食控制,忌烟酒。

二、常用中成药

1. 肺胃燥热　天麦消渴片。
2. 脾胃亏虚　健脾丸、参芪降糖片。
3. 肾阴亏虚　六味地黄丸、左归丸。
4. 气阴两虚　生脉胶囊、糖脉康颗粒。
5. 阴阳两虚　金匮肾气丸、右归丸(胶囊)。

三、经验方

1. 降糖扶正方(《中国中医秘方大全》)

功能:益气养阴,扶正培本。

主治:气阴两虚型糖尿病。

组成:生黄芪 9g　黄精 9g　太子参 9g　生地黄 9g　天花粉 6g

用法:制成片剂,每片含生药 2.3g,每日 3 次,每次 6 片。

2. 益气阴降糖方(《中国中医秘方大全》)

功能:益气养阴,补脾益肾。

主治:气阴两虚型 2 型糖尿病。

组成:红参 5g　茯苓 5g　白术 5g　黄芪 5g　葛根 5g　黄精 10g　大黄 1g　黄连 1g　五味子 1g　甘草 1g

用法:水煎服,日 1 剂,分 2 次服。

3. 胜甘方(《中国中医秘方大全》)

功能:补肾涩精。

主治:肾虚型糖尿病。

组成:山茱萸 30g　五味子 20g　乌梅 20g　苍术 20g

用法:加水 2 000ml,蒸至 1 000ml,分早、中、晚 3 次饭前温服。

遗精

【概述】

不因性生活而精液频繁遗泄的病证,称为遗精。其中有梦而遗精的,名为梦遗;无梦而遗精,甚至清醒时精液流出的,名为滑精。西医学中的神经衰弱、前列腺炎、精囊炎等引起的遗精,可参考本篇辨治。

【主要病因病机】

1. 妄想不遂,情欲妄动,或劳神太过,精神紧张,而致君火偏亢,相火妄动,或心阴暗耗,心肾不交,水亏火旺,扰动精室而遗精。

2. 醇酒厚味,损伤脾胃,酿湿生热,湿热下注,扰动精室而遗精。

3. 劳倦太过,思虑太甚,心脾受损,而致气不摄精,产生遗精。

4. 恣情纵欲,手淫恶习,阴虚阳亢,火扰精宫;或禀赋不足;或久遗失治,以致肾精亏虚,肾虚不藏而梦遗、滑精。

【辨证注意点】

1. 本病实证以心火与湿热为主。湿浊源出中焦脾胃,但湿热下注可影响下焦肝肾,故湿热下注所致遗精往往兼有湿热中阻症状;而心火扰动精室则以梦遗为多见。

2. 本病虚证以脾虚与肾虚为主。因脾虚易生湿,临证应注意心脾两虚型中与湿浊、湿热证的兼夹。肾亏所致遗精以阴虚火旺为多,病久可由阴及阳,需注意权衡。

3. 久遗伤肾,其他证型遗精久遗不愈,均可导致肾精滑脱、精气两虚,需注意肾虚与其他各型的兼夹,以澄本清源。

【辨证思路】

一、分清虚实

	实证	虚证
遗精性质	以梦遗多见	滑脱多见,甚则白昼见闻感触即有精泄
全身症状	烦躁易怒,口干口苦,小便黄,大便秘	头晕,腰酸,肢软乏力,口干,盗汗,或形寒肢冷
舌象	苔黄腻或薄黄	舌淡胖,或舌红
脉象	脉滑数,弦滑有力	脉细数或细弱

二、遗精实证多热证,分清心火与湿热

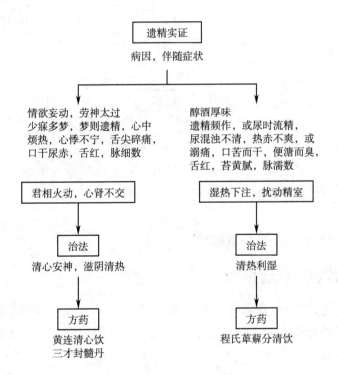

遗精实证

病因,伴随症状

情欲妄动,劳神太过
少寐多梦,梦则遗精,心中
烦热,心悸不宁,舌尖碎痛,
口干尿赤,舌红,脉细数

君相火动,心肾不交

治法

清心安神,滋阴清热

方药

黄连清心饮
三才封髓丹

醇酒厚味
遗精频作,或尿时流精,
尿混浊不清,热赤不爽,或
溺痛,口苦而干,便溏而臭,
舌红,苔黄腻,脉濡数

湿热下注,扰动精室

治法

清热利湿

方药

程氏萆薢分清饮

三、遗精虚证分清气虚、阴虚与阳虚

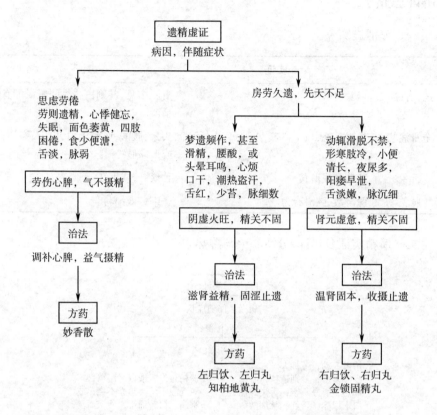

注意:实证遗精,不宜早投固涩,涩则火不清,浊不利,遗必难愈。

肾虚久滑,务须固摄,且可采用"精不足者补之以味",以味厚之品,聚精填补,但须注意健脾以助运。

温肾之品切忌温燥,应取温润。

【病例思维程序示范】

马某,男,20岁。遗精将1年,初起自感情欲易动,见异性阴茎即勃起,深以为苦,逐渐尿道经常流黏性液体,努力排便时亦然,腰酸乏力,势成漏精,舌淡红,脉细数。

辨证思维程序:

第一步:辨别虚实分型。

患者年少气盛,初病时情欲妄动,见异性阴茎即勃起,而遗精频作,当为君相火动使然。但久遗不愈,病程已有 1 年之久,且见尿道经常流精,腰酸乏力,六脉细数,可知久遗伤肾,肾水已亏,精关不固。综上分析,本例病案,初起时为君相火旺,久遗失治,而转成肾虚精滑,相火妄动,精关不固。

第二步:治疗。

宜补肾固精,佐以清泄相火。

处方:桑寄生 25g　砂仁(后下)5g　金狗脊 15g　盐知母 6g　白蒺藜 10g 炒丹参 10g　盐黄柏 6g　沙苑子 10g　炒牡丹皮 10g　莲子肉 20g　五味子 10g 生熟地黄(各)6g　芡实 15g　五倍子 10g　金樱子 10g

(《中医内科医案精选》)

【医案、常用中成药及经验方】

一、医案

郭某,男,40 岁。遗精 5 年,频用固精止遗之剂不效,近 2 年来更加严重。一般 2~3 天遗精一次,有时几天连续遗精,头晕头胀,失眠心悸,烦躁易怒,胸满串痛,少腹拘急而冷,口苦咽干,指趾厥冷,舌苔黄白而润,脉沉弦。证属:肝郁气结,疏泄失职,肾关失固。治拟:和解清热,予柴胡加龙骨牡蛎汤加减。

处方:柴胡 6g　半夏 9g　黄芩 9g　天花粉 9g　党参 9g　桂枝 9g　茯苓 9g　龙骨(先煎)15g　牡蛎(先煎)15g　生姜 3g　甘草 6g　大枣 5 枚　川大黄 3g

服药 4 剂遗精好转,继服 80 剂而愈。

按语:遗精一证,虽然肾气不固为多,但其他脏腑阴阳气血失调亦可致病,当分清心、肝、肾而求之。本案少用固精之品而取效,在于调治肝木也。方中柴胡、桂枝、黄芩和里解外;龙骨、牡蛎重镇安神;半夏、生姜和胃降逆;大黄泻里热,和胃气;茯苓安心神,利小便;人参、大枣益气养营,扶正祛邪。

二、常用中成药

1. 君相火动,心肾不交　三才封髓丹、天王补心丹、知柏地黄丸、大补阴丸。

2. 湿热下注,扰动精室　龙胆泻肝丸。

3. 劳伤心脾,气不摄精　归脾丸、补中益气丸。

4. 肾虚滑脱,精关不固　左归丸、右归丸、金锁固精丸。

三、经验方

1. 秘精汤(《实用简明男性学》)

功能:固摄止遗。

主治:遗精,滑泄。

组成:生牡蛎(先煎)10g 生龙骨(先煎)10g 芡实 10g 生莲子 10g 知母 6g 麦冬 6g 五味子 6g

用法:水煎服,日 1 剂,分 2 次服。

2. 复方地虎汤(《中国中医秘方大全》)

功能:活血化瘀,清热解毒,填精补髓,温阳补肾。

主治:慢性前列腺炎伴遗精者。

组成:地龙 20g 虎杖 30g 木通 15g 车前子(包煎)15g 莱菔子 20g 黄芪 30g 穿山甲(先煎)20g 白花蛇舌草 30g 甘草 10g 金樱子 15g 芡实 15g

用法:水煎服,日 1 剂,分 2 次服。

阳痿

【概述】

阳痿是指阴茎萎软不举，或临房举而不坚之证。西医学的男子性功能障碍和某些慢性疾病表现以阳痿为主者，可参考本篇辨治。

【主要病因病机】

1. 房劳太过，或频繁手淫，或先天不足，以致精气虚损，命门火衰而成阳痿。
2. 思虑忧郁，损伤心脾，以致宗筋失养，而成阳痿。
3. 恐惧伤肾，恐则气下，有碍作强，阴器不用，渐致阳痿。
4. 情志不遂，忧思郁怒，则宗筋所聚无能而致阳痿。
5. 酒食不节，损伤脾胃，湿热下注，而致宗筋弛纵，阳事不举。

【辨证注意点】

1. 阳痿虚证较多，实证较少，详细询问阳痿的起因，有助于辨证分型。
2. 肾虚所致阳痿应分清阴虚、阳虚、精亏，不能一概归结于肾阳不足、命门火衰。

【辨证思路】

一、阳痿实证

共有特征为病程相对较短，身体较为壮实。

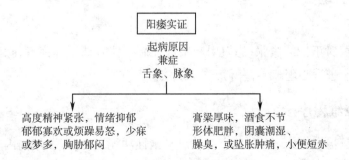

阳痿实证

起病原因
兼症
舌象、脉象

高度精神紧张，情绪抑郁
郁郁寡欢或烦躁易怒，少寐
或梦多，胸胁郁闷

膏粱厚味，酒食不节
形体肥胖，阴囊潮湿、
臊臭，或坠胀肿痛，小便短赤

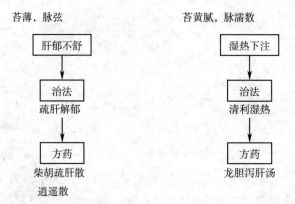

苔薄，脉弦 —— 肝郁不舒 → 治法 疏肝解郁 → 方药 柴胡疏肝散 逍遥散

苔黄腻，脉濡数 —— 湿热下注 → 治法 清利湿热 → 方药 龙胆泻肝汤

二、阳痿虚证

共有特征为病程较长，身体羸瘦，精神萎靡。

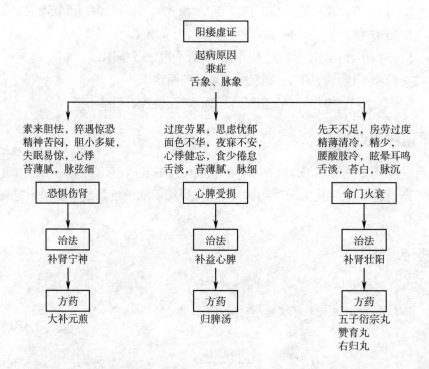

阳痿虚证
起病原因
兼症
舌象、脉象

素来胆怯，猝遇惊恐
精神苦闷，胆小多疑，
失眠易惊，心悸
苔薄腻，脉弦细
恐惧伤肾 → 治法 补肾宁神 → 方药 大补元煎

过度劳累，思虑忧郁
面色不华，夜寐不安，
心悸健忘，食少倦怠
舌淡，苔薄腻，脉细
心脾受损 → 治法 补益心脾 → 方药 归脾汤

先天不足，房劳过度
精薄清冷，精少，
腰酸肢冷，眩晕耳鸣
舌淡，苔白，脉沉
命门火衰 → 治法 补肾壮阳 → 方药 五子衍宗丸 赞育丸 右归丸

注意：对于情绪紧张、恐惧引起阳痿或病久伴有情绪抑郁者，除药物治疗外，应同时进行心理疏导，有利于提高疗效。

【病例思维程序示范】

王某，男，34 岁，干部，从事写作。平素性功能正常，于 3 年前因写一份材料,劳思多日,昼夜冥想,终于在1周后完成,但突然出现阳痿,当时亦未求治,1个月后恢复正常。至此每因思虑劳作,总要出现阳痿,适当休息后又恢复正常。患者求医时已是第4次发病,常觉精神疲倦、记忆锐减、失眠多梦、食欲不佳、面色不华。舌淡,苔白,脉细无力。

辨证思维程序:

第一步:询问发病与何种因素有关。

患者初次阳痿为劳思过度所致,以后又每因思虑劳作而复发,故与脑力劳动过度密切相关。

第二步:根据伴随症状确定证型。

患者病由思虑劳作过度所致,临证又见精神疲倦,夜寐不安,记忆力减退,食欲不佳,面色不华,舌淡脉细等一派心脾不足之征,故辨证当属心脾两虚。

第三步:治疗。

宜补益心脾,仿归脾汤加减。

处方:人参10g　生黄芪20g　怀山药20g　莲子肉10g　五味子10g　远志10g　淫羊藿12g　巴戟天15g　肉苁蓉10g　阳起石10g

（《中医内科医案精选》）

【医案、常用中成药及经验方】

一、医案

钟某,男,40岁,1993年9月8日初诊。患者因有大事未决,思虑重重,日久忧郁成疾,3个月前突然发现性功能下降,继而阳痿,到处求医,并无见效。经某医院检查为性神经衰弱症,因治疗无效而来求诊。诉阳痿,症见:面色萎黄,精神不佳,不思饮食,身倦,四肢无力,遇劳则心悸怔忡,健忘,失眠多梦,舌淡,少苔,脉细虚弱。证属:心脾两虚、肾气偏弱、宗筋失养而导致阳痿。治拟:补益心脾壮肾之法。

处方:炙黄芪15g　党参15g　白术10g　当归10g　龙眼肉10g　远志12g　龙齿(先煎)15g　磁石(先煎)15g　首乌藤10g　合欢皮6g　酸枣仁10g　萱草15g　淫羊藿8g

服6剂。

二诊时自觉气力增加,诸症均减,再上方去龙眼肉、远志,加王不留行 15g,继服 10 剂,阴茎基本能勃起,余症消失。嘱服归脾丸合六味地黄丸,30 天为一疗程,以善后调理。阳痿复原,随访半年,身体健康。

按语:心脾两虚之阳痿多见于脑力劳动者,以及多愁急躁之人,思虑过度而劳伤心脾、病及阳明冲脉。脾胃为水谷之大海,气血生化之源,宗筋失养,发为阳痿。方中炙黄芪、党参、白术、甘草补脾益气;当归、萱草养肝生血;茯苓、酸枣仁、龙眼、龙齿、磁石、首乌藤、合欢皮养心镇惊安神;远志交通心肾而宁心;淫羊藿、仙茅、山茱萸、熟地黄、王不留行益肾添精而壮阳。

二、常用中成药

1. 命门火衰　五子衍宗丸、右归丸。

2. 心脾受损　归脾丸。

3. 肝郁不舒　逍遥丸。

4. 湿热下注　龙胆泻肝丸。

三、经验方

1. 亢痿灵(《中国中医秘方大全》)

功能:养血活血,温经通络。

主治:血瘀或血虚之阳痿。

组成:蜈蚣 18g　当归 60g　白芍 60g　甘草 60g

用法:上药均研末,每次 2.5~5g,每日 2 次。忌生冷、气恼。

2. 蛇起汤(《中国中医秘方大全》)

功能:温肾补阳,补精益气。

主治:命门火衰,精气虚寒及行房过甚后造成的阳痿。

组成:蛇床子 10g　淫羊藿 10g　阳起石 10g　远志 5g　五味子 5g　仙茅 15g

加减:寒甚者加肉桂 3g,淡附子(先煎)10g;遗精早泄者加金樱子 15g,桑螵蛸 10g。

用法:水煎服,每日 1 剂,分 2 次服。

早泄

【概述】

早泄是指性交时间极短即行排精,甚至性交前即泄精的病证。西医学中的男子性功能障碍、部分泌尿生殖系炎症以早泄为主症的,可参照本篇辨治。

【主要病因病机】

1. 房劳过度及频繁手淫,导致肾精亏耗,肾阴不足,相火偏亢,扰乱精室,而引起早泄。

2. 禀赋素亏或遗精日久,导致精关不固,引起早泄。

3. 外感湿热,或嗜食肥甘,湿热内生,留滞肝经,下注阴器,而致早泄。

【辨证注意点】

1. 本证辨证有虚实两端,虚证注意肾阴肾阳的辨别,实证以湿热为主。

2. 部分病例可由精神过度紧张或兴奋引起,而非一概肾虚、湿热。

3. 早泄与阳痿往往互为关联,辨证治疗上可互参。

【辨证思路】

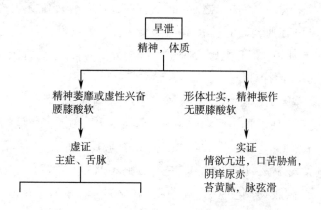

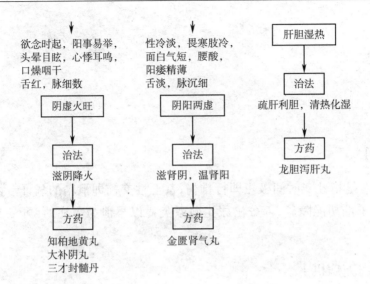

欲念时起，阳事易举，头晕目眩，心悸耳鸣，口燥咽干
舌红，脉细数

阴虚火旺

治法

滋阴降火

方药

知柏地黄丸
大补阴丸
三才封髓丹

性冷淡，畏寒肢冷，面白气短，腰酸，阳痿精薄
舌淡，脉沉细

阴阳两虚

治法

滋肾阴，温肾阳

方药

金匮肾气丸

肝胆湿热

治法

疏肝利胆，清热化湿

方药

龙胆泻肝丸

【病例思维程序示范】

张某,男,36岁。患神经衰弱已10年之久,头晕神疲,自觉眼冒黑花,虽曾治疗,时轻时重。近1年来又感腰酸楚,阴囊冷,早泄,阳痿屡治未效,面色青白,精神疲怠,舌苔薄白,脉沉细无力。

辨证思维程序:

第一步:辨别虚实。

患者患神衰已有10余年,病久及肾,主症为头晕腰酸,阳痿早泄,舌淡,脉沉细等一派肾虚之象,而无湿热表现,故当辨为虚证。

第二步:区别阴虚、阳虚。

患者阴囊冷,为肾寒之象;面色青白,舌淡,脉沉细无力亦为肾阳亏虚之候。病家患有神经衰弱已有10余年之久,病久及肾,精气虚寒,命门火衰,故见阳痿、早泄、头晕目黑、腰酸神虚。综上分析,辨证当为肾阳亏虚。

第三步:治疗。

宜温肾、补阳、壮髓之剂,病属慢性,宜服丸药。

处方:海马1具 紫河车60g 紫贝齿(先煎)30g 牡蛎(先煎)30g 石决明(先煎)60g 阳起石30g 龙骨(先煎)60g 仙茅60g 桑叶60g 蛇床子30g 刺猬皮30g 巴戟天60g 砂仁(后下)15g 益智仁15g 菟丝子60g 海参60g 阿胶(烊化)30g 鹿角胶(烊化)30g 淫羊藿60g 附子(先煎)30g

白术 30g　人参 30g　金樱子 90g

《中医内科医案精选》

【医案、常用中成药及经验方】

一、医案

陈某,男,33 岁,从 14 岁开始长期手淫,每日至少 1 次,多则 2~3 次。目前与女友同居,性生活频繁,半年前出现早泄,平均时间不足 1 分钟。面色黯淡无光泽,稍劳久站腰痛如折,足跟疼痛,小便频数,舌淡,苔白,脉细。证属:肾气不足,精关不固。治拟:补肾填精,固泉缩尿。方用金锁固精丸合缩泉丸。

处方:芡实 30g　玉米须 9g　煅龙骨(先煎)9g　煅牡蛎(先煎)9g　沙苑子 30g　益智仁 30g　怀山药 30g　乌药 9g　杜仲 9g　金樱子 15g　甘草 6g

服 7 剂,暂禁房事。

二诊,腰痛、尿频大为改善。小便由晚上的 3 次减为 1 次/日。改上方为金锁固精丸,再服用 1 个月。后令其同房,时间可达到 15~20 分钟以上,告愈。

按语:经云:"肾者,主蛰,封藏之本,精之处也",患者相火偏旺,长期手淫,性生活频繁,纵欲过度,以致肾元亏虚,精关不固,脏腑失养,症见早泄、腰痛、足跟痛、小便频数。治当以补益肾元,摄精化气,方取金锁固精丸合缩泉丸,药证相合而取效,并嘱其节欲保精。

二、常用中成药

1. 阴虚火旺　知柏地黄丸、大补阴丸、三才封髓丹。

2. 肾阳亏虚　右归丸、五子衍宗丸、金匮肾气丸。

3. 肝胆湿热　龙胆泻肝丸。

三、经验方

1. 戚广崇验方(《实用简明男性学》)

功能:益肾固精。

主治:早泄。

组成:桂枝 10g　白芍 10g　生姜 5g　甘草 5g　大枣 15g　生龙骨(先煎)30g　生牡蛎(先煎)30g

用法:水煎服,日 1 剂,分 2 次服。

2. 蛤蚧鞭雀酒(《中国中医秘方大全》)

功能:补肾壮阳,壮腰止泄,生精助育。

主治:肾虚阳痿、早泄、精液质量低下之男性不育症。

组成:熟地黄 50g　何首乌 50g　黄精 50g　肉苁蓉 50g　巴戟天 30g　杜仲 30g　川续断 30g　鹿角胶(烊化)30g　菟丝子 3g　枸杞子 30g　附子(先煎)15g　淫羊藿 15g　肉桂(后下)15g　蛤蚧 1 对　狗鞭子 2 条　麻雀 4 只广西米酒 3.5kg

用法:将上药浸泡 50 日后即可饮用,每日早晚各服 15ml。

耳鸣、耳聋

【概述】

耳鸣、耳聋都是听觉异常的症状。凡自觉耳内鸣响,如闻潮声,或如蝉鸣,或细或暴,静时尤甚,妨碍听觉的称耳鸣;听力减弱失聪,妨碍交谈,甚至听觉丧失,不闻外声,影响日常生活的称耳聋;症状轻者称为重听。本证可见于西医学中的多种疾病,如五官科的耳部病变(外耳道炎、鼓膜穿孔、中耳炎、神经性耳聋等);内科的急性传染病(如流行性感冒、腮腺炎等)、中枢性病变(如脑肿瘤、听神经瘤等)、药物中毒以及贫血、高血压、内耳性眩晕、神经官能症等。此外,跌仆外伤、雷炮震伤、耵聍停积等亦可引起。在上述疾病的过程中出现以耳鸣、耳聋为主要症状者,均可参照本篇辨治。

【主要病因病机】

1. 外感风邪或风热,客邪蒙窍,以致耳鸣、耳聋。

2. 七情失调,气机郁滞,气闭不通,或气郁化火,循经上扰,以致耳鸣、耳聋。

3. 饮酒厚味,痰火内生,上干清窍,而致耳鸣、耳聋。

4. 忧思劳役太过,耗伤中气,不能上荣清窍,而致耳鸣、耳聋。

5. 禀赋不足,或年老久病,或房劳太过,肾精耗伤,髓海空虚,不能上濡清窍,而致耳鸣、耳聋。

6. 久病入络,或气滞而血行不畅,或气虚而推动无力,以致瘀阻耳窍,而见耳鸣、耳聋。

【辨证注意点】

1. 本证与肝、脾、肾三脏关系较密切,病理因素以风、火、痰、瘀为主,故临证询问应着重了解年龄、既往病史、起病速度快慢、头晕头痛腰酸等兼症有助辨证。

2. 本病有外感(外闭)与内伤(内闭)之别,但外感风邪既可单独为患,又往往与内伤相兼夹,如风热夹痰瘀、外风夹肝阳等,治需内外兼顾。

3. 外感耳鸣为实证;内伤耳鸣有虚实之分,且虚实夹杂亦不少见,如肾水内虚,水不涵木,产生水虚火实证,脾气亏虚,痰湿内生而致气虚夹湿证等。

4. 气郁则生热,耳为阳窍,虽然唯火气上扰,最易扰乱听宫,但临证亦有单纯因气机郁滞,气闭而突然产生鸣聋,不一定都见火热之象。

【辨证思路】

一、区分外闭与内闭

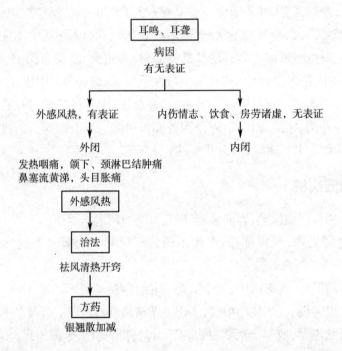

二、内闭先分虚实

	实证	虚证
新久顿渐	多新病,暴鸣暴聋	多久病,渐鸣渐聋
声音	多声大,持续不断	多声细,时轻时重,日轻夜重
年龄	多青壮年	多中老年
脉象	多脉盛气盛	多脉虚气怯

三、内闭实证当分清痰、火、瘀的性质

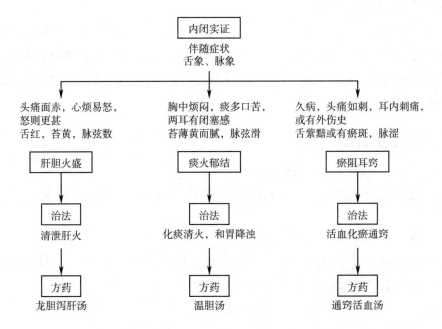

内闭实证
伴随症状
舌象、脉象

头痛面赤，心烦易怒，　　胸中烦闷，痰多口苦，　　久病，头痛如刺，耳内刺痛，
怒则更甚　　　　　　　　两耳有闭塞感　　　　　　或有外伤史
舌红，苔黄，脉弦数　　　苔薄黄而腻，脉弦滑　　　舌紫黯或有瘀斑，脉涩

肝胆火盛　　　　　　　　痰火郁结　　　　　　　　瘀阻耳窍

治法　　　　　　　　　　治法　　　　　　　　　　治法

清泄肝火　　　　　　　　化痰清火，和胃降浊　　　活血化瘀通窍

方药　　　　　　　　　　方药　　　　　　　　　　方药

龙胆泻肝汤　　　　　　　温胆汤　　　　　　　　　通窍活血汤

四、内闭虚证辨别脾、肾何脏为主

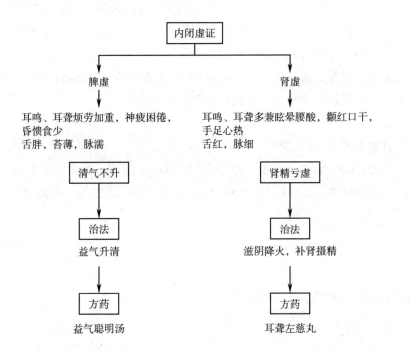

内闭虚证

脾虚　　　　　　　　　　　　　　　　肾虚

耳鸣、耳聋烦劳加重，神疲困倦，　　耳鸣、耳聋多兼眩晕腰酸，颧红口干，
昏愦食少　　　　　　　　　　　　　手足心热
舌胖，苔薄，脉濡　　　　　　　　　舌红，脉细

清气不升　　　　　　　　　　　　　肾精亏虚

治法　　　　　　　　　　　　　　　治法

益气升清　　　　　　　　　　　　　滋阴降火，补肾摄精

方药　　　　　　　　　　　　　　　方药

益气聪明汤　　　　　　　　　　　　耳聋左慈丸

【病例思维程序示范】

李某,男,62岁。耳鸣反复半年余,时作时止,"嗡嗡"作响,声音不大,伴有腰酸乏力,时有口干。曾在五官科检查,未有异常发现。近日耳鸣趋于加重,并见头晕目眩,头目胀痛,稍有口苦,夜寐梦扰,纳可便调。舌红,苔薄,脉弦细小数。

辨证思维程序:

第一步:区分外闭、内闭。

患者无外感诱因,临证亦无寒热、鼻塞、身痛、脉浮等表证之象,故当属内闭。

第二步:内闭区别虚实。

患者已是老年,久病耳鸣,其声细,时作时止,又伴有腰酸乏力、脉细等虚象,故当属内闭虚证。

第三步:内闭虚证辨别亏虚在脾在肾。

患者耳鸣伴见腰酸、口干、脉细小数,此为肾精亏虚,精不上承之故。近日耳鸣又趋加重,并见头目眩晕胀痛、口苦梦扰、脉弦之象,此由肾水内虚,水不涵木,虚风扰动之故。综上分析,辨证当属肾精亏虚,水不涵木,虚风扰上。

第四步:做相关检查。

患者耳鸣伴见头晕头痛,故应测量血压及查头颅 CT 以排除高血压和颅内病变。同时建议五官科进一步检查排除耳内病变。

第五步:治疗。

宜填阴镇逆,壮水制阳。

处方:生熟地黄(各)12g 龟甲(先煎)9g 山茱萸 12g 五味子 9g 白芍15g 天麦冬(各)12g 磁石(先煎)30g 牛膝 12g 沉香 3g 石菖蒲 9g

(自编医案)

【医案、常用中成药及经验方】

一、医案

李某,男,36岁。2010 年 5 月 20 日初诊。耳鸣,耳聋 2 周,伴头晕目糊,口苦咽干,五心烦热,易怒,舌苔黄腻,脉细数。证属:肝肾阴虚,肝胆火盛,热扰清窍所致。治拟:清少阳郁热,滋阴镇下并用。

处方:酒龙胆草 24g　酒黄芩 24g　生地黄 30g　盐黄柏 24g　熟地黄 30g 生白芍 30g　灵磁石(先煎)30g　生石膏(先煎)30g

服 3 剂,水煎服。

药后诸症减半,再进 3 剂,耳鸣、耳聋诸症痊愈。半年后随访未复发。

按语:叶天士《临证指南医案卷八·耳部》曰:"肾窍开耳,胆络脉亦附于耳,凡本虚失聪治在肾,邪干窍闭治在胆,乃定例也。"徐灵胎评曰:"耳聋之法多端,然大段不过清上镇下。"本例患者耳鸣、耳聋,头晕目糊,五心烦热,皆属肾阴亏虚,虚热上扰。患者口苦咽干,易怒,当属肝胆火盛。方中龙胆草、黄芩、石膏清肝胆郁热、镇静除烦;生地黄、熟地黄、白芍、黄柏、灵磁石滋阴镇下清虚热,灵磁石还有聪耳之功效。诸药合用,清上镇下,药证相符,故取效迅速。

二、常用中成药

1. 风热上扰　银翘片。

2. 肝胆火盛　丹栀逍遥片。

3. 清气不升　补中益气丸。

4. 肾精亏虚　耳聋左慈丸。

5. 痰火郁结　清气化痰丸。

三、经验方

1. 耳聋汤(《中国当代名医验方大全》)

功能:补肾益精,行气活血。

主治:肾虚耳聋。

组成:柴胡 12g　制香附 9g　川芎 12g　石菖蒲 12g　骨碎补 9g　六味地黄丸(包煎)30g

用法:水煎服,日 1 剂,分 2 次服。

2. 化痰复聪汤(《中国中医秘方大全》)

功能:行气通窍,活血化瘀。

主治:突发性耳聋。

组成:丹参 30g　赤芍 12g　川芎 15g　当归 12g　三棱 12g　香附 9g　郁金 12g　葛根 30g　石菖蒲 15g　地龙 9g　路路通 9g

用法:水煎服,日 1 剂,分 2 次服。

3. 调压流气饮(《中国当代名医验方大全》)

功能:行气利窍,降气疏逆。

主治:航空性中耳炎。

组成:木香 3g　乌药 6g　紫苏叶 10g　大腹皮 10g　青皮 6g　石菖蒲 3g
枳壳 6g　柴胡 3g　蔓荆子 6g

用法:水煎服,日 1 剂,分 2 次服。

4. 化瘀除饮汤(《中国当代名医验方大全》)

功能:蠲饮除水,化瘀通络,升清降浊。

主治:梅尼埃病。

组成:泽泻 30g　生白术 15g　赤芍 10g　桃仁 10g　红花 10g　枳壳 10g
川牛膝 10g　法半夏 10g　天麻 10g　钩藤 15g

用法:水煎服,日 1 剂,分 2 次服。

痹证

【概述】

痹证是由于正虚，风、寒、湿、热等外邪侵袭人体，闭阻经络，气血运行不畅所导致的以肌肉、筋骨、关节发生酸痛、麻木、重着、屈伸不利，甚或关节肿大灼热为主要临床表现的病证。西医学的风湿性关节炎、类风湿关节炎、骨关节病、强直性脊柱炎等以关节症状为主的疾病可包括在内；其他疾病如系统性红斑狼疮、皮肌炎、硬皮病、血栓闭塞性脉管炎等疾病出现关节、肌肉疼痛的表现时，也可参照本篇辨治。

【主要病因病机】

1. 正气不足，腠理不密，卫外不固；或肝肾不足，筋骨失养，邪留经络，气血痹阻。

2. 风寒湿热，骤然入侵，痹阻经络，不通则痛。

【辨证注意点】

1. 应辨清风寒湿痹与热痹的不同。

2. 在风寒湿痹中应区别风、寒、湿偏胜的不同。

3. 病程久者，应注意辨明有无痰瘀阻络、气血亏虚及脏腑损伤的证候。

【辨证思路】

一、应区别风寒湿痹与热痹

	风寒湿痹	热痹
望	病变处无红肿	病变处红肿
切	扪之无发热感	触之发热
伴随症状	关节肌肉酸痛，遇寒加重，遇热痛减	关节肌肉酸痛，遇凉较舒
舌脉	舌苔白，脉缓	舌红，苔黄，脉数

注意:风寒湿痹日久不愈,邪留经络关节,郁而化热;或素体热盛;或阴虚内热之躯,寒邪易于化热,则风寒湿痹可转化为风湿热痹。

二、风寒湿痹当分清风、寒、湿邪偏胜,分清行痹、痛痹、着痹

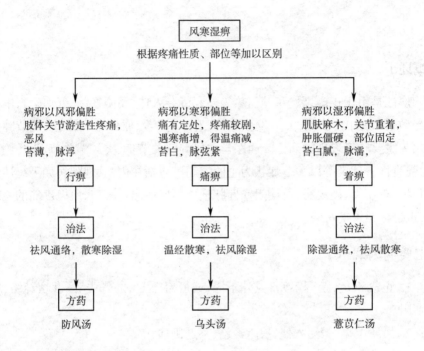

三、风湿热痹的特点

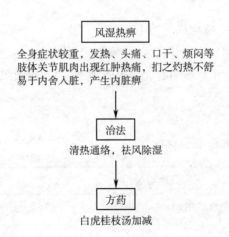

四、久痹

久痹之人,虚实夹杂,应分清病邪性质或正虚部位,可从关节局部症状或

全身情况入手。

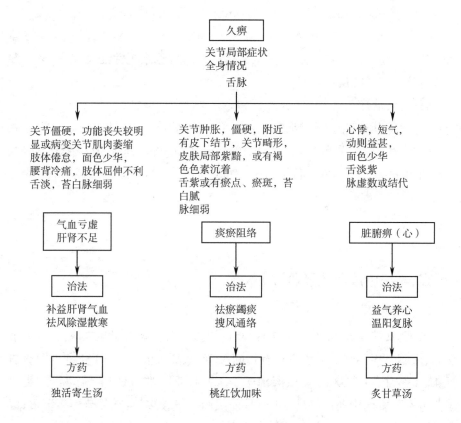

【病例思维程序示范】

孙某,男,31岁,1周来高热不解(体温39.6℃),四肢关节酸楚,尤以两膝关节为主,局部灼热红肿疼痛,屈伸不利,甚则不能下床活动,汗出、口渴、纳呆,苔黄燥,脉滑数。

辨证思维程序:

第一步:分清该患者是风寒湿痹还是风湿热痹。

根据患者病变关节灼热红肿疼痛,且高热不退,口渴汗出,苔黄燥,脉滑数等症,可诊断为风湿热痹。

第二步:做相关检查。

1. 为明确有否细菌感染及病变活动程度,可予血常规、咽拭子培养、血沉、C反应蛋白、抗"O"等检查。

2. 为了了解膝关节病变情况,应予双膝 X 线摄片。

3. 为排除痛风性关节炎,当查血尿酸、尿尿酸、肾功能。

4. 尚应查抗核抗体(ANA)+ 滴度、双链 DNA(ds-DNA)、ENA 多肽抗体(IBT-ENA)、免疫球蛋白(IgG、IgA、IgM)等检查,排除系统性红斑狼疮、类风湿关节炎等免疫系统疾病可能。

第三步:治疗。

因为辨证属风湿热痹,所以治疗应清热通络宣痹,佐以祛风胜湿。

处方:生石膏(先煎)30g　知母 10g　天花粉 30g　桂枝 10g　忍冬藤 30g　威灵仙 30g　豨莶草 15g　黄柏 10g　薏苡仁 15g　甘草 3g

(《中医内科医案精选》)

【医案、常用中成药及经验方】

一、医案

张某,女性,62 岁,2018 年 7 月 20 日初诊。患者久居潮湿之地,全身关节酸痛、重着 2 年,双腕、双手掌指及指间关节、双膝关节尤重。1 年前外院查血沉 42mm/h,抗"O"200U,类风湿因子(+),抗环瓜氨酸抗体(+),诊断为"类风湿关节炎",服用中药后好转。1 个月前阴雨天气较多,自觉关节疼痛沉重,以双手近端指间关节、左腕关节为主,伴肿胀、活动受限,晨僵约 1 小时,饮食正常,大便溏薄,小便可,舌淡红,苔白腻,脉濡。体检:神情,心肺正常,腹部平软,无明显压痛及反跳痛,肝脾肋下未及,未触及包块。双手稍有尺偏,双手近端指间关节梭形肿胀,压痛(+)。辅助检查:血沉 50mm/h,抗"O"500U,类风湿因子(+),抗环瓜氨酸抗体(+),双手小关节超声示滑膜炎。证属:湿邪阻滞关节。治拟:除湿通络,祛风散寒。

处方:薏苡仁汤加减。

组成:薏苡仁 30g　川芎 9g　当归 6g　麻黄 9g　桂枝 6g　羌活 12g　独活 12g　防风 9g　制川乌 6g　苍术 9g　延胡索 30g　鸡血藤 30g　甘草 9g

服 14 剂。

二诊:药后关节酸痛、重着好转,肿胀、活动不利减轻。2 天前劳累后关节酸痛复作,伴腰膝酸软,少气懒言,自汗疲乏,头晕耳鸣,二便正常,舌淡红,苔薄,脉细数。证属:肝肾不足。治拟:补益肝肾,调补气血。

处方:独活寄生汤加减。

组成:独活 12g　桑寄生 30g　秦艽 9g　防风 9g　葛根 15g　当归 12g
白芍 12g　川芎 9g　干地黄 6g　杜仲 12g　牛膝 15g　茯苓 15g　薏苡仁 30g
甘草 6g

服 14 剂。

三诊:关节疼痛好转,腰酸、头晕时有,舌淡红,苔薄白,脉沉细。予守方加
牡蛎(先煎)30g、天麻 15g 继服。

按语:患者老年女性,初起外感湿邪,湿邪流注于肌腠经络,滞留于关节,
导致气血痹阻,故可见关节疼痛肿胀重着、肿胀,属痹证着痹特征,治拟除湿通
络,祛风散寒。劳累后出现关节酸痛复作伴腰膝酸软,少气懒言,自汗疲乏,头
晕耳鸣等。此为花甲之年女性,肝肾不足之体,劳累后正气受损,肝肾不足,筋
骨失养而致,药当随证变化,为补益肝肾,调补气血为主。痹证为缠绵难愈之
疾,需长期保养及治疗方能蠲痹和络。

二、常用中成药

1. 行痹　追风透骨丸、豨莶丸。

2. 痛痹　寒湿痹冲剂。

3. 着痹　豨莶丸、木瓜片。

4. 热痹　新广片、湿热痹颗粒。

5. 气血亏虚,肝肾不足　归脾丸、六味地黄丸。

6. 痰瘀阻络　益肾蠲痹丸、伸筋丹胶囊。

7. 心痹　宁心宝胶囊。

三、经验方

1. 乌头二仙黄酒汤(《中国当代名医验方大全》)

功能:温阳散寒,化湿通络。

主治:类风湿关节炎、强直性脊柱炎、坐骨神经痛等。

组成:制川乌(先煎)5g　淫羊藿 15g　仙茅 15g　酒当归 10g　防己 10g
桂枝 6g　赤白芍(各)10g　五加皮 6g　苍术 10g　牛膝 15g　黄酒 60g

用法:水煎服,日 1 剂,分 2 次服。

2. 通痹汤(《中国当代名医验方大全》)

功能:调补气血,滋养肝肾,温阳通络。

主治:类风湿关节炎、肥大性脊柱炎,属久痹顽痹者。

组成:黄芪 30g　丹参 20g　当归 15g　熟地黄 20g　山茱萸 10g　枸杞子

10g　炮附子(先煎)15g　桂枝 10g　蜂房 15g　鸡血藤 20g　土鳖虫 7.5g　炮穿山甲(先煎)10g　蜈蚣 1 条

用法:水煎服,日 1 剂,分 2 次服。

3. 清热宣痹汤(《中国当代名医验方大全》)

功能:清热通络,疏风胜湿。

主治:风湿性关节炎急性期。

组成:生石膏(先煎)30g　知母 10g　生甘草 5g　防己 15g　黄柏 12g　忍冬藤 30g　天花粉 30g　威灵仙 30g　豨莶草 15g

用法:水煎服,日 1 剂,分 2 次服。

4. 蠲痹定痛汤(《中国当代名医验方大全》)

功能:祛寒除湿,活血通络,消肿止痛。

主治:类风湿关节炎、风湿性关节炎、系统性红斑狼疮见关节疼痛或肿胀者。

组成:乌梢蛇 9g　蜈蚣 2 条　川桂枝 6~8g　细辛 3g　制川草乌(各)4g　甘草节 4g　雷公藤 10g　红花 9g　制乳没(各)4g

用法:水煎服,日 1 剂,分 2 次服。

痛风

【概述】

痛风是因饮食失宜,湿浊停留,痰瘀沉积于关节周围,以跖趾关节、足背、足跟、踝、指、腕等小关节红肿剧痛反复发作,形成痛风石,导致关节畸形为主要表现的肢体痹病类疾病。本证同西医学病名一致。属痹证热痹范畴。

【主要病因病机】

1. 本病与饮食关系密切,中老年男子多见,可有痛风家族史。饮食不节(暴饮暴食、进食高嘌呤食物、饮酒),伤胃滞脾,湿热内生,蕴于关节,发为痛风。

2. 禀赋不足,脾胃虚弱,湿浊内蕴,复感风寒,寒湿之邪蕴而化热,流注关节而成痛风。

【辨证注意点】

1. 分清虚实。一般来说,急性发作多属实证,久病反复多属虚实夹杂。
2. 急性发作需辨清湿与热何者为重。
3. 病程久者,注意辨明有无痰、瘀和肝肾亏虚的证候。
4. 注意了解诱发因素。

【辨证思路】

一、应明确诊断

以单个趾、指关节猝然红肿疼痛,迅速加剧,痛如虎咬为本病特征,多数发生于夜间,往往有诱因可查,可伴发热头痛等即应考虑本病。血尿酸、尿尿酸增高,关节腔穿刺有尿酸盐结晶,即可明确诊断。

二、应分清虚实

	实证	虚实夹杂
起病	急性发作	反复发作,迁延

	实证	虚实夹杂
局部症状	关节红肿剧痛猝然发作,触之局部灼热,得凉则舒	关节微红,变形漫肿,色泽褐黯,酸麻疼痛或见块瘰硬结。
全身症状	发热口渴,心烦不安,溲黄等	眩晕耳鸣,面浮足肿,胸脘痞闷等

三、急性发作

应辨清湿与热何者为重。

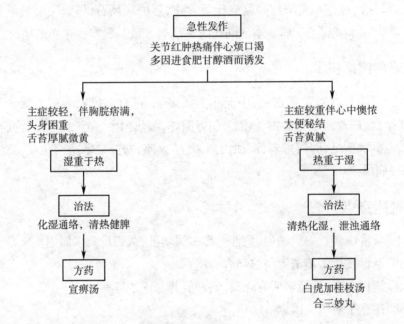

```
                        急性发作
            关节红肿热痛伴心烦口渴
            多因进食肥甘醇酒而诱发

主症较轻,伴胸脘痞满,              主症较重伴心中懊恼
头身困重                          大便秘结
舌苔厚腻微黄                       舌苔黄腻

    湿重于热                          热重于湿

     治法                            治法

化湿通络,清热健脾                  清热化湿,泄浊通络

     方药                            方药
     宣痹汤                       白虎加桂枝汤
                                  合三妙丸
```

四、久病

应分清痰浊阻滞、瘀血阻滞和肝肾阴虚之不同。

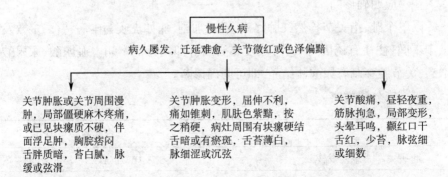

```
                        慢性久病
          病久屡发,迁延难愈,关节微红或色泽偏黯

关节肿胀或关节周围漫        关节肿胀变形,屈伸不利,        关节酸痛,昼轻夜重,
肿,局部僵硬麻木疼痛,      痛如锥刺,肌肤色紫黯,按      筋脉拘急,局部变形,
或已见块瘰质不硬,伴        之稍硬,病灶周围有块瘰硬结      头晕耳鸣,颧红口干
面浮足肿,胸脘痞闷          舌暗或有瘀斑,舌苔薄白,        舌红,少苔,脉弦细
舌胖质暗,苔白腻,脉        脉细涩或沉弦                  或细数
缓或弦滑
```

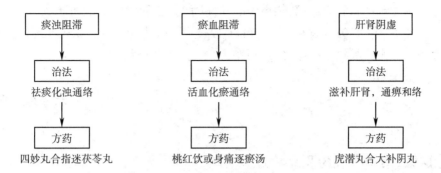

痰浊阻滞

→

治法

祛痰化浊通络

→

方药

四妙丸合指迷茯苓丸

瘀血阻滞

→

治法

活血化瘀通络

→

方药

桃红饮或身痛逐瘀汤

肝肾阴虚

→

治法

滋补肝肾，通痹和络

→

方药

虎潜丸合大补阴丸

注意:部分慢性期患者可因饮食、疲劳、外伤等因素而致急性发作,急则治标,先予清热泄浊。

本病以脾虚为本,蕴湿化热,故采用清热化湿,化痰活血等法时,勿忘健脾固本。

【病例思维程序示范】

王某,男,65岁,1995年8月25日初诊。因反复两踝关节肿痛2年而就诊。前年右踝曾红肿,自认为扭伤,此后反复出现两踝关节交替发作性红肿热痛。近半年发作较频,每月发作1次,每次发作经服用非甾体抗炎药于2周内缓解。外院曾查血尿酸为0.513mmol/L,关节腔穿刺有大量尿酸盐结晶,诊为痛风。刻诊:左踝关节红肿热痛2天,体温38℃,大便日行1次,质干,舌红,苔黄腻,脉滑数。

辨证思维程序:

第一步:明确诊断。

根据患者单关节反复发作红肿热痛已有2年的症状,结合实验室检查见血尿酸增高,关节腔穿刺见大量尿酸盐结晶,痛风的诊断可以明确。

第二步:分清虚实。

该患者虽有2年病史,但本次起病急,呈发作性,关节呈现红肿热痛,伴发热,无变形,无块瘰硬结,故此患者当属急性发作的实证。

第三步:急性发作实证尚需辨湿重于热或热重于湿。

患者本次发作为左踝关节红肿热痛,伴发热便秘,舌红苔黄腻,脉滑数等症,故应辨为湿热蕴结、热重于湿。

第四步:治疗。

因为辨证属湿热蕴结,热重于湿,所以治疗应清热化湿,泄浊通络。

处方:苍术 9g　黄柏 12g　知母 12g　石膏(先煎)30g　萆薢 15g　土茯苓 30g　制大黄 30g　蚕沙(包煎)30g　泽泻 30g　延胡索 15g　牛膝 12g

（自编医案）

【医案、常用中成药及经验方】

一、医案

王某,男,68 岁,2018 年 8 月 25 日初诊。因"反复双足第一跖趾、右膝关节肿痛 10 年,加重 1 周"就诊。10 年前饮酒后出现右足第一跖趾关节红肿热痛,查血尿酸 610mmol/L,诊断为"痛风",后约每半年发作 1 次,双足交替发生,右膝关节也有累及,发作时服用非甾体抗炎药可缓解,未规律服用降尿酸药物。近半年发作较频繁,此起彼伏。1 周前饮酒后出现双足第一跖趾、双膝关节红肿疼痛,服用非甾体抗炎药无明显改善。有高血压、高脂血症病史,平素喜荤、好饮酒,纳可,大便日行 2~3 次,溏薄,小便色黄,舌红,苔黄腻,脉滑数。体检:神情,心肺正常,腹部平软,无明显压痛及反跳痛,肝脾肋下未及。双膝关节肿胀伴压痛,双侧第一跖趾关节肿胀伴压痛,血尿酸 670mmol/L,肌酐 116μmol/L;肾脏超声示右肾肾结石;双膝及双侧跖趾关节超声示尿酸盐结晶沉积。证属:湿热蕴结关节。治拟:清热化湿,泄浊通络。

处方:白虎加桂枝汤合三妙丸加减。

组成:知母 12g　石膏(先煎)30g　粳米 18g　甘草 9g　苍术 12g　黄柏 9g　牛膝 15g　鸡内金 15g　桂枝 9g　土茯苓 30g　石韦 30g　忍冬藤 30g

服 14 剂。

二诊:双膝、双足第一跖趾关节疼痛明显减轻,关节肿胀仍有,关节活动欠利,大便溏薄,舌黯红,苔薄白腻,脉滑。证属:痰浊蕴结。治拟:祛痰化浊,健脾化湿。

处方:四妙丸合指迷茯苓丸加减。

组成:苍术 9g　白术 9g　熟薏苡仁 30g　半夏 9g　牛膝 15g　怀山药 30g　土茯苓 30g　陈皮 9g　谷芽 30g　鸡血藤 30g　皂角刺 12g　延胡索 30g　骨碎补 15g

服 14 剂。

三诊：双膝、双足第一跖趾关节无明显疼痛，稍肿胀，局部色黯，偶有腰酸。舌黯红，苔薄，脉细。予守方加牛膝15g、丹参30g、桑寄生30g、菟丝子15g继服。嘱患者须忌饮酒及肥甘之品。

按语：患者嗜食醇酒肥甘损伤脾胃，运化失健，湿浊之邪自内而生，日久不去则化热，热盛化毒流注关节，关节红肿热痛反复发作，急则治其标，予以清热化湿，泄浊通络。次诊湿热已控，痰浊未除，乃脾运不健之故，改以祛痰化浊为主，同时健脾化湿以固其本。患者为老年男性，病程日久及肾入络，补肾助气化使湿浊之邪得以排泄，经脉得以流畅，故三诊加补肾活血之药，使痰瘀湿浊之邪不能滞留为害。

二、常用中成药

1. 湿热蕴阻　湿热痹颗粒、新癀片。

2. 痰浊阻滞　蝎蜈胶囊（龙华医院自制制剂）。

3. 瘀血阻滞　伸筋丹胶囊、复方夏天无片。

4. 肝肾阴虚　滋阴补肾丸、杞菊地黄丸、左归丸。

三、经验方

1. 痛风方（《中国中医秘方大全》）

功能：清热祛湿，通络止痛。

主治：原发性痛风急性关节炎期湿热型。

组成：苍术9g　黄柏12g　牛膝12g　海桐皮12g　姜黄12g　威灵仙12g　豨莶草15g　毛冬青30g　黑老虎30g　入地金牛30g

用法：水煎服，日1剂，分2次服。

2. 张氏痛风方（《中国中医秘方大全》）

功能：补益脾肾，软坚化结。

主治：原发性痛风肾结石期脾肾两虚型。

组成：太子参15g　牡丹皮5g　炒白术10g　茯苓10g　生地黄10g　熟地黄10g　怀山药10g　泽泻10g　当归10g　海藻10g　海带10g　浙贝母15g　车前子（包煎）30g　生牡蛎（先煎）30g　花龙骨（先煎）15g

用法：水煎服，日1剂，分2次服。

3. 苍术赤虎汤（《中国当代名医方大全》）

功能：祛风清热利湿，和营祛瘀通络。

主治：痛风性关节炎。

组成：苍术9g　野赤小豆15g　虎杖15g　独活9g　桑寄生12g　紫丹参

12g　臭梧桐 12g　汉防己 12g　黄柏 9g　晚蚕沙（包煎）12g　山慈菇 12g　土茯苓 30g　丝瓜络 6g　生甘草 4.5g

　　用法：水煎服，日 1 剂，分 2 次服。

痿证

【概述】

痿证是指肢体筋脉弛缓,软弱无力,甚至手不能握物,足不能任身,日久渐至肌肉萎缩,不能随意运动的一类病证。西医学的多发性神经炎、急性脊髓炎、进行性肌萎缩、重症肌无力、周期性瘫痪、肌营养不良症、癔症性瘫痪和表现为软瘫的中枢神经系统感染后遗症等病,出现上述证候,均可参考本篇进行治疗。

【主要病因病机】

1. 内伤

(1)情志失调:耗损营血精气,五脏虚热内生,肢体失养而产生痿证。

(2)劳倦太过:脾胃元气耗伤,肌肉肢节失养,产生痿证。

(3)房事不节:精髓内竭,宗筋弛纵而筋痿。

(4)饮食失调:损伤脾胃,内生湿热,阻碍气血运化,肌肉失养,筋脉弛纵;或因脾气亏虚,生化匮乏,四肢肌肉失养,而成痿证。

2. 外感 外感湿热内侵,肌肉濡渍不仁而成痿证;或感受温热病邪,耗损气阴,筋肉失于濡养而成痿证。

【辨证注意点】

1. 本病内伤致病为多,内伤引起的痿证,虽多属虚,但不等于纯虚,其中夹有痰、湿、瘀等病理产物阻塞脉络,也时有所见。

2. 本病的病理性质为虚多实少,热多寒少。

3. 与本病有关的脏腑为肝、肾、肺、胃,以肝肾亏虚为本、肺热为标,脾胃居中,运转上下,其重要性不容忽视。

【辨证思路】

一、应辨病之虚实

痿证虽以虚证多见,实证少见,但临证时仍应分清虚实(详见下表)。湿热久恋,可出现伤脾耗气或肾阴被灼,成为虚实夹杂之证。脾胃亏虚夹食积不运,或肝肾不足致瘀血内生,则又可产生虚中夹实的情况。

	虚证	实证
起病情况	起病及发展较缓	起病急,发展快
病程	较长	较短
全身情况	乏力,纳呆,腰脊无力	发热心烦,胸痞脘闷,咳呛少痰
肌肉情况	肌肉瘦削	肌肉萎缩不明显
舌象	舌苔薄,舌体胖或舌红,少苔	苔薄黄或苔黄腻

二、辨脏腑定位

可根据起病原因及兼有症状加以区别,详见下表。

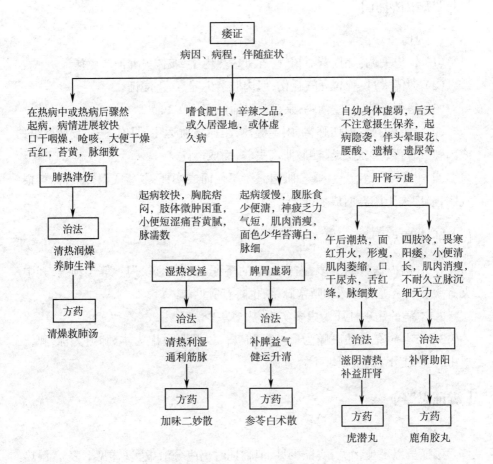

注意：

1. 本病为慢性病,病变往往涉及多脏,不可执一。

2. 本病热多寒少,肾阳虚可致痿证,宜用温润之品,以防过热伤阴。

【病例思维程序示范】

李某,女,36岁,1988年4月14日初诊。患者于今晨发觉双下肢不能站立行走,急来本院就诊。半月以来,患者自感纳呆,恶心欲呕,脘胀满闷不舒,进食后尤甚。渐感困乏倦怠,气短,四肢痿软无力,以致今晨两下肢瘫软不能行走。检查:青年女性,神清,精神萎靡,面色苍白,双上肢肌力Ⅲ级,双下肢肌力1级,膝腱反射微弱,血压105/60mmHg,心肺正常。血清钾3.0mmol/L;心电图可见与T波相连的U波。舌苔白腻,舌体胖,脉小滑。

辨证思维程序:

第一步:明确诊断。

该患者有双下肢软瘫不能站立行走、肌力减退的症状体征,实验室检查有低血钾,故低钾性瘫痪、痿证的诊断成立。

第二步:痿证诊断明确后,应分清是虚证还是实证。

患者近半月来纳呆,恶心欲呕,脘胀满闷,舌苔白腻,是痰湿内蕴的实证。倦怠气短,面色苍白,四肢痿软无力,舌体胖是脾胃虚弱,气血化源不足之故。至于双下肢瘫软,不能站立行走,则为脾胃虚弱,湿阻经络所致。故本病例为因虚致实,虚中夹实。

第三步:辨明所属脏腑。

患者除双下肢软瘫外,主要表现为纳呆,恶心欲呕,脘胀满闷及气短,面色苍白,四肢痿软无力等症,此乃中焦运化失健,病在脾胃。

第四步:做相关检查。

本病案已提示患者血清钾3.0mmol/L,心电图可见U波,诊断符合低钾血症。若上述检查尚未出示报告时,还应同时做下列检查以资鉴别:

可予疲劳试验,肌电图、肌酶、脑脊液检查,以排除重症肌无力、进行性肌营养不良症、多发性肌炎等疾病。

第五步:治疗。

因为辨证属脾胃亏虚,湿困中焦,所以治疗应健脾益气,燥湿化痰。

处方:人参12g　白术9g　茯苓12g　炙甘草6g　陈皮9g　生姜9g　姜

半夏 9g　焦三仙 12g　大枣 6g

（《中医内科医案精选》）

【医案、常用中成药及经验方】

一、医案

李某,男,48 岁,2018 年 6 月 26 日初诊。患者 1 个月前上呼吸道感染,发热至 39.6℃,经抗感染治疗 1 周后体温平,但出现四肢疲乏无力,眼睑下垂,眼球活动受限,视物模糊不清,以午后为明显,症情逐渐加重,伴皮肤枯燥,呛咳少痰,心烦口渴,咽干不利,小便短赤,大便秘结,舌质红,苔黄,脉细数。体检:神清,精神欠佳,眼睑下垂,眼裂减小,心肺正常,腹部平软,无压痛及反跳痛,肝脾肋下未及,未触及包块,四肢肌力 4⁻级,病理反射未引出。辅助检查:肌电图示肌收缩力量降低,振幅变小;重复神经电刺激示肌肉电位逐渐衰退;乙酰胆碱受体抗体阳性。证属:肺热伤津,筋络失养。治拟:清热润燥,养阴濡筋。

处方:清燥救肺汤加减

组成:桑叶 15g　石膏(先煎)30g　杏仁 12g　甘草 9g　麦冬 15g　南北沙参(各)30g　胡麻仁 30g　炙枇杷叶 9g　牛蒡子 9g　蒲公英 30g

服 14 剂。

二诊:肢体痿软无力改善,咽干呛咳缓解,近日食欲欠佳,腹部胀满,大便日行 2~3 次,质软,神疲气短,苔薄白,脉细。证属:脾胃虚弱。治拟:健脾养胃,益气生津。

处方:参苓白术散加减。

组成:党参 12g　茯苓 12g　白术 9g　桔梗 6g　山药 30g　甘草 9g　白扁豆 12g　莲子肉 12g　砂仁(后下)6g　薏苡仁 30g

服 14 剂。

三诊:诸症好转,肌力较前改善,偶有食积不运之感,继以守方加麦芽 30g、焦山楂 12g、焦六曲 12g、鸡内金 15g。

按语:患者感受温热邪毒,余热燔灼,上犯于肺,津伤气耗,肺热叶焦不能布散津液润泽五脏,经脉失养致使肌体无力痿软,呛咳少痰,治拟清热润燥、养阴濡筋。肺为脾之子,脾为肺之母,子病及母,二诊时患者出现脾胃虚弱之象,脾胃受纳运行功能失常,气血生化不足,治拟健脾养胃、益气生津,病情渐趋稳定,正如《素问·痿论》提出的"治痿独取阳明"的论点,然"治痿独取阳明"是强调脾胃在治疗痿证中的作用,临证仍当详查细辨。

二、常用中成药

1. 肺热津伤　金荞麦片、鱼腥草片。

2. 湿热浸淫　二妙丸、四妙丸。

3. 脾胃虚弱　香砂六君丸。

4. 肝肾亏损　左归丸、滋阴补肾片。

三、经验方

1. 加味风引汤(《中国当代名医验方大全》)

功能:清热舒风通络。

主治:神经根炎(痿证)。

组成:桂枝 10g　寒水石(先煎)15g　赤石脂(包煎)15g　干姜 20g　牛膝 15g　白石脂 15g　紫石英(先煎)15g　生石膏(先煎)15g　大黄 7g　木瓜 15g　滑石(包煎)15g　龙骨(先煎)15g　牡蛎(先煎)15g　威灵仙 15g　秦艽 15g　当归 15g　生地黄 20g

用法:水煎服,日 1 剂,分 2 次服。

2. 健脾豁痰方(《中国中医秘方大全》)

功能:健脾益胃,豁痰化气。

主治:重症肌无力。

组成:党参 9g　炒白术 9g　云茯苓 9g　炙甘草 3g　半夏 9g　广陈皮 4.5g　石菖蒲 2.1g　黄芪 9g　胆南星 6g　生姜 6g　白豆蔻(后下)3g　朱砂 1.5g　磁石(先煎)1.5g

用法:水煎服,日 1 剂,分 2 次服。

肥胖

【概述】

肥胖是由于先天禀赋因素,过食肥甘以及久卧久坐、少劳等引起以气虚痰湿偏盛为主,体重指数(BMI)大于 25,并多伴有头晕乏力,神疲懒言,少动气短等症状的一类病证。本证主要包括单纯性肥胖症中体质性肥胖症及获得性肥胖症。其他继发于下丘脑、垂体病、胰岛病及甲状腺功能减退症等的继发性肥胖症亦可参照本篇辨治。

【主要病因病机】

1. 年老体衰,肾气虚衰,不能化气行水,湿浊内聚,日久痰瘀内生,而致肥胖。

2. 过食肥甘,损伤脾胃,水谷运化失司,湿浊停滞,且肥甘又能滋生湿热,酝酿成痰,痰热湿浊聚集体内,而致肥胖。

3. 久卧伤气,伤气则气虚;久坐则伤肉,伤肉则脾虚。脾气虚弱,运化失司,水谷精微不能输布,水湿内停,而致肥胖。

4. 久病气血阴阳虚衰,气虚运血乏力,阳虚阴寒内生,血行涩滞,痰瘀湿浊内生常可形成肥胖。

5. 情志所伤,脏腑气机失调,水谷运化失司,水湿内停,痰湿聚集,亦成肥胖。

【辨证注意点】

1. 应明确肥胖的诊断标准　目前判断患者的肥胖主要依据体重指数,计算公式为:

体重指数 = 体重(kg)/ 身高 ^{2}(m^2)。

WHO 标准是 BMI ≥ 25.0kg/m^2 为超重,BMI ≥ 30.0kg/m^2 为肥胖。

中国标准为 BMI ≥ 24kg/m^2 为超重,BMI ≥ 28kg/m^2 为肥胖。

《2003 中国成人超重和肥胖症预防控制指南》标准如下:

BMI<18.5 为体重过低

BMI18.5~23.9 为体重正常

BMI24.0~27.9 为超重

BMI≥28 为肥胖

腰围:

《2010 中国高血压防治指南》腹型肥胖标准:男性腰围≥85cm,女性腰围≥80cm 为腹部脂肪蓄积的界限。

中国成人超重和肥胖的体重指数和腰围界限值与相关疾病危险的关系

分类	体重指数（kg/m²）	腰围（cm）		
		男：<85 女：<80	男：85~95 女：80~90	男：≥95 女：≥90
体重过低	<18.5	-	-	-
体重正常	18.5~23.9	-	增加	高
超重	24.0~27.9	增加	高	极高
肥胖	≥28	高	极高	极高

注:相关疾病指高血压、糖尿病、血脂异常和危险因素聚集;体重过低可能预示有其他健康问题。

2. 注意询问患者的饮食、起居等生活习惯。是否有饮食不节、过食肥甘、缺乏运动的情况存在,平时情志是否调畅。

3. 了解患者的既往史。是否有高血压、糖尿病等慢性疾病,是否长期服用糖皮质激素类药物。

4. 对于女性患者应注意询问经、带、胎、产史,特别是近来的月经情况是否异常。

【辨证思路】

一、虚证肥胖与实证肥胖

	实证	虚证
病程	较短	较长
气（阳）虚证	不明显	明显

续表

	实证	虚证
浮肿	无	有
脉象	弦、滑	沉、濡、细

二、实证肥胖

实证肥胖当应区分胃热滞脾、痰浊内盛、气滞血瘀。

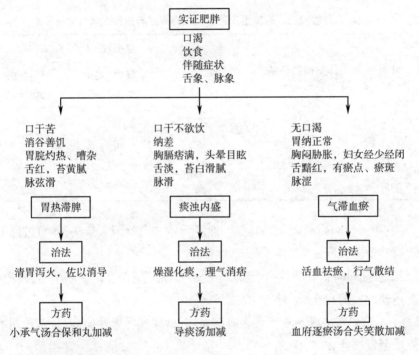

三、虚证肥胖

虚证肥胖当分脾虚不运与脾肾阳虚。

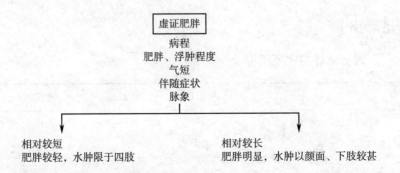

多动或蹲下感短气
身体困重，胸闷脘胀，大便不调，
小便清长
脉濡细

平地行走亦气短
畏寒肢冷，腹胀便溏，夜尿多
脉沉细

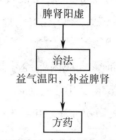

脾虚不运　　　　　　　　　　　脾肾阳虚

治法　　　　　　　　　　　　　治法

健脾益气，理气渗湿　　　　　　益气温阳，补益脾肾

方药　　　　　　　　　　　　　方药

参苓白术散合防己黄芪汤加减　　金匮肾气丸合苓桂术甘汤加减

【病例思维程序示范】

李某，女，32岁。1992年5月26日初诊。体重进行性增加2年余，身体重着。平时嗜食巧克力等甜而油腻之品，嗜卧不愿活动，常胸脘满闷，动则头晕目眩，口不渴，大便日行2次，月经量少，经期正常。舌质淡，苔白滑腻，脉滑。检查：身高1.72m，体重92kg，呈对称性肥胖，血压150/85mmHg，尿17-羟皮质类固醇及尿17-酮皮质类固醇、血皮质醇、糖耐量试验、腹部B超（肾上腺、子宫、附件）均正常，蝶鞍区X线未见异常，心电图正常。

辨证思维程序：

第一步：应明确是否为肥胖病。

根据患者情况计算其体重指数：

体重指数 $=92(kg)/1.72^2(m)=31.3kg/m^2$，当属肥胖。

第二步：辨其是虚证肥胖还是实证肥胖。

患者为32岁女性，进行性体重增加2年余，病程不长，无明显神疲乏力、汗出及浮肿，大便尚正常，脉滑而有力，当属实证肥胖。

第三步：辨其胃热滞脾、痰浊内盛、气滞血瘀的不同。

根据患者平时嗜食膏粱厚味甜食，且不愿活动，肢体重着，胸脘满闷，大便尚调，舌淡，苔白滑腻，脉滑，当属痰浊内盛，脾运受困；而伴有头晕目眩，口不渴之症为湿困中焦，清阳不升，津不上承所致；而月经量少为湿滞冲任所致。

第四步：做相关检查。

1. 为了排除继发于下丘脑、垂体、肾上腺、胰岛病变所致肥胖，故做尿-17

羟皮质类固醇及尿 17- 皮质酮类固醇、血皮质醇、糖耐量试验及肾上腺、子宫、附件 B 超及蝶鞍区 X 线摄片。

2. 为了了解肥胖病可能伴随的疾病如高血压、糖尿病、冠心病等,故测血压、做糖耐量试验及心电图检查。

第五步:治疗。

因为辨证属痰浊内盛,湿困脾胃,故治疗当以燥湿化痰,理气消痞。

处方:姜半夏 10g　苍白术(各)12g　陈皮 9g　茯苓 15g　泽泻 30g　枳实 10g　制天南星 12g　川厚朴 10g

（自编医案）

【医案、常用中成药及经验方】

一、医案

董某,女性,32 岁。2017 年 5 月 4 日初诊。5 个月内进行性体重增加 12kg,BMI=31kg/m²,自觉肢体困重,喜食甜品,久坐少动,脘腹作胀,月经后期 2 周,量少,口气很重,大便干燥,日行 1 次,寐时打鼾。舌质偏黯,苔黄腻,脉弦滑。体检:血压 140/90mmHg,空腹血糖 6.8mmol/L;总胆固醇 6.5mmol/L,甘油三酯 3.2mmol/L,低密度脂蛋白 4.6mmol/L;血尿酸 492mmol/L;甲状腺功能正常;血尿皮质醇均正常。证属:脾胃湿热,肝郁血瘀,痰瘀互结。治拟:化痰通腑,清热活血。

处方:黄连 3g　制天南星 12g　枳实 15g　枳壳 15g　竹茹 6g　柴胡 12g　郁金 12g　川芎 12g　当归 15g　香附 12g　制大黄 9g　荷叶 15g　姜黄 9g　半夏 12g　茯苓 15g　桃仁 9g　红花 6g

服 14 剂。并嘱忌甜品,控制饮食、运动配合治疗。

二诊:脘腹痞满除,大便转常,行经 1 次,延期时间较前减少 5 天,下血块较多,自觉神清气爽,体重减少 1.5kg,舌质淡,苔白腻,脉弦滑。继续巩固治疗。

处方:黄连 3g　制天南星 12g　枳实 15g　枳壳 15g　柴胡 12g　郁金 12g　川芎 12g　当归 15g　香附 12g　制大黄 9g　荷叶 15g　姜黄 9g　半夏 12g　茯苓 15g　桃仁 9g　泽兰 15g　泽泻 15g

服 14 剂。续服 1 个月。

三诊:体重减轻,BMI=29kg/m²,月经转常,大便日行 2 次,舌质淡红,苔白腻,脉滑。续以逍遥丸和二陈汤化裁,调理善后。

按语:《素问·通评虚实论》曰:"肥贵人,则高粱之疾也。"患者年仅30之余,嗜食甜品,久坐少动,以致脾为湿困,气机阻滞,日久痰浊郁而化热,脾胃湿热壅盛,而致形体肥胖、口气重、脘腹痞胀;痰热阻滞,肝失疏泄,肝郁气滞而成血瘀故见月事不调、月经血块、舌质黯。由此可见,本案为痰热与气滞血瘀二证型兼夹。在治疗中抓住肝脾两脏入手,以黄连温胆汤和血腑逐瘀汤化裁成方,切入病机而取效。

二、常用中成药

1. 胃热滞脾 麻仁丸、保和丸。

2. 脾虚不运 健脾丸、六君子丸、香砂六君子丸。

3. 痰浊内盛 藿香正气片(胶囊)、荷丹片。

4. 脾肾阳虚 金匮肾气丸(片)、苁蓉益肾颗粒、右归胶囊、理中丸。

5. 气滞血瘀 血府逐瘀口服液(胶囊)、红花逍遥片。

三、经验方

1. 三花减肥方(《中国中医秘方大全》)

功能:宽胸理气,逐瘀逐饮,利水消肿,活血养胃,降脂提神。

主治:单纯性肥胖。

组成:玫瑰花0.3g 茉莉花0.3g 代代花0.5g 川芎1.5g 荷叶1.0g 通草1.0g 郁李仁5.0g 火麻仁5.0g 全瓜蒌12g 佛耳草12g 玉竹12g 参三七1.0g

用法:浓煎喷洒在荷叶上焙干泡茶,每日2包(此为1包剂量)。

2. 轻身饮方(《中国中医秘方大全》)

功能:清泄胃热,利水清脂。

主治:单纯性肥胖。

组成:番泻叶1.5g 泽泻12g 山楂12g 草决明12g

用法:制成冲剂,分2次服。

3. 祛痰湿方(《中国中医秘方大全》)

功能:健脾祛痰湿。

主治:痰湿型肥胖。

组成:法半夏9g 陈皮6g 云茯苓12g 炒苍术9g 炒薏苡仁10g 大腹皮10g

用法:制成浓缩小丸,每次45粒,每日3次。

内伤发热

【概述】

内伤发热是指以内伤为病因，气血阴阳亏虚、脏腑功能失调为基本病机所导致的发热。一般起病较缓，病程较长。临床多表现为低热，但有时高热。此外，有的患者仅自觉发热或五心烦热，而体温并不升高者，亦属内伤发热的范畴。西医所称的原因不明发热、功能性低热及由肿瘤、血液病、风湿病、内分泌疾病等引起的发热均可参照本篇辨治。

【主要病因病机】

1. 情志失调，肝气郁结，郁而化火以至发热。
2. 饮食不节，损伤脾胃，湿（热）阻中焦，阴阳失调而发热。
3. 禀赋不足或久病体虚致气血阴阳亏耗而发热。
4. 瘀血内阻，蕴而发热。

【辨证注意点】

1. 明确为内伤发热，即非外感因素引起的发热。一般来说，内伤发热的特点是起病较隐袭，大多数持续时间较长，可数月或数年，所以应有长期治疗的思想准备。内伤发热的表现较多，有的是低热，有的仅自觉发热，其热时作时止，或上午发，或傍晚发，或发无定时等，必须详细询问发热的特点、发热同时伴有的症状，以利于辨证。

2. 在确定内伤发热后，首先应辨清是虚证所致发热，还是实证所致发热。其次对虚证发热应辨清气虚发热、血虚发热、阴虚发热、阳虚发热的不同；实证发热应辨清气滞发热、血瘀发热，还是湿热所致的发热。

3. 辨别与内伤发热相关的脏腑。如发热每因劳累而起，伴乏力、自汗、食少、便溏；或食后腹胀加重、病位在脾胃；发热常因郁怒而起，伴胸胁胀满，叹气得舒，口苦便干，病位在肝；发热因房室、劳倦太过而起，伴腰膝酸软，两腿无力，夜尿频多，耳鸣，病位在肾。

4. 部分患者可同时由两种或两种以上病机引起发热,如肝郁血瘀、气阴两虚等。从病机的转化来说,可由实转虚,或因虚致实,而成为虚实夹杂之证。故临证时必须灵活辨别。

【辨证思路】

一、内伤发热与外感发热

		内伤发热	外感发热
病因		发热由内因引起	发热由感受外邪所致
病机		气血阻遏,阴阳失衡	邪正相争
起病		缓慢	急
病程		较长,或有反复发作病史	短
发热特点		多为低热,或仅自觉发热,高热较少	大多热度较高
恶寒		不恶寒或恶寒得衣被可减	恶寒,得衣被不减
兼见症状		神疲乏力,头晕眼花,腰膝酸软,自汗,盗汗,脉弱无力等	头痛,鼻塞,流涕,咳嗽或泻痢,脉浮等

二、内伤发热

内伤发热虚实的辨证可从以下几方面入手。

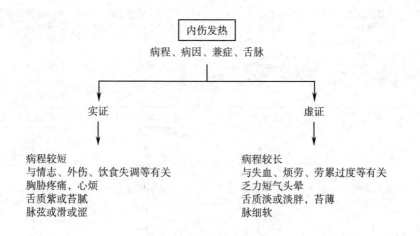

内伤发热
病程、病因、兼症、舌脉

实证

虚证

病程较短
与情志、外伤、饮食失调等有关
胸胁疼痛,心烦
舌质紫或苔腻
脉弦或滑或涩

病程较长
与失血、烦劳、劳累过度等有关
乏力短气头晕
舌质淡或淡胖,苔薄
脉细软

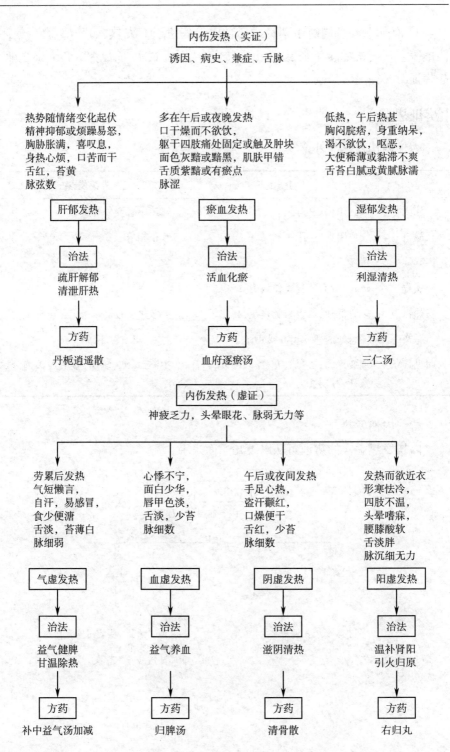

内伤发热（实证）

诱因、病史、兼症、舌脉

热势随情绪变化起伏
精神抑郁或烦躁易怒，
胸胁胀满，喜叹息，
身热心烦，口苦而干
舌红，苔黄
脉弦数

多在午后或夜晚发热
口干燥而不欲饮，
躯干四肢痛处固定或触及肿块
面色灰黯或黯黑，肌肤甲错
舌质紫黯或有瘀点
脉涩

低热，午后热甚
胸闷脘痞，身重纳呆，
渴不欲饮，呕恶，
大便稀薄或黏滞不爽
舌苔白腻或黄腻脉濡

肝郁发热 → 治法：疏肝解郁 清泄肝热 → 方药：丹栀逍遥散

瘀血发热 → 治法：活血化瘀 → 方药：血府逐瘀汤

湿郁发热 → 治法：利湿清热 → 方药：三仁汤

内伤发热（虚证）

神疲乏力，头晕眼花、脉弱无力等

劳累后发热
气短懒言，
自汗，易感冒，
食少便溏
舌淡，苔薄白
脉细弱

心悸不宁，
面白少华，
唇甲色淡，
舌淡，少苔
脉细数

午后或夜间发热
手足心热，
盗汗颧红，
口燥便干
舌红，少苔
脉细数

发热而欲近衣
形寒怯冷，
四肢不温，
头晕嗜寐，
腰膝酸软
舌淡胖
脉沉细无力

气虚发热 → 治法：益气健脾 甘温除热 → 方药：补中益气汤加减

血虚发热 → 治法：益气养血 → 方药：归脾汤

阴虚发热 → 治法：滋阴清热 → 方药：清骨散

阳虚发热 → 治法：温补肾阳 引火归原 → 方药：右归丸

【病例思维程序示范】

陈某,男,48岁,省直干部。于1979年3月10日初诊。持续发热已1年。患者因在某农场劳累过度而引起低热,热势时高时低,最高体温达38℃,经常持续在37.8℃左右,发热不恶寒,遇劳则症加,以午前为甚,动则汗出不止,头目眩晕,倦怠乏力,食欲不振,食后腹胀,入暮胀甚,大便时硬时溏,形寒怯冷,冬季尤甚,易于感冒,身体日趋瘦弱。检查:面色淡白,形体消瘦,面容憔悴,皮肤不泽,气短懒言。体温37.8℃,舌淡胖、边有齿痕,苔白滑,六脉虚大,按之极软无力。

辨证思维程序:

第一步:分清该患者是内伤发热还是外感发热。

根据患者因劳累过度而引起发热,且多为低热,起病缓慢,病程时间长达1年,反复发作,发热不恶寒,无鼻塞头痛等表证,而有头目眩晕,倦怠乏力,食欲不振,气短懒言等,故可诊断为内伤发热。

第二步:诊断为内伤发热后应辨明虚证(气血阴阳虚)所致发热还是实证(气滞、瘀血、湿热等)所致发热。

根据患者因劳累过度,耗伤中气而引起发热,并且伴有头目眩晕,倦怠乏力,气短懒言,舌淡胖、边有齿痕,苔白滑,六脉虚大,按之极软无力等一派虚象可诊断为虚证发热,且为气虚发热。

第三步:辨明内伤发热所属脏腑。

根据患者有气短懒言,形体消瘦,食欲不振,食后腹胀,入暮胀甚,大便时硬时溏等症可判断病位在脾胃。属于脾胃气虚,健运失司,中气不足,阴火内生所致发热。

第四步:做相关检查。

1. 患者持续发热已1年,最高体温达38℃,经常持续在37.8℃左右,且大便时硬时溏,可查大便常规、大便隐血及大便培养以排除慢性肠道感染性及非感染性疾病。

2. 患者久病,面色淡白,形体消瘦,面容憔悴,应查血常规,以除外各类贫血疾病。

3. 查CEA、CA50等肿瘤指标及纤维肠镜(或钡剂灌肠)以除外肠道肿瘤。

第五步:治疗。

因为辨证属于脾胃气虚所致的内伤发热,所以治疗应益气健脾、甘温除热。予补中益气汤加减。

处方:黄芪 30g 党参 20g 白术 15g 当归 10g 柴胡 10g 升麻 6g 龙骨(先煎)15g 牡蛎(先煎)30g 甘草 10g

(《河南省名老中医经验集锦》)

【医案、常用中成药及经验方】

一、医案

陈某,女性,38 岁。2002 年 7 月 25 日初诊。低热 8 个月,起伏不退,并心悸气短,语声低微,面色萎黄,乏力健忘,月经延期,色淡量多,纳谷不香,唇甲色淡,脉细无力。证属:心脾两虚。治拟:补养心脾,拟归脾汤加减。

处方:党参 9g 白术 9g 黄芪 12g 茯苓 12g 木香 6g 当归 12g 阿胶(烊化)9g 大枣 4 枚 炙甘草 6g

7 剂,水煎服。

二诊:服药后食纳增加,乏力好转。原方有效,守法再进。

处方:党参 9g 白术 9g 黄芪 12g 茯苓 12g 木香 6g 当归 12g 阿胶(烊化)9g 大枣 4 枚 生姜 3 片 炙甘草 6g

7 剂,水煎服,并嘱上药用完后继续服用归脾丸,以善其后。

按语:此为血虚发热。《黄帝内经》曰:"营出中焦"。患者脾虚,不能取汁变化,致营血不生。血虚阴不配阳,则见低热缠绵;血不荣上,而见面色萎黄,舌淡无泽;血不养心,故见心悸;其语声低微,食纳不香,脉虚细无力,皆属脾虚不运,中气不足之状。治之当从脾入手,以期益气生血。方选归脾汤出入。见效之后以丸药缓治以图其本。

二、常用中成药

1. 气虚发热 补中益气丸。

2. 血虚发热 归脾丸、养血饮。

3. 阴虚发热 知柏地黄丸、大补阴丸。

4. 阳虚发热 右归丸、金匮肾气丸。

5. 肝郁发热 逍遥散、龙胆泻肝丸。

6. 瘀血发热 血府逐瘀口服液、四物合剂。

7. 湿郁发热　甘露消毒丹、藿香正气胶囊。

三、经验方

1. 复方自身清[《上海中医药杂志》1999（10）：16］

功能：清热解毒，滋补肝肾。

主治：系统性红斑狼疮。

组成：生地黄 15g　生黄芪 30g　生白术 15g　生甘草 9g　白花蛇舌草 30g 牡丹皮 15g　草河车 30g　何首乌 15g

用法：水煎服，日 1 剂，分 2 次服。

2. 张氏再障方（《中国中医秘方大全》）

功能：益气滋阴降火。

主治：慢性再生障碍性贫血。

组成：太子参 15g　麦冬 9g　北沙参 15g　怀山药 12g　玄参 9g　枸杞子 9g　黄芪 12g　当归 9g　陈皮 9g　青黛 9g　牡丹皮 12g　地骨皮 12g　鳖甲（先煎）9g　银柴胡 9g

用法：水煎服，日 1 剂，分 2 次服。

虚劳

【概述】

虚劳是由多种原因所致的,以脏腑亏损、气血阴阳不足为主要病机的多种慢性虚弱证候的总称。

【主要病因病机】

禀赋薄弱,体质不强;烦劳过度,损及五脏;饮食不节,损伤脾胃;大病久病,失于调理等,或因虚致病,或因病致虚,致使气虚不能生血,血虚无以生气,久则阴阳俱虚,久虚不复而成虚劳。

【辨证注意点】

1. 气血同源,阴阳互根,五脏相关,所以各种原因所致的虚损,往往互相影响,由一虚渐致多虚,由一脏累及他脏。应辨清气血阴阳亏虚以何为主,心肝脾肺肾五脏虚损中以何脏为主。

2. 虚劳重证者望诊所见　肺之损伤,多见面色惨白;心之损伤,浮阳外越,多见面红如妆;脾之损伤,多见面色萎黄;肝之损伤,多见面色青紫;肾之损伤,多见面色黧黑。

【辨证思路】

一、虚劳与内科其他病证中的虚证区别

主要有两方面:一是虚劳均出现一系列精气不足的症状,而内科其他病证的虚证是在其本病表现突出的基础上伴有虚的候证。二是久虚不复而为劳,故病程漫长,病势缠绵;而内科虚证虽以久病为多,但病程相对较短者亦可呈现虚候。

二、虚劳与肺痨区别

	病因	病位	传染性	临床特征
虚劳	因虚致劳或因病致劳	五脏	无	五脏亏虚证候

续表

	病因	病位	传染性	临床特征
肺痨	瘵虫所侵	肺脏	有	咳嗽、咯血、潮热、盗汗、消瘦

三、分清气血阴阳的性质,然后再分清脏腑病位

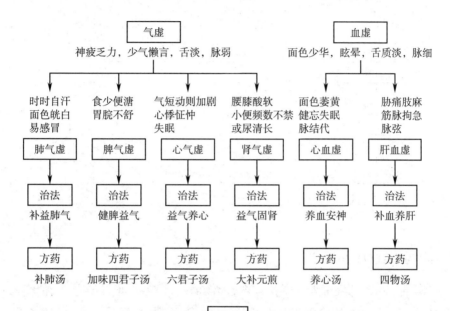

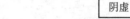

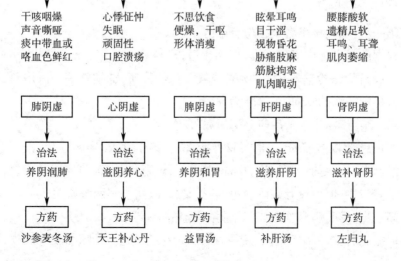

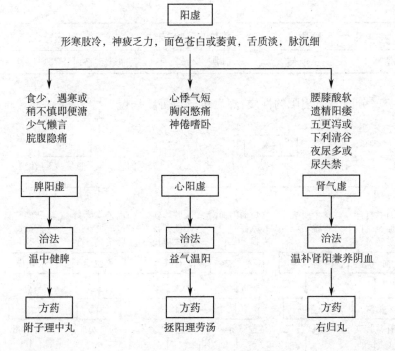

阳虚

形寒肢冷，神疲乏力，面色苍白或萎黄，舌质淡，脉沉细

食少，遇寒或 稍不慎即便溏 少气懒言 脘腹隐痛	心悸气短 胸闷憋痛 神倦嗜卧	腰膝酸软 遗精阳痿 五更泻或 下利清谷 夜尿多或 尿失禁
脾阳虚	**心阳虚**	**肾气虚**
治法	**治法**	**治法**
温中健脾	益气温阳	温补肾阳兼养阴血
方药	**方药**	**方药**
附子理中丸	拯阳理劳汤	右归丸

【病例思维程序示范】

谢某,女,34岁,工人。素体虚弱,形体消瘦,面色不华,经常头眩神疲,心悸气短,声音低微,怯冷倍于常人,纳谷欠馨,腰酸腿软,经行量多,有时淋漓多日始尽,带下绵注,质稀,舌淡,苔薄,脉细软。

辨证思维程序:

第一步:明确该患者是否患有虚劳。

根据患者虽为中青年妇女,但病程漫长,经常出现有气无力,气短声低,头眩神疲,心悸,怯冷倍于常人,腰酸腿软,舌淡,苔薄,脉细软等一派虚象,而又无内科特定疾病的倾向,可诊断为虚劳。

第二步:诊断为虚劳后应分清所属脏腑。

根据患者素体虚弱,经常头眩神疲,怯冷倍于常人,腰酸腿软,经行量多,有时淋漓多日始尽,带下绵注,质稀,苔薄质淡,脉细软等,可判断其病属肾虚、冲任不固为主;但因伴有心悸气短,纳谷欠馨,故与心脾两脏有关。

第三步:辨明病变脏腑的气血阴阳亏虚的不同。

根据患者怯冷倍于常人,带下绵注,质稀,苔薄质淡,脉细软等表现,当属阳虚失于温运固摄。

第四步:治疗。

因为辨证属于属肾阳虚,冲任不固为主,并累及心阳及脾阳,故治疗当温补肾阳,统摄下元。

处方:紫石英(先煎)20g　淫羊藿 15g　赤石脂(包煎)15g　煅海螵蛸(先煎)12g　茜草炭(包煎)10g　鹿角霜 10g　炒白术 15g　炙蜂房 10g　甘草 6g

(《朱良春用药经验》)

【医案、常用中成药及经验方】

一、医案

辛某,男性,37 岁。1987 年 5 月 18 日初诊。近 1 个月来时感眩晕耳鸣、胸胁胀满,惊惕不安,精神抑郁,心悸怔忡,夜不能寐,面色萎黄,大便偏干,舌淡,少苔,脉弦细。证属:血虚心肝失养。治拟:滋肝养心,补血安神。

处方:熟地黄 15g　怀山药 12g　山茱萸 12g　茯神 15g　枸杞子 12g　当归 15g　龙眼肉 9g　桑椹子 12g　龟甲(先煎)15g　珍珠母(先煎)30g　龙骨(先煎)30g　酸枣仁 15g　炙甘草 9g

服 7 剂,慢火浓煎 2 次。

二诊:服药后症情渐缓解,但仍失眠多梦,抑郁不舒。证属:肝失所养,气机郁滞。治拟:补血养肝,疏肝安神。

处方:熟地黄 15g　山茱萸 12g　茯神 15g　枸杞子 12g　肉苁蓉 15g　桑椹子 12g　龟甲(先煎)15g　珍珠母(先煎)30g　龙骨(先煎)30g　酸枣仁 15g　佛手 9g　柴胡 9g　炙甘草 9g

服 7 剂,煎法同前。

三诊:药后渐安静舒适,病情稳定。拟天王补心丹早晚各服 6g 缓图收功。

按语:此案属虚劳,乃心肝血虚,血虚不能上荣清窍,故见眩晕耳鸣;血不养肝,肝气郁滞,而见惊惕不安、精神抑郁;血虚肠燥,则大便偏干;舌淡、脉弦细均为肝血不充之象,故治疗以滋肝养心、补血安神为主。二诊血虚心肝失养之证渐缓解,而现抑郁不舒等肝失所养、气机郁滞证,故予一诊方中加入佛手、柴胡以疏肝解郁。最后以丸药缓缓图之,以收全功。

二、常用中成药

1. 肺气虚　玉屏风散。

2. 脾气虚　香砂六君丸、健脾丸。

3. 肾气虚　金匮肾气丸。

4. 心血虚　归脾丸。

5. 肝血虚　四物合剂。

6. 心阴虚　天王补心丹。

7. 肾阴虚　左归丸。

8. 肾阳虚　右归丸。

三、经验方

虚劳方(《中国现代名中医医案精华》)

功能:益气健脾,补气养血。

主治:肾结核后肾虚脾弱。

组成:炙黄芪 12g　党参 9g　炒当归 6g　炒白芍 9g　枸杞子 9g　冬虫夏草 6g　桑寄生 9g　南沙参 9g　茯苓 9g　小红枣 5 枚

用法:水煎服,日 1 剂,分 2 次服。

食疗:冬虫夏草 9~15g,同栗子入鸡腹内,炖熟后食之。需连续服用 1~2 个月。

脑瘤

【概述】

脑瘤是颅内肿瘤的简称,指生长于颅腔内的新生物,有良性和恶性之分。包括发生在脑实质内的原发性脑瘤和由身体其他部位肿瘤转移至颅内的转移性脑瘤。脑瘤以头痛、头晕、耳鸣、呕吐、视力下降、偏瘫、共济失调及精神或神经症状为主要临床表现。原发性脑瘤可发生于任何年龄,但以20~40岁者最多见,一般起病缓慢,症状的演变以月、年计。转移性脑瘤发展较快,病情变化以日、周计。根据脑瘤的临床表现,可归属于中医学"头痛""眩晕""呕吐""偏枯"等范畴。

【主要病因病机】

本病的发病主要与正气虚损、阴阳失调、邪毒乘虚而入有关,多由内外合邪而致。其发病机制主要有以下几方面:

1. 脾肾阳虚　脾为先天之本,肾为后天之本,先天不足或后天失养导致脾肾两虚,久则脾肾阳虚,运化失司,津聚为痰,痰浊上扰,痰毒凝结而成肿块。

2. 风毒上扰　巅顶之上,唯风可至。肝阳化风,热毒内炽,夹痰上扰清窍,故出现头痛头晕、耳鸣目眩、面红目赤、震颤、抽搐等症。

3. 痰瘀阻窍　脏腑功能失调导致痰浊内阻,气机不畅,瘀血内结,痰瘀互阻,蒙蔽清窍,故出现头晕目眩、呕吐、肢体麻木、舌质紫黯瘀斑、脉涩等症。

4. 肝肾阴虚　肝藏血,肾藏精,肝肾"精血同源"。先天不足或年老体弱致肝肾亏虚,阴精不足,虚风内动,夹痰上扰清空。

【辨证注意点】

1. 辨邪正盛衰　恶性脑瘤病情险恶,发展较快,辨明邪正盛衰,有利于把握病情轻重,是合理应用扶正祛邪原则和遣方用药的关键。如患者临床症状较明显,而形体尚丰,一般情况良好,体力、生活、饮食尚未受到影响,此为邪气盛而正气未虚之时,为正盛邪实之象,宜祛邪为主治疗;如肿瘤晚期,一般情况差,消瘦、体弱、乏力、食少、卧床不起,多为邪毒内盛而正气已虚,是邪盛正虚之象,宜攻补兼施或扶正为主兼顾祛邪。

2. 辨明正气虚损具体情况　根据病史及临床表现、舌苔脉象,结合相关检查结果、年龄、病程、体重变化、饮食情况,先辨别正虚性质为阳虚或阴虚,气虚或血虚,再辨别虚在何脏,在脾、在肾、在肝,还是数脏俱虚。

3. 辨明标实情况　辨明邪实处于风毒上扰、痰凝、血瘀病理变化的哪一阶段,抑或几种病理变化兼而有之。

【辨证思路】

一、观察整体状况,了解邪正盛衰

	正盛邪实	邪盛正虚
癌瘤情况	局限于脑部	多有全身各处转移
病程长短	短	长
脑部症状	较轻或表现单一	严重或复杂多变
体力情况	体力尚可	活动受限制或卧床不起
精神状况	尚好	差
饮食	正常	食少或厌食
恶病质	无	严重

二、脑瘤虚证辨证

当辨别属脾肾阳虚,还是肝肾阴虚。

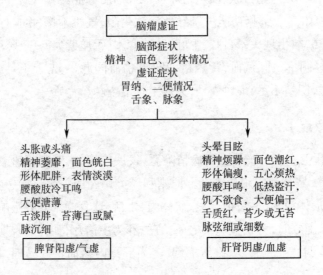

脑瘤虚证

脑部症状
精神、面色、形体情况
虚证症状
胃纳、二便情况
舌象、脉象

头胀或头痛
精神萎靡,面色㿠白
形体肥胖,表情淡漠
腰酸肢冷耳鸣
大便溏薄
舌淡胖,苔薄白或腻
脉沉细

脾肾阳虚/气虚

头晕目眩
精神烦躁,面色潮红,
形体偏瘦,五心烦热
腰酸耳鸣,低热盗汗,
饥不欲食,大便偏干
舌质红,苔少或无苔
脉弦细或细数

肝肾阴虚/血虚

三、脑瘤实证辨证

当辨别邪实情况属风毒上扰,还是痰瘀阻窍。

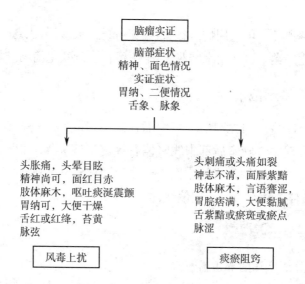

脑瘤实证

脑部症状
精神、面色情况
实证症状
胃纳、二便情况
舌象、脉象

头胀痛,头晕目眩
精神尚可,面红目赤
肢体麻木,呕吐痰涎震颤
胃纳可,大便干燥
舌红或红绛,苔黄
脉弦

风毒上扰

头刺痛或头痛如裂
神志不清,面唇紫黯
肢体麻木,言语謇涩,
胃脘痞满,大便黏腻
舌紫黯或瘀斑或瘀点
脉涩

痰瘀阻窍

四、分证论治

脑瘤病位在脑,临床表现以神经系统症状为主,而其病因病机复杂,为本虚标实之证。正气虚损为病之本,痰毒瘀胶结为病之标。正虚多表现为脾肾阳虚或肝肾阴虚,标实多为风毒上扰或痰瘀阻窍。治疗上多攻补兼施,补虚则以温补脾肾、滋补肝肾为主;祛邪则以解毒化痰散结,祛瘀通窍为主。在治疗过程中应始终注意既维护人体正气又祛除病邪,在辨证的基础上,酌情选用具有抗癌作用的中药,使辨证与辨病相结合。

（一）辨证治疗

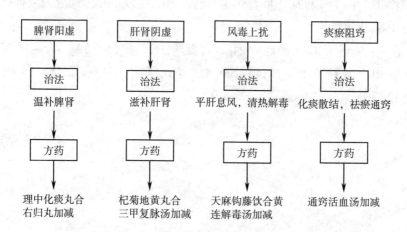

脾肾阳虚	肝肾阴虚	风毒上扰	痰瘀阻窍
治法	治法	治法	治法
温补脾肾	滋补肝肾	平肝息风,清热解毒	化痰散结,祛瘀通窍
方药	方药	方药	方药
理中化痰丸合右归丸加减	杞菊地黄丸合三甲复脉汤加减	天麻钩藤饮合黄连解毒汤加减	通窍活血汤加减

（二）在辨证的基础上，酌情加用具有抗癌作用的中药

1. 化痰软坚类　可选用生天南星、生半夏，浙贝母、夏枯草、海藻、生牡蛎、僵蚕等。

2. 清热解毒类　可选用蛇六谷、石见穿、重楼、天葵子、山慈菇等。

3. 活血化瘀类　可选用水红花子、王不留行、蜂房、鬼箭羽、蜈蚣、全蝎等。

【病例思维程序示范】

张某，男，47 岁。因"突然头晕，继而神志不清跌倒"入院，在某医院行头颅 CT 检查，发现第 3 脑室后部中线略偏右等密度病灶伴脑积水，诊断为"脑部肿瘤"，为求进一步治疗，求诊中医。刻诊：乏力，头晕，头胀眼花，胃纳尚可，二便自调。查体：眼睑下垂，舌质偏红，苔薄，脉细小弦。

辨证思维程序：

第一步：分清疾病的邪正盛衰。

根据病史，患者年过四十，"阴气自半也，起居衰矣"，正气不足、脏腑虚损，乏力为本虚之象；颅内肿瘤产生，出现头晕、头胀等表现，为邪实之象，可诊为正虚邪实、本虚标实之证。

第二步：辨明正虚的情况。

根据乏力、头晕、眼花、舌红、脉细弦，考虑该患者正虚属于肝肾阴虚。

第三步：辨明标实情况。

根据 CT 检查结果提示第 3 脑室后部中线略偏右等密度病灶，以及眼睑下垂，头胀，可知标实为痰瘀阻络。

第四步：因为辨证属于肝肾阴虚，痰瘀互结，所以治疗原则应为滋补肝肾，益气养阴，化痰祛瘀。

处方：生地黄 30g　熟地黄 24g　女贞子 12g　枸杞子 12g　天南星 30g　蛇六谷 60g　夏枯草 15g　海藻 15g　牡蛎（先煎）30g　白蒺藜 15g　重楼 15g　蜂房 12g

（《中医杂志》）

【医案、常用中成药及经验方】

一、医案

汤某,男,67 岁,2014 年 8 月 26 日初诊。主诉:右颞枕叶脑胶质母细胞瘤术后 10 个月,复发,行伽玛射线头部立体定向放射治疗后 1 个月余。患者 2013 年 9 月无明显诱因出现头晕、头痛,当地医院行头颅 MRI 检查提示:右颞枕部占位,大小约 4cm×3cm。2013 年 10 月 21 日行脑部肿瘤切除术,术后病理:右颞枕叶胶质母细胞瘤(WHO 3 级)。术后行尼莫司汀化疗 2 次,蒂清化疗 2 次。2014 年 6 月 5 日患者头晕、头痛加重,走路不稳,MRI 提示:右额叶肿瘤 1.6cm×1.5cm,右小脑 2.4cm×1.9cm。考虑脑胶质母细胞瘤术后复发,于上海某医院行伽玛射线头部立体定向放射治疗。治疗后复查脑 MRI 提示病灶较前缩小。但患者症状改善不明显,为进一步治疗求治中医。刻下:乏力,走路不稳,头晕头痛,耳鸣,肢冷,腰酸膝软,大便溏薄,胃纳一般,夜寐差,舌淡黯、边有瘀斑,苔白滑,脉沉细。证属:脾肾阳虚,痰瘀阻络。治拟:温补脾肾,化痰解毒,祛瘀通络。

处方:生黄芪 15g　炒白术 12g　茯苓 15g　陈皮 9g　薏苡仁 30g　预知子 15g　怀山药 15g　蛇六谷 30g　天葵子 30g　制半夏 12g　制天南星 15g　白蒺藜 12g　水红花子 15g　夏枯草 15g　生牡蛎(先煎)30g　淫羊藿 30g　巴戟天 15g　菟丝子 15g　合欢皮 15g　首乌藤 15g　鸡内金 12g

二诊:上方服用 14 剂后复诊,诉乏力改善,头晕头痛好转,左侧肢体麻木,大便日行,胃纳一般,夜寐欠安,舌淡黯、边有瘀斑,苔白滑,脉沉细。

处方:原方加用菖蒲 15g、远志 9g

三诊:上方加减服用 3 个月后复诊,复查头颅 MRI 提示病灶较前相仿,诉乏力好转,头晕头痛未作,夜寐改善,腰酸,左侧肢体麻木,舌淡黯、边有瘀斑,苔薄白,脉沉细。

处方:生黄芪 30g　炒白术 12g　茯苓 15g　陈皮 9g　薏苡仁 30g　预知子 15g　怀山药 15g　蛇六谷 30g　天葵子 30g　制半夏 12g　制天南星 15g　白蒺藜 12g　僵蚕 15g　水红花子 15g　夏枯草 15g　生牡蛎(先煎)30g　合欢皮 15g　淫羊藿 30g　巴戟天 15g　杜仲 15g　菟丝子 15g　当归 12g　地龙 30g　首乌藤 15g　鸡内金 12g

四诊:上方加减服用 6 个月后复诊,患者腰酸怕冷好转,左侧肢体麻木减轻,胃纳可,舌黯红瘀斑减轻,苔薄白,脉细。

上方加减治疗 3 年,病情稳定,生活质量尚可,能生活自理,情绪睡眠正常。

按语:本案患者脑瘤诊断明确,初诊时主诉乏力,头晕头痛,走路不稳,耳鸣、肢冷、腰酸膝软,大便溏薄,胃纳一般,夜寐差,舌淡黯、边有瘀斑,苔白滑,脉沉细,辨证属于脾肾阳虚、痰瘀阻络,治以温补脾肾、化痰解毒、祛瘀通络,方以四君子汤合右归丸为基础,加仙灵脾、巴戟天温补肾阳,再合以蛇六谷、生天南星、天葵子等化痰解毒、祛瘀通络。二诊时患者症状减轻,夜寐欠安,加石菖蒲、远志化痰、开窍、安神。三诊时患者乏力,腰酸,左侧肢体麻木,乃脾肾亏虚、痰瘀阻络,故生黄芪加量以增益气健脾之功,加杜仲温补肾阳,加僵蚕、当归、地龙祛瘀通络。四诊时患者诸症明显改善,后加减服用至 2018 年 5 月 30 日,随访病情稳定。体现了扶正为主、病证结合的中药在脑瘤治疗过程中稳定病情、改善生活质量方面的重要作用。

二、常用中成药

1. 平消胶囊　活血化瘀,止痛散结,清热解毒。适用于毒瘀内结所致的脑瘤患者。

2. 平消片　活血化瘀,止痛散结,清热解毒。适用于毒瘀内结所致的脑瘤患者。

3. 鸦胆子油软胶囊　清热解毒化痰。适用于中晚期脑瘤患者。

4. 鸦胆子油乳注射液　清热解毒化痰,清热解毒化痰。适用于中晚期脑瘤患者。

5. 艾迪注射液　清热解毒,消瘀散结。适用于中晚期脑瘤患者。

6. 消癌平注射液　清热解毒,化痰软坚。适用于中晚期脑瘤患者。

7. 复方苦参注射液　清热利湿,凉血解毒。适用于中晚期脑瘤患者。

三、经验方

1. 熄风软坚汤(《中国中医秘方大全》)

功能:息风清热,化瘀祛痰。

主治:脑瘤痰瘀互结型。

组成:全蝎 4.5g　川芎 4.5g　蜈蚣 6 条　僵蚕 9g　地龙 9g　半夏 9g 白术 9g　天麻 9g　浙贝母 9g　钩藤 15g　天葵子 15g　女贞子 15g　枸杞子 15g　云雾草 15g　分心草 15g　丹参 20g　夏枯草 30g

用法:水煎服,日 1 剂,分 2 次服。

2. 补肾化痰汤(上海中医药大学方)

功能:补肾固本,软坚逐瘀。

主治:脑瘤肝肾亏虚、痰瘀互结型。

组成:姜半夏15g 制天南星15g 石菖蒲9g 当归9g 山茱萸9g 赤芍10g

用法:制成糖浆。

3. 鱼脑石汤(山东省肿瘤防治研究所方)

功能:化痰开窍,平肝潜阳。

主治:脑瘤肝阳上扰、痰瘀互结型。

组成:鱼脑石15g 广郁金12g 石菖蒲10g 天竺黄10g 石决明(先煎)12g 珍珠24g 磁石(先煎)3g 赤芍10g 橘络6g 橘红6g 地龙6g 桃仁10g 钩藤12g 川牛膝25g 杭白芍12g 赭石(先煎)30g

用法:水煎服,日1剂,分2次服。

4. 消瘀化痰汤(《中国中医秘方大全》)

功能:活血祛瘀,化痰软坚。

主治:脑瘤痰瘀互结型。

组成:丹参15g 川芎12g 葛根15g 桃仁12g 昆布15g 海藻15g 生牡蛎(先煎)30g 夏枯草15g 白芷15g 天葵子30g

用法:水煎服,日1剂,分2次服。

5. 软坚化痰汤(上海龙华医院方)

功能:化痰软坚,祛瘀解毒。

主治:脑瘤肝火上扰,痰瘀阻窍型。

组成:夏枯草15g 海藻30g 昆布15g 桃仁9g 白芷9g 石见穿30g 王不留行12g 赤芍15g 生天南星9g 蜂房12g 野菊花30g 生牡蛎(先煎)30g 全蝎6g 蜈蚣9g 天龙2条

用法:水煎服,日1剂,分2次服。

肾癌

【概述】

肾癌是发生于肾实质细胞、肾盂移行上皮细胞及输尿管的恶性肿瘤,早期常无症状,中晚期以血尿、腰痛、腹痛或腰腹部肿块为肾癌的三大临床特征,若发生远处转移可出现相应症状。中医学认为本病属于"肾积""尿血"等病证的范畴。

【主要病因病机】

中医学认为肾癌的发病多由肾气不足,或素体肾虚,或老年肾精亏虚,气化不利,水湿不化,湿毒内生,结于腰府,日久成积;或脾肾虚寒,脾虚不运,湿浊内生,痰湿阻遏,久而成积;或感受外邪,化热蓄毒,日久瘀阻腰府而成肾积。病位在肾,与肝、脾关系密切,晚期可致气血两亏,肝肾阴虚出现相应的症状。

肾癌之正虚以肾虚为本,常见肝肾阴亏或脾肾两虚,邪实以湿热瘀毒为主。

【辨证注意点】

1. 明确诊断　肾癌常常表现为无痛性血尿,或腰痛往往不易引起人们的重视,有的是在体检时才发现,因此肾癌手术切除比较多见,需要询问病理类型和术后分期,如未明确诊断需询问肾癌发病时的症状及时间,曾进行的相关检查,应进行 B 超,腹部 CT 或 MRI 增强检查,同时需要膀胱镜或肾穿刺等活检明确病理学诊断。

2. 仔细询问肾癌相关的治疗情况　手术后患者,需询问是根治手术还是姑息手术,已经手术多长时间;术后是否进行过放射治疗、化学治疗、免疫治疗或靶向治疗,并了解治疗现况及不良反应。

3. 重点询问主症,结合中医"十问"询问兼症,分清标本虚实。

4. 标实证应分清是湿热蕴结还是瘀血内结;本虚证应分清是脾肾阳虚还是肝肾阴虚。

【辨证思路】

一、辨正虚与邪实

在明确诊断的基础上,进行中医辨证,首先分清正虚和邪实。

		标实	本虚
主症	腰腹部肿块,疼痛	腰腹部肿块,或胀痛,或刺痛,拒按	腰腹部肿块,隐痛,喜按,或术后腰痛隐隐
	小便	小便鲜红、尿频急、疼痛或血块	小便淡红、无痛或疼痛不明显
兼症	病程	较短	较长
	精神	尚好	差
	形体	一般或偏瘦	明显消瘦
	面色	一般	萎黄
	胃纳	尚可	较差

二、肾癌邪实

当分辨是湿热蕴结,还是瘀毒内阻。

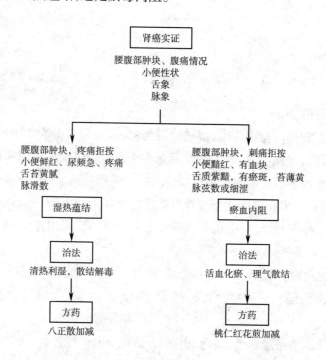

三、肾癌虚证

当辨别属脾肾两虚,还是肝肾阴虚。

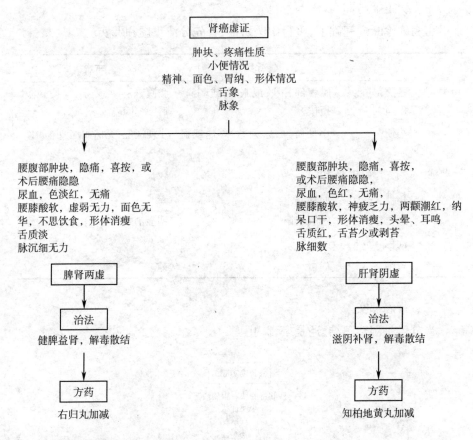

四、辨证论治

临床上,肾癌以肾虚为本,湿热瘀毒为标,邪实和正虚常常相互夹杂,晚期肾癌血尿日久,气血两亏,肾阴亏虚日久虚火内生。应根据疾病的初、中、末等不同时期,正虚和邪实的具体情况,扶正祛邪,灵活施治。

五、根据病情和辨证适当选择具有抗肿瘤作用的中药

1. 清热解毒 苦参、土茯苓、白英、龙葵、半枝莲、半边莲、白花蛇舌草、蒲公英、黄柏、蛇莓等。

2. 活血化瘀 莪术、天龙、鬼箭羽、赤芍、马钱子等。

3. 化痰软坚 夏枯草、海藻、昆布、生牡蛎、半夏、天南星、蛇六谷、浙贝母等。

4. 理气散结 预知子、乌药、小茴香、陈皮、川楝子等。

【病例思维程序示范】

何某,男,42岁,2003年11月26日初诊。患者体检时B超发现左肾占位,于2002年4月16日在新华医院行"左肾癌左肾下极部分切除术",术后病理:左肾透明细胞癌。术后免疫治疗。刻下:腰部酸软,四肢乏力,稍怕冷,纳可,大便调,夜尿2~3次,舌质淡红,舌苔薄,脉细尺弱。末次随访2008年5月21日,未见复发转移,患者生活工作如常。

辨证思维程序:

第一步:明确诊断。

患者体检时B超发现左肾占位,行"左肾癌左肾下极部分切除术",术后病理:左肾透明细胞癌,术后有明确的病理诊断。

第二步:分辨正虚和邪实。

根据患者有手术耗伤元气的病史,术后1年余仍有腰部酸软,四肢乏力,稍怕冷,纳可,大便调,夜尿2~3次,舌质淡红,苔薄,脉细尺弱,证属手术耗伤气血,正气不足,肾阳亏虚,术后毒邪未净、虚实夹杂之证。

第三步:做相关检查。

可定期复查腹部B超、或腹部MRI或CT,胸部CT以及头颅CT或MRI,全身骨扫描以及肿瘤相关标志物如CEA等,评价治疗的效果、了解复发、转移及预后等情况。

第四步:治疗。

因为中医辨证属术后肾阳亏虚、余毒未净,所以治疗以温肾填精,佐以解毒。

处方:生黄芪30g 北沙参30g 生熟地黄(各)15g 女贞子12g 枸杞子12g 土茯苓30g 石上柏30g 白花蛇舌草30g 生薏苡仁30g 白英15g 胡芦巴15g 肉苁蓉15g 淫羊藿15g 鸡内金12g 炒谷麦芽(各)15g

【医案、常用中成药及经验方】

一、医案

潘某,男,63岁,2011年3月23日初诊。患者因腰痛不适3个月余,当地医院B超发现右肾占位,2011年1月6日在仁济东院行右肾切除术,术后病理:右肾透明细胞癌,Ⅱ~Ⅲ级伴坏死,累计肾包膜,肾静脉内见癌栓。术后胸腺肽治疗。2011年3月22日复查胸CT示:两肺多发小结节,结合病史考虑M,最大者5.5mm。刻下:腰酸背胀,神疲乏力,夜寐欠安,口干,舌质偏红,舌苔净,脉细尺弱。证属:肾阴亏虚,邪毒内蕴。治拟:滋阴补肾,解毒散结。

处方:生熟地黄(各)12g 山茱萸9g 女贞子9g 怀山药15g 牡丹皮6g 茯苓15g 土茯苓30g 白花蛇舌草30g 生薏苡仁30g 白英15g 龙葵15g 夏枯草12g 生牡蛎(先煎)30g 干蟾皮9g 蛇六谷30g 生黄芪30g 菟丝子15g 桑寄生15g 酸枣仁25g 合欢皮15g

二诊2011年4月25日,服上药1个月余,同时胸腺肽隔日皮下注射,午后神疲,口稍干,背部作胀,夜寐改善,唯梦多,纳可,便调,舌红苔薄,脉细,原方去合欢皮,酸枣仁,加枸杞子12g,改山茱萸12g,煅牡蛎(先煎)30g。

三诊2011年6月15日,药后合度,劳累后腰背作胀,小腹作胀,舌质偏红,苔薄,脉细右尺弱。原方去煅牡蛎,加乌药9g。

四诊2011年8月3日,药后合度,纳可,二便调,腹部作胀,舌质红,苔薄,脉细。8月2日复查CT示:两肺多发结节灶与4月25日片比较病灶稳定。辨证仍属肾阴亏虚,邪毒内蕴,守法继以滋阴补肾,解毒散结。

处方:生黄芪30g 生熟地黄(各)12g 山茱萸12g 天冬15g 女贞子15g 蛇六谷30g 山慈菇15g 白花蛇舌草60g 土茯苓30g 夏枯草15g 干蟾皮12g 生薏苡仁30g 怀山药15g 生牡蛎(先煎)30g 乌药9g 泽泻30g 红豆杉3g 大枣9g 川石斛15g 生甘草6g

按语:本案为肾癌根治术后,肺转移的患者,术后病理示:右肾透明细胞癌。初诊时腰酸背胀,神疲乏力,寐欠安,舌质偏红,苔净,脉细尺弱。证属:肾阴亏虚,邪毒内蕴。治拟滋阴补肾,解毒散结。方中以六味地黄丸去泽泻,加生地黄、女贞子、菟丝子、桑寄生滋阴温阳,补肾壮腰膝;土茯苓、白花蛇舌草、白英、龙葵、夏枯草、生牡蛎、干蟾皮、蛇六谷清热解毒,化痰散结;生黄芪、生薏苡仁益气健脾;酸枣仁,合欢皮和胃安神。二诊、三诊患者病情稳定,随症加减。四诊8月2日复查CT示:两肺多发结节灶与4月25日片相同,辨证仍属肾阴亏虚,守法为主,重用化痰散结中药,嘱定期复查。

二、常用中成药

1. 平消胶囊 活血化瘀,止痛散结,清热解毒,扶正祛邪。

2. 复方斑蝥胶囊 破血消瘀,攻毒蚀疮。

3. 消癌平片 清热解毒,化痰软坚。

4. 六味地黄丸 滋阴补肾。适用于肾癌肾阴虚者。

5. 金匮肾气丸　滋肾阴,温肾阳。适用于肾癌肾阳虚者。

6. 百令胶囊　补肺肾,益精气。

7. 艾迪注射液　清热解毒,消瘀散结。

8. 复方苦参注射液　清热利湿,凉血解毒,散结止痛。

9. 康莱特注射液　益气养阴,消癥散结。

10. 参芪扶正注射液　益气扶正。

三、经验方

1. 蝎鳖蛎甲汤(《中国中医秘方大全》)

功能:攻坚破积,理气化痰,滋阴潜阳。

主治:肾透明细胞癌。

组成:牡蛎(先煎)15g　穿山甲(先煎)12g　全蝎 6g　青皮 6g　木香 4.5g 五灵脂(包煎)9g　桃仁 9g　杏仁 9g

用法:水煎服,日 1 剂,分 2 次服。同时配合鳖甲煎丸 12g,吞服。

2. 肾癌方[《中国临床医生杂志》2007,35(5):10-12]

功能:补肾活血,益气健脾。

主治:肾癌。

组成:黄芪 30g　白术 15g　鹿角霜 20g　鳖甲(先煎)15g　菟丝子 15g 女贞子 15g　莪术 12g　三七末(冲服)3g　赤芍 15g　全蝎 8g　大黄 6g

用法:水煎服,日 1 剂,分 2 次空腹服用。

3. 段氏肾癌攻邪方[《中国临床医生杂志》2007,35(5):10-12])

功能:清热解毒,活血消积。

主治:肾癌。

组成:小蓟 30g　瞿麦 30g　菝葜 30g　石见穿 30g　白花蛇舌草 30g　薜 荔 30g　赤芍 15g　炮穿山甲(先煎)15g　补骨脂 10g　续断 30g　牛膝 30g

用法:水煎服,日 1 剂,分 2 次空腹服用。

方剂汇编

一画

一贯煎(《柳州医话》):沙参　麦冬　当归　生地黄　枸杞子　川楝子

二画

二仙汤(《中医方剂临床手册》):仙茅　淫羊藿　巴戟天　黄柏　知母　当归

二陈汤(《太平惠民和剂局方》):半夏　陈皮　茯苓　炙甘草

二阴煎(《景岳全书》):生地黄　麦冬　酸枣仁　生甘草　玄参　茯苓　黄连　木通　灯心　淡竹叶

二妙丸(《丹溪心法》):黄柏　苍术

十全大补汤(《太平惠民和剂局方》):熟地黄　白芍　当归　川芎　人参　白术　茯苓　炙甘草　黄芪　肉桂

十灰散(《十药神书》):大蓟　小蓟　侧柏叶　荷叶　茜草根　栀子　白茅根　大黄　牡丹皮　棕榈皮

十枣汤(《伤寒论》):大戟　芫花　甘遂　大枣

丁沉透膈散(《太平惠民和剂局方》):白术　香附　人参　砂仁　丁香　麦芽　木香　肉豆蔻　神曲　炙甘草　沉香　青皮　厚朴　藿香　陈皮　半夏　草果

丁香散(《古今医统》):丁香　柿蒂　高良姜　炙甘草

七味都气丸(《医宗己任篇》):生地黄　山茱萸　山药　茯苓　牡丹皮　泽泻　五味子

七福饮(《景岳全书》):人参　熟地黄　当归　白术　炙甘草　酸枣仁　远志

人参养营汤(《太平惠民和剂局方》):人参　甘草　当归　白芍　熟地黄　肉桂　大枣　黄芪　白术　茯苓　五味子　远志　橘皮　生姜

八正散(《太平惠民和剂局方》):木通　车前子　萹蓄　瞿麦　滑石　甘草梢　大黄　栀子　灯心草

八珍汤(《正体类要》):人参　白术　茯苓　甘草　当归　白芍药　川芎　熟地黄

生姜 大枣

三画

三才封髓丹(《卫生宝鉴》)天冬 熟地黄 人参 黄柏 砂仁 甘草

三子养亲汤(《韩氏医通》):紫苏子 白芥子 莱菔子

三仁汤(《温病条辨》):杏仁 白豆蔻 薏苡仁

三甲复脉汤(《温病条辨》):炙甘草 干地黄 生白芍 麦冬 阿胶 麻仁 生牡蛎 生鳖甲 生龟甲 厚朴 半夏 通草 滑石 竹叶

三妙丸(《医学正传》):苍术 黄柏 牛膝

三拗汤(《太平惠民和剂局方》):麻黄 杏仁 生甘草

川芎茶调散(《太平惠民和剂局方》):川芎 荆芥 薄荷 羌活 细辛(或香附) 白芷 甘草 防风

大补元煎(《景岳全书》):人参 炒山药 熟地黄 杜仲 枸杞子 当归 山茱萸 炙甘草

大补阴丸(《丹溪心法》):知母 黄柏 熟地黄 龟甲 猪脊髓

大青龙汤(《伤寒论》):麻黄 杏仁 桂枝 甘草 石膏 生姜 大枣

大定风珠(《温病条辨》):白芍药 阿胶 生龟甲 生地黄 火麻仁 五味子 生牡蛎 麦冬 炙甘草 鸡子黄 生鳖甲

大承气汤(《伤寒论》):大黄 厚朴 枳实 芒硝

大秦艽汤(《素问病机气宜保命集》):秦艽 当归 甘草 羌活 防风 白芷 熟地黄 茯苓 石膏 川芎 白芍药 独活 黄芩 生地黄 白术 细辛

大柴胡汤(《伤寒论》):柴胡 黄芩 半夏 枳实 白芍药 大黄 生姜 大枣

大黄汤(《圣济总录》):大黄 人参 前胡 半夏 黄芩 赤茯苓 木香 槟榔

千金苇茎汤(《备急千金要方》):鲜芦根 薏苡仁 冬瓜仁 桃仁

己椒苈黄丸(《金匮要略》):防己 花椒目 葶苈子 大黄

小半夏加茯苓汤(《金匮要略》):半夏 生姜 茯苓

小半夏汤(《金匮要略》):半夏 生姜

小青龙汤(《伤寒论》):麻黄 桂枝 白芍 甘草 干姜 细辛 半夏 五味子

小建中汤(《伤寒论》):桂枝 白芍 甘草 生姜 大枣 饴糖

小承气汤(《伤寒论》):大黄 厚朴 枳实

小陷胸汤(《伤寒论》):黄连 半夏 瓜蒌

小蓟饮子(《济生方》):生地黄　小蓟　滑石　通草　炒蒲黄　淡竹叶　藕节　当归　栀子　甘草

四画

天王补心丹(《摄生秘剖》):人参　玄参　丹参　茯苓　五味子　远志　桔梗　当归身　天冬　麦冬　柏子仁　酸枣仁　生地黄　辰朱砂

天麻钩藤饮(《杂病诊治新义》):天麻　钩藤　生石决明　川牛膝　桑寄生　杜仲　栀子　黄芩　益母草　朱茯神　首乌藤

无比山药丸(《太平惠民和剂局方》):山药　肉苁蓉　熟地黄　山茱萸　茯神　菟丝子　五味子　赤石脂　巴戟天　泽泻　杜仲　牛膝

不换金正气散(《太平惠民和剂局方》):厚朴　藿香　甘草　半夏　苍术　陈皮　生姜　大枣

木香槟榔丸(《儒门事亲》):木香　槟榔　青皮　陈皮　莪术　黄连　黄柏　香附　牵牛子

木香顺气散(《沈氏尊生书》):木香　青皮　橘皮　甘草　枳壳　川厚朴　乌药　香附　苍术　砂仁　肉桂心　川芎

止痉散(《方剂学》上海人民出版社):全蝎　蜈蚣

止嗽散(《医学心悟》):荆芥　桔梗　甘草　白前　陈皮　百部　紫菀

中满分消丸(《兰室秘藏》):厚朴　枳实　黄连　黄芩　知母　半夏　陈皮　茯苓　猪苓　泽泻　砂仁　干姜　姜黄　人参　白术　炙甘草

五子衍宗丸(《丹溪心法》):枸杞子　覆盆子　菟丝子　五味子　车前子

五皮饮(《中藏经》):桑白皮　橘皮　生姜皮　大腹皮　茯苓皮

五苓散(《伤寒论》):桂枝　白术　茯苓　猪苓　泽泻

五味子汤(《景岳全书》):五味子　麦冬　黄芪　人参　甘草

五味消毒饮(《医宗金鉴》):金银花　野菊花　蒲公英　紫花地丁　紫背天葵

五积散(《太平惠民和剂局方》):白芷　橘皮　厚朴　当归　川芎　白芍药　茯苓　桔梗　苍术　枳壳　半夏　麻黄　干姜　肉桂　甘草　生姜

五磨饮子(《医方集解》):乌药　沉香　槟榔　枳实　木香

六一散(《伤寒标本心法类萃》):滑石　甘草

六君子汤(《医学正传》):人参　炙甘草　茯苓　白术　陈皮　制半夏

六味地黄丸(《小儿药证直诀》):熟地黄　山药　茯苓　牡丹皮　泽泻　山茱萸

六磨汤(《证治准绳》);沉香　木香　槟榔　乌药　枳实　大黄

化肝煎(《景岳全书》):青皮　陈皮　白芍　牡丹皮　栀子　泽泻　贝母

化积丸(《类证治裁》):三棱　莪术　阿魏　海浮石　香附　雄黄　槟榔　苏木　瓦楞子　五灵脂

化痰通络汤(《临床中医内科学》):茯苓　半夏　生白术　天麻　胆南星　天竺黄　紫丹参　香附　酒大黄

牛黄清心丸(《痘疹世医心法》):牛黄　朱砂　黄连　黄芩　栀子　郁金

月华丸(《医学心悟》):天冬　麦冬　生地黄　熟地黄　山药　百部　沙参　川贝母　茯苓　阿胶　三七　獭肝　白菊花　桑叶

丹参饮(《医宗金鉴》):丹参　檀香　砂仁

丹栀逍遥散(《医统》);当归　白芍药　白术　柴胡　茯苓　甘草　煨姜　薄荷　牡丹皮　栀子

乌头汤(《金匮要略》):川乌　麻黄　白芍　黄芪　甘草

乌梅丸(《伤寒论》):乌梅　黄连　黄柏　人参　当归　附子　桂枝　蜀椒　干姜　细辛

少腹逐瘀汤(《医林改错》):小茴香　干姜　延胡索　没药　当归　川芎　肉桂　赤芍药　蒲黄　五灵脂

五画

玉女煎(《景岳全书》):石膏　熟地黄　麦冬　知母　牛膝

玉枢丹(《百一选方》):山慈菇　续随子　大戟　麝香　五倍子

玉屏风散(《世医得效方》):黄芪　白术　防风

正气散(加味不换金正气散)(验方):厚朴　苍术　陈皮　甘草　藿香　佩兰　草果　半夏　槟榔　石菖蒲　荷叶

石韦散(《证治汇补》):石韦　冬葵子　瞿麦　滑石　车前子

龙胆泻肝汤(《兰室秘藏》):龙胆草　泽泻　木通　车前子　当归　柴胡　生地黄(近代方有黄芩　栀子)

左归丸(《景岳全书》):熟地黄　山药　山茱萸　枸杞子　菟丝子　川牛膝　鹿角胶　龟甲胶

左归饮(《景岳全书》):熟地黄　山药　山茱萸　枸杞子　山药　茯苓　甘草

左金丸(《丹溪心法》):黄连　吴茱萸

右归丸(《景岳全书》):熟地黄　山茱萸　枸杞子　山药　杜仲　菟丝子　附子　肉桂　当归　鹿角胶

右归饮(《景岳全书》):熟地黄　山茱萸　枸杞子　山药　杜仲　甘草　附子　肉桂

平胃散(《太平惠民和剂局方》):苍术　厚朴　橘皮　甘草　生姜　大枣

平喘固本汤(《南京中医学院附院验方》):党参　五味子　冬虫夏草　胡桃肉　沉香　灵磁石　坎炁　紫苏子　款冬花　法半夏　橘红

甘麦大枣汤(《金匮要略》):甘草　淮小麦　大枣

甘姜苓术汤(《金匮要略》):甘草　干姜　茯苓　白术

甘遂半夏汤(《金匮要略》):甘遂　半夏　芍药　甘草

甘露消毒丹(《温热经纬》):滑石　茵陈　黄芩　石菖蒲　川贝母　木通　藿香　射干　连翘　薄荷　白豆蔻

四逆汤(《伤寒论》):附子　干姜　甘草

四逆散(《伤寒论》):柴胡　枳实　白芍　甘草

四妙丸(《成方便读》)苍术　黄柏　牛膝　薏苡仁

四君子汤(《太平惠民和剂局方》):党参　白术　茯苓　甘草

四味回阳饮(《景岳全书》):人参　制附子　炮姜　炙甘草

四物汤(《太平惠民和剂局方》):当归　白芍药　川芎　熟地黄

四神丸(《证治准绳》):补骨脂　肉豆蔻　吴茱萸　五味子　生姜　大枣

四海舒郁丸(《疡医大全》):海蛤粉　海带　海藻　海螵蛸　昆布　陈皮　青木香

生脉散(《备急千金要方》):人参　麦冬　五味子

生铁落饮(《医学心悟》):天冬　麦冬　贝母　胆南星　橘红　远志　石菖蒲　连翘　茯苓　茯神　玄参　钩藤　丹参　辰朱砂　生铁落

生津甘露饮(《医学统旨》):人参　茯神　麦冬　知母　五味子　生地黄　甘草　天花粉　葛根

失笑散(《太平惠民和剂局方》):五灵脂　蒲黄

代抵当丸(《证治准绳》):大黄　当归尾　生地黄　穿山甲　芒硝　桃仁　肉桂

白头翁汤(《伤寒论》):白头翁　秦皮　黄连　黄柏

白虎加人参汤(《伤寒论》):知母　石膏　甘草　粳米　人参

白虎加桂枝汤(《金匮要略》):知母　石膏　甘草　粳米　桂枝

半夏白术天麻汤(《医学心悟》):半夏　白术　天麻　陈皮　茯苓　甘草　生姜　大枣

半夏厚朴汤(《金匮要略》):半夏　厚朴　紫苏　茯苓　生姜

半夏秫米汤(《黄帝内经》):半夏　秫米

半硫丸(《太平惠民和剂局方》):半夏　硫黄

归脾汤(《济生方》):党参　黄芪　白术　茯神　酸枣仁　龙眼　木香　炙甘草　当归　远志　生姜　大枣

加味二妙散(《丹溪心法》):黄柏　苍术　当归　牛膝　防己　草薢　龟甲

加味四君子汤(《三因极一病证方论》):人参　茯苓　白术　炙甘草　黄芪　白扁豆

加味桔梗汤(《医学心悟》):桔梗　甘草　贝母　橘红　金银花　薏苡仁　葶苈子　白及

加味清胃散(《张氏医通》):生地黄　牡丹皮　当归　黄连　连翘　犀角(已禁用,现多用水牛角代替)　升麻　生甘草

加减葳蕤汤(《通俗伤寒论》):玉竹　葱白　桔梗　白薇　豆豉　薄荷　炙甘草　大枣

六画

百合固金丸(《医方集解》):生地黄　熟地黄　麦冬　贝母　百合　当归　炒白芍　甘草　玄参　桔梗

至宝丹(《太平惠民和剂局方》):朱砂　麝香　安息香　金银箔　犀角(已禁用,现多用水牛角代替)　牛黄　琥珀　雄黄　玳瑁　龙脑

地黄饮子(《宣明论方》):生地黄　巴戟天　山茱萸　石斛　肉苁蓉　五味子　肉桂　茯苓　麦冬　炮附子　石菖蒲　远志　生姜　大枣　薄荷

地榆散(《验方》):地榆　茜草根　黄芩　黄连　栀子　茯苓

芍药汤(《素问病机气宜保命集》):黄芩　白芍　炙甘草　黄连　大黄　槟榔　当归

芍药甘草汤(《伤寒论》):白芍药　炙甘草

耳聋左慈丸(《小儿药证直诀》):熟地黄　山茱萸　山药　牡丹皮　茯苓　泽泻　柴胡　磁石

如金解毒散(《景岳全书》):桔梗　甘草　黄芩　黄连　黄柏　栀子

关格方(《千金要方》):芒硝　乌梅　白芍　桑白皮　杏仁　麻仁　大黄

安宫牛黄丸(《温病条辨》):牛黄　郁金　犀角(已禁用,现多用水牛角代替)　黄连　朱砂　冰片　珍珠　栀子　雄黄　黄芩　麝香　金箔衣

安神定志丸(《医学心悟》):茯苓　茯神　远志　人参　石菖蒲　龙齿

华盖散(《太平惠民和剂局方》):麻黄　杏仁　甘草　桑白皮　紫苏子　橘皮　赤茯苓

当归四逆汤(《伤寒论》):当归 桂枝 白芍 细辛 炙甘草 通草 大枣

当归六黄汤(《兰室秘藏》);当归 生地黄 熟地黄 黄连 黄芩 黄柏 黄芪

当归龙荟丸(《宣明论方》):当归 龙胆草 栀子 黄连 黄芩 黄柏 大黄 青黛 芦荟 木香 麝香

竹叶石膏汤(《伤寒论》):竹叶 石膏 麦冬 人参 半夏 粳米 炙甘草

竹茹汤(《普济本事方》):竹茹 半夏 葛根 甘草 生姜 大枣

朱砂安神丸(《医学发明》);黄连 朱砂 生地黄 归身 炙甘草

血府逐瘀汤(《医林改错》);当归 生地黄 桃仁 红花 枳壳 赤芍药 柴胡 甘草 桔梗 川芎 牛膝

导痰汤(《济生方》):半夏 陈皮 枳实 茯苓 甘草 制天南星

防己黄芪汤(《金匮要略》):防己 白术 黄芪 甘草 生姜 大枣

防风汤(《宣明论方》):防风 当归 赤茯苓 杏仁 黄芩 秦艽 葛根 麻黄 肉桂 生姜 甘草 大枣

七 画

麦门冬汤(《金匮要略》):麦冬 人参 半夏 甘草 粳米 大枣

麦味地黄丸(《医级》):熟地黄 山茱萸 山药 牡丹皮 泽泻 茯苓 麦冬 五味子

苏子降气汤(《太平惠民和剂局方》):苏子 橘皮 半夏 当归 前胡 厚朴 肉桂 甘草 生姜

苏合香丸(《太平惠民和剂局方》):白术 青木香 犀角(已禁用,现多用水牛角代替) 香附 朱砂 诃子 檀香 安息香 沉香 麝香 丁香 荜茇 苏合香油 薰陆香 冰片

杞菊地黄丸(《医级》):枸杞子 菊花 熟地黄 山茱萸 山药 泽泻 牡丹皮 茯苓

杏苏散(《温病条辨》):杏仁 紫苏叶 橘皮 半夏 生姜 枳壳 桔梗 前胡 茯苓 甘草 大枣

更衣丸(《先醒斋医学广笔记》):芦荟 朱砂

来复丹(《太平惠民和剂局方》):玄精石 硝石 硫黄 橘皮 青皮 五灵脂

妙香散(《沈氏尊生书》):山药 茯苓 茯神 远志 黄芪 人参 桔梗 甘草 木香 辰朱砂 麝香

连朴饮(《霍乱论》):厚朴 黄连 石菖蒲 半夏 豆豉 芦根 焦栀子

连理汤(《张氏医通》):人参 白术 干姜 炙甘草 黄连 茯苓

还少丹(《医方集解》):熟地黄　枸杞子　山茱萸　肉苁蓉　远志　巴戟天　小茴香　杜仲　怀牛膝　褚实　茯苓　山药　大枣　五味子　石菖蒲

吴茱萸汤(《伤寒论》):吴茱萸　人参　生姜　大枣

沉香散(《金匮翼》):沉香　石韦　滑石　当归　橘皮　白芍　冬葵子　甘草　王不留行

沙参麦冬汤(《温病条辨》):沙参　麦冬　玉竹　桑叶　甘草　天花粉　生扁豆

沙参清肺汤(验方):北沙参　生黄芪　太子参　合欢皮　白及　生甘草　桔梗　薏苡仁　冬瓜子

良附丸(《良方集解》):高良姜　香附

启膈散(《医学心悟》):沙参　茯苓　丹参　川贝母　郁金　砂仁壳　荷叶蒂　杵头糠

补天大造丸(《医学心悟》):人参　白术　当归　酸枣仁　炙黄芪　远志　白芍　山药　茯苓　枸杞子　茯苓　紫河车　龟甲　鹿角　熟地黄

补中益气汤(《脾胃汤》):人参　黄芪　白术　甘草　当归　陈皮　升麻　柴胡

补气运脾汤(《统旨方》):人参　白术　茯苓　甘草　黄芪　陈皮　砂仁　半夏曲　生姜　大枣

补阳还五汤(《医林改错》):当归尾　川芎　黄芪　桃仁　地龙　赤芍　红花

补肝汤(《医宗金鉴》):当归　白芍　川芎　熟地黄　酸枣仁　木瓜　炙甘草

补肺汤(《永类钤方》):人参　黄芪　熟地黄　五味子　紫菀　桑白皮

何人饮(《景岳全书》):何首乌　人参　当归　陈皮　生姜

身痛逐瘀汤(《医林改错》):秦艽　川芎　桃仁　红花　甘草　羌活　没药　香附　五灵脂　牛膝　地龙　当归

附子理中丸(《太平惠民和剂局方》):炮附子　人参　白术　炮姜　炙甘草

阿胶鸡子黄汤(《通俗伤寒论》):生地黄　阿胶　白芍　石决明　钩藤　甘草　茯神　鸡子黄　络石藤　生牡蛎

纯阳正气丸(《北京市中药成方选集》):陈皮　丁香　茯苓　茅苍术　白术　藿香　姜半夏　肉桂　青木香　花椒叶　红灵丹

龟鹿二仙膏(《成方切用》):鹿角　龟甲　人参　枸杞子

八画

青娥丸(《太平惠民和剂局方》):补骨脂　杜仲　胡桃肉　大蒜头

苓桂术甘汤(《金匮要略》):茯苓　桂枝　白术　甘草

虎潜丸(《丹溪心法》):龟甲　黄柏　知母　熟地黄　白芍药　锁阳　陈皮　虎骨(已禁用,现有用狗骨代替者)　干姜

泽漆汤(《金匮要略》):泽漆　紫菀　生姜　半夏　桂枝　白前　人参　甘草　黄芩

泻心汤(《金匮要略》):大黄　黄芩　黄连

泻白散(《小儿药证直诀》):桑白皮　地骨皮　生甘草　粳米

羌活胜湿汤(《内外伤辨惑论》):羌活　独活　川芎　蔓荆子　甘草　防风　藁本

定喘汤(《摄生众妙方》):白果　麻黄　桑白皮　款冬花　半夏　杏仁　紫苏子　黄芩　甘草

定痫丸(《医学心悟》):竹沥　川贝母　陈皮　石菖蒲　胆南星　半夏　天麻　全蝎　僵蚕　琥珀　辰朱砂　茯神　远志　麦冬　丹参　茯苓　生姜汁　甘草

实脾饮(《济生方》):附子　干姜　白术　甘草　厚朴　木香　草果　槟榔　木瓜　生姜　大枣　茯苓

知柏地黄丸(《医宗金鉴》):知母　黄柏　熟地黄　山茱萸　山药　茯苓　牡丹皮　泽泻

金铃子散(《素问病机气宜保命集》):川楝子　延胡索

金匮肾气丸(《金匮要略》):桂枝　附子　熟地黄　山茱萸　山药　茯苓　牡丹皮　泽泻

金锁固精丸(《医方集解》):沙苑子　白蒺藜　芡实　莲须　龙骨　牡蛎　莲子肉

炙甘草汤(《伤寒论》):炙甘草　人参　桂枝　生姜　阿胶　生地黄　麦冬　火麻仁　大枣

驻车丸(《备急千金要方》):黄连　阿胶　当归　干姜

参附汤(《妇人良方》):人参　熟附子　生姜　大枣

参苏饮(《太平惠民和剂局方》):人参　紫苏叶　葛根　前胡　法半夏　茯苓　橘红　甘草　桔梗　枳壳　木香　陈皮　生姜　大枣

参苓白术散(《太平惠民和剂局方》):人参　茯苓　白术　桔梗　山药　甘草　白扁豆　莲子肉　砂仁　薏苡仁

参蛤散(《济生方》):人参　蛤蚧

九画

春泽汤(《医方集解》):白术　桂枝　猪苓　泽泻　茯苓　人参

枳术丸(《脾胃论》):枳实　白术

枳实导滞丸(《内外伤辨惑论》):大黄　枳实　黄芩　黄连　神曲　白术　茯苓　泽泻

荆防败毒散(《外科理例》):荆芥　防风　羌活　独活　柴胡　前胡　川芎　枳壳　茯苓　桔梗　甘草

茵陈五苓散(《金匮要略》):茵陈蒿　桂枝　茯苓　白术　泽泻　猪苓

茵陈术附汤(《医学心悟》):茵陈蒿　白术　附子　干姜　炙甘草　肉桂

茵陈蒿汤(《伤寒论》):茵陈蒿　山栀　大黄

茜根散(《景岳全书》):茜草根　黄芩　阿胶　侧柏叶　生地黄　甘草

指迷茯苓丸(《全生指迷方》):茯苓　枳壳　半夏　玄明粉　生姜

拯阳理劳汤(《医宗必读》):人参　黄芪　肉桂　当归　白术　甘草　陈皮　五味子　生姜　大枣

牵正散(《杨氏家藏方》):白附子　僵蚕　全蝎

厚朴汤(《苏沈良方》):高良姜　厚朴　朴硝　大黄　槟榔　枳壳

胃苓汤(《丹溪心法》):苍术　厚朴　陈皮　甘草　生姜　大枣　桂枝　白术　泽泻　茯苓　猪苓

星蒌承气汤(《临床中医内科学》):胆南星　全瓜蒌　生大黄　芒硝

香附旋覆花汤(《温病条辨》):生香附　旋覆花　苏子霜　薏苡仁　半夏　茯苓　橘皮

香砂六君子汤(《时方歌括》):木香　砂仁　陈皮　半夏　党参　白术　茯苓　甘草

复元活血汤(《医学发明》):柴胡　瓜蒌根　当归　红花　甘草　穿山甲　大黄　桃仁

顺气导痰汤(《类证治裁》):半夏　陈皮　茯苓　甘草　生姜　胆南星　枳实　木香　香附

保和丸(《丹溪心法》):神曲　山楂　茯苓　半夏　陈皮　连翘　莱菔子

保真汤(《十药神书》):人参　黄芪　白术　甘草　赤白茯苓　五味子　当归　生地黄　熟地黄　天冬　麦冬　赤芍药　白芍药　柴胡　厚朴　地骨皮　黄柏　知母　莲心　陈皮　生姜　大枣

独参汤(《景岳全书》):人参

独活寄生汤(《备急千金药方》):独活　桑寄生　秦艽　防风　细辛　当归　白芍　川芎　干地黄　杜仲　牛膝　人参　茯苓　甘草　肉桂心

洗心汤(《辨证录》):人参　甘草　半夏　陈皮　石菖蒲　附子　茯神　酸枣仁

神曲

  济川煎(《景岳全书》):当归 牛膝 肉苁蓉 泽泻 升麻 枳壳

  济生肾气丸(《济生方》):地黄 山药 山茱萸 牡丹皮 茯苓 泽泻 炮附子 桂枝 牛膝 车前子

  养心汤(《证治准绳》):黄芪 茯苓 茯神 当归 川芎 炙甘草 半夏曲 柏子仁 酸枣仁 远志 五味子 人参 肉桂

  养阴清肺消积汤(《实用中医肿瘤手册》):南沙参 北沙参 天冬 麦冬 百合 杏仁 鱼腥草 百部 全瓜蒌 生薏苡仁 冬瓜子 预知子 石上柏 石见穿 白花蛇舌草 黄芩 干蟾皮 夏枯草 生牡蛎

  宣痹汤(《温病条辨》):防己 杏仁 连翘 滑石 薏苡仁 半夏 蚕沙 赤小豆皮 栀子

  神术散(《医学心悟》):苍术 陈皮 厚朴 甘草 藿香 砂仁

十画

  秦艽鳖甲散(《卫生宝鉴》):地骨皮 柴胡 秦艽 知母 当归 鳖甲 青蒿 乌梅

  真人养脏汤(《证治准绳》):诃子 罂粟壳 肉豆蔻 白术 人参 木香 肉桂 炙甘草 生姜 大枣

  真武汤(《伤寒论》):炮附子 白术 茯苓 芍药 生姜

  桂枝汤(《伤寒论》):桂枝 白芍 生姜 炙甘草 大枣

  桂枝甘草汤(《伤寒论》):桂枝 甘草

  桂枝甘草龙骨牡蛎汤(《伤寒论》):桂枝 炙甘草 龙骨 牡蛎

  桃红饮(《类证治裁》):桃仁 红花 川芎 当归尾 威灵仙

  桃花汤(《伤寒论》):赤石脂 干姜 粳米

  桃仁红花煎(《陈素庵医案》):丹参 赤芍 桃仁 红花 制香附 延胡索 青皮 当归 川芎 生地黄

  桃红四物汤(《医宗金鉴》):桃仁 红花 地黄 白芍 当归 川芎

  桃核承气汤(《伤寒论》):桃仁 大黄 桂枝 甘草 芒硝

  桔梗杏仁煎(《景岳全书》):桔梗 杏仁 甘草 金银花 贝母 枳壳 大血藤 连翘 夏枯草 百合 麦冬 阿胶

  瓜蒌薤白半夏汤(《金匮要略》):瓜蒌 薤白 白酒 半夏

  瓜蒌薤白白酒汤(《金匮要略》):瓜蒌 薤白 白酒

柴胡桂枝干姜汤(《伤寒论》):柴胡　桂枝　干姜　黄芩　瓜蒌根　牡蛎　炙甘草

柴胡清肝汤《外科正宗》):柴胡　黄芩　栀子　连翘　防风　牛蒡子　生地黄　赤芍　当归　川芎　天花粉　甘草节

柴胡疏肝散(《景岳全书》):柴胡　枳壳　白芍　甘草　香附　川芎

柴胡截疟饮(《医宗金鉴》):柴胡　黄芩　人参　甘草　半夏　常山　乌梅　槟榔　桃仁　生姜　大枣

柴枳半夏汤(《医学入门》):柴胡　半夏　黄芩　瓜蒌仁　枳壳　桔梗　杏仁　青皮　甘草

蚕矢汤(《随息居重订霍乱论》):晚蚕沙　陈木瓜　薏苡仁　大豆黄卷　黄连　制半夏　黄芩　通草　吴茱萸　焦栀子

射干麻黄汤(《金匮要略》):射干　麻黄　细辛　紫菀　款冬花　半夏　五味子　生姜　大枣

海藻玉壶汤(《医宗金鉴》):海藻　昆布　海带　半夏　青皮　陈皮　连翘　浙贝母　当归　川芎　独活　甘草

润肠丸(《沈氏尊生书》):当归　生地黄　火麻仁　桃仁　枳壳

涤痰汤(《济生方》):制半夏　制天南星　陈皮　枳实　茯苓　人参　石菖蒲　竹茹　甘草　生姜

烧盐探吐法(《医方集解》):单用烧盐热水调饮,以指探吐。

消渴方(《丹溪心法》):黄连末　天花粉末　生地汁　藕汁　人乳汁　姜汁　蜂蜜

消瘰丸(《医学心悟》):玄参　牡蛎　贝母

益气聪明汤(《证治准绳》):黄芪　人参　升麻　葛根　蔓荆子　白芍　黄柏　炙甘草

益胃汤(《温病条辨》):沙参　麦冬　生地黄　玉竹　冰糖

调营饮(《证治准绳》):莪术　川芎　当归　延胡索　赤芍药　瞿麦　大黄　槟榔　陈皮　大腹皮　葶苈子　赤茯苓　桑白皮　细辛　肉桂　炙甘草　生姜　大枣　白芷

逍遥散(《太平惠民和剂局方》):柴胡　白术　白芍药　当归　茯苓　炙甘草　薄荷　煨姜

通幽汤(《兰室秘藏》):生地黄　熟地黄　桃仁泥　红花　当归　炙甘草　升麻

通脉四逆加猪胆汁汤(《伤寒论》):炙甘草　干姜　生附子　猪胆汁

通窍活血汤(《医林改错》):赤芍药　川芎　桃仁　红花　麝香　老葱　鲜姜　大枣　酒

通瘀煎(《景岳全书》):当归尾　山楂　香附　红花　乌药　青皮　木香　泽泻

桑白皮汤(《景岳全书》):桑白皮　半夏　紫苏子　杏仁　贝母　黄芩　黄连　栀子

桑杏汤(《温病条辨》):桑叶　杏仁　沙参　浙贝母　淡豆豉　栀子　梨皮

桑菊饮(《温病条辨》):桑叶　菊花　连翘　薄荷　桔梗　杏仁　芦根　甘草

十一画

理中丸(《伤寒论》):人参　白术　干姜　炙甘草

理中化痰丸《明医杂著》:人参　白术　干姜　甘草　茯苓　半夏

黄土汤(《金匮要略》):灶心黄土　甘草　干地黄　白术　炮附子　阿胶　黄芩

黄连阿胶汤(《伤寒论》):黄连　阿胶　黄芩　鸡子黄　白芍

黄连香薷饮(《类证活人书》):黄连　香薷　厚朴

黄连清心饮(《沈氏尊生书》):黄连　生地黄　当归　甘草　酸枣仁　茯神　远志　人参　莲子肉

黄连温胆汤(《千金方》):半夏　陈皮　茯苓　甘草　枳实　竹茹　黄连　大枣

黄连解毒汤(《外台秘要》):黄连　黄柏　黄芩　栀子

黄芪汤(《金匮翼》):黄芪　陈皮　火麻仁　白蜜

黄芪建中汤(《金匮要略》):黄芪　白芍　桂枝　炙甘草　生姜　大枣　饴糖

栀子柏皮汤(《伤寒论》):栀子　甘草　黄柏

栀子清肝汤(《类证治裁》):栀子　牡丹皮　柴胡　当归　白芍　茯苓　川芎　牛蒡子　甘草

银翘散(《温病条辨》):金银花　连翘　淡豆豉　牛蒡子　薄荷　荆芥穗　桔梗　甘草　淡竹叶　鲜芦根

鹿角胶丸(《医学正传》):鹿角胶　鹿角霜　熟地黄　川牛膝　白茯苓　菟丝子　人参　当归　白术　杜仲　虎胫骨(已禁用,现有用豹骨代替者)　龟甲

麻子仁丸(《伤寒论》):麻子仁　白芍　炙枳实　大黄　炙厚朴　杏仁

麻杏石甘汤(《伤寒论》):麻黄　杏仁　石膏　炙甘草

麻黄汤(《伤寒论》):麻黄　桂枝　杏仁　炙甘草

麻黄连翘赤小豆汤(《伤寒论》):麻黄　杏仁　生梓白皮　连翘　赤小豆　甘草　生姜　大枣

麻黄附子细辛汤(《伤寒论》):麻黄　附子　细辛

旋覆花汤(《金匮要略》):旋覆花　新绛　葱

羚羊角汤(《医醇剩义》)羚羊角　龟甲　生地黄　牡丹皮　白芍　柴胡　薄荷　蝉蜕

菊花　夏枯草　石决明

羚角钩藤汤(《通俗伤寒论》):羚羊角　桑叶　川贝牡　鲜生地　钩藤　菊花　白芍药　生甘草　鲜竹茹　茯神

清中汤(《医宗金鉴》):陈皮　半夏　茯苓　甘草　栀子　黄连　白豆蔻

清金化痰汤(《统旨方》):黄芩　栀子　桔梗　麦冬　桑白皮　贝母　知母　瓜蒌子橘红　茯苓　甘草

清肺饮(《证治汇补》):茯苓　黄芩　桑白皮　麦冬　车前子　栀子　木通

清骨散(《证治准绳》):银柴胡　胡黄连　秦艽　鳖甲　地骨皮　青蒿　知母　甘草

清胰汤(《实用中西医结合外科学》):柴胡　黄芩　黄连　白芍　木香　延胡索　大黄　芒硝

清胆汤(《实用中医消化病学》):柴胡　郁金　大黄　黄芩　茵陈　金钱草　黄连栀子　金银花　蒲公英　芒硝

清瘟败毒饮(《疫疹一得》):生石膏　生地黄　犀角(已禁用,现多用水牛角代替)　黄连　栀子　桔梗　黄芩　知母　赤芍　玄参　连翘　鲜竹叶　牡丹皮　甘草

清瘴汤(验方):青蒿　柴胡　茯苓　知母　陈皮　半夏　黄芩　黄连　枳实　常山竹茹　益元散

清燥救肺汤(《医门法律》):桑叶　石膏　杏仁　甘草　麦冬　人参　阿胶　炒胡麻仁　炙枇杷叶

清暑益气汤(《脾胃论》):黄芪　人参　白术　苍术　神曲　葛根　青皮　陈皮　甘草　麦冬　五味子　当归　黄柏　泽泻　升麻

清营汤(《温病条辨》):犀角(已禁用,现多用水牛角代替)　生地黄　玄参　淡竹叶心金银花　连翘　黄连　丹参　麦冬

十二画

葛根芩连汤(《伤寒论》):葛根　黄芩　黄连　炙甘草

葶苈大枣泻肺汤(《金匮要略》):葶苈子　大枣

葱豉汤(《肘后备急方》):葱白　淡豆豉

葱白七味饮(《外台秘要》):葱白连根　干葛根　新豉　生姜　麦冬　干地黄　劳水

越婢加术汤(《金匮要略》):麻黄　石膏　甘草　大枣　白术　生姜

越婢加半夏汤(《金匮要略》):麻黄　石膏　生姜　大枣　甘草　半夏

硝石矾石散(《金匮要略》):硝石　矾石

紫雪丹(《太平惠民和剂局方》):滑石　石膏　寒水石　磁石　羚羊角　青木香　犀角(已禁用,现多用水牛角代替)　沉香　丁香　升麻　玄参　甘草　朴硝　朱砂　麝香　黄金　硝石

痛泻要方(《景岳全书》):白术　白芍　防风　炒陈皮

温胆汤(《备急千金要方》):半夏　橘皮　甘草　枳实　竹茹　生姜　茯苓

温脾汤(《备急千金要方》):附子　人参　大黄　甘草　干姜

程氏萆薢分清饮(《医学心悟》):萆薢　车前子　茯苓　莲子心　石菖蒲　黄柏　丹参　白术

清热地黄汤(原《备急千金要方》犀角地黄汤):犀角(已禁用,现多用水牛角代替)　生地黄　牡丹皮　白芍

犀角散(《证治准绳》):犀角(已禁用,现多用水牛角代替)　炒枳壳　沉香　槟榔　紫苏　木香　麦冬　赤茯苓　防风　石膏

疏凿饮子(《世医得效方》):商陆　泽泻　赤小豆　花椒目　木通　茯苓皮　大腹皮　槟榔　生姜　羌活　秦艽

十三画

新加香薷饮(《温病条辨》):香薷　鲜扁豆花　厚朴　金银花　连翘

辟瘟丹(《寿世保元》):茅苍术　台乌药　黄连　羌活　白术　川芎　草乌　细辛　紫草　独活　防风　甘草　藁本　白芷　香附　荆芥　天麻　肉桂　甘松　干姜　山奈　麻黄　牙皂　麝香　白芍

解语丹(《医学心悟》):白附子　石菖蒲　远志　天麻　全蝎　羌活　天南星　木香　甘草

十四画

截疟七宝饮(《杨氏家藏方》):常山　草果　厚朴　槟榔　青皮　陈皮　炙甘草

槐角丸(《丹溪心法》):槐角　地榆　黄芩　当归　炒枳壳　防风

酸枣仁汤(《金匮要略》):酸枣仁　知母　川芎　茯苓　甘草

膏淋汤(《医学衷中参西录》):山药　芡实　龙骨　牡蛎　生地黄　党参　白芍

膈下逐瘀汤(《医林改错》):五灵脂　当归　川芎　桃仁　牡丹皮　赤芍药　乌药　延胡索　甘草　香附　红花　枳壳

十五画以上

增液汤(《温病条辨》):玄参 麦冬 生地黄

增液承气汤(《温病条辨》):大黄 芒硝 玄参 麦冬 生地黄

薏苡仁汤(《类证治裁》):薏苡仁 川芎 当归 麻黄 桂枝 羌活 独活 防风 川乌 苍术 甘草 生姜

燃照汤(《随息居重订霍乱论》):滑石 淡豆豉 焦栀子 酒黄芩 省头草 制厚朴 制半夏 白豆蔻

赞育丹(《景岳全书》):熟地黄 当归 杜仲 巴戟天 肉苁蓉 淫羊藿 蛇床子 肉桂 白术 枸杞子 仙茅 山茱萸 韭菜子 附子(或加人参、鹿茸)

黛蛤散(《卫生鸿宝》):青黛 海蛤壳

藿香正气散(《太平惠民和剂局方》):藿香 紫苏 白芷 桔梗 白术 厚朴 半夏曲 大腹皮 茯苓 橘皮 甘草 大枣

藻药散(《证治准绳》):海藻 黄药子

鳖甲煎丸(《金匮要略》):鳖甲 射干 黄芩 柴胡 鼠妇 干姜 大黄 白芍 桂枝 葶苈子 石韦 厚朴 牡丹皮 瞿麦 紫葳 半夏 人参 䗪虫 阿胶 蜂房 赤硝 蜣螂 桃仁

镇肝熄风汤(《医学衷中参西录》):怀牛膝 龙骨 生白芍 天冬 麦芽 赭石 牡蛎 玄参 川楝子 茵陈蒿 甘草 龟甲